사암오행침 신연구

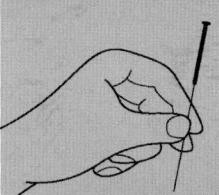

오세형 | 오세용 | 이진우 공저

사암오행침 신연구

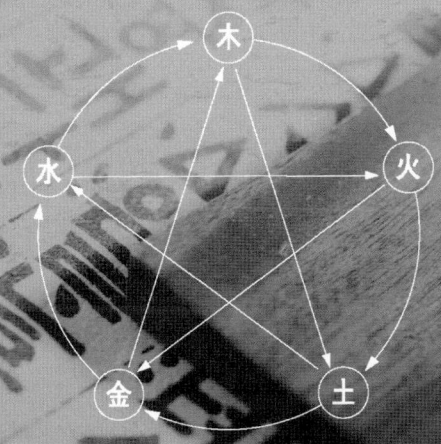

한국학술정보㈜

　필자가 그립고 정다운 고국에 계속 살았다고 한다면 본 「舍岩五
行針의 新研究」라는 책이 나오지 않았을 것이다.

　낯선 외국 땅에서 정착을 하기란 어려운 장애들이 산 넘어 산인
문제점들이 허다하고, 그중 절체절명으로 해결해야 할 문제가 환자
를 빨리 낫게 해야 되는 것이 첫 번째나 두 번째로 꼽을 문제인 것
이다. 이곳 스페인 땅에 오기로 마음먹었을 때는 필자 나름대로 건
강을 다스리는 것에 대해서는 웬만한 자신이 있었으나, 막상 실제에
들어가 보니 생각했던 것과는 다르게 일이 진행이 되었고 과거에 생
각했던 것만큼 환자가 잘 낫지를 않아, 환자를 빠른 시간 내에 고쳐
야 한다는 생각으로 침구학에 관한 책들을 수없이 반복을 하여 고전
을 정독하던 도중에, 고전의 이론이 잘못되어 있어서 환자들이 잘
낫지를 않는 것을 느끼고 고전의 어떠한 내용이 틀림으로써 환자가
낫지를 않았음을 발견하게 되었던 것이다. 또한 고전의 이론에 따른
수많은 침구학에 관한 책들이 전부 틀린 내용을 가지고 있었다는 것
을 느끼게 되었다. 이는 세계 의학 역사의 한 페이지를 장식할 만한
대법칙을 발견하게 된 것이다.

대법칙의 발견이란 5000년간 내려오던 鍼이론이 달라져야 하고 아마도 조만간에 세계의 모든 침구학에 관한 책들이 바뀌어져야 하는 그러한 시점에 와 있는 것이다.

氣의 흐름이란 순차적으로 흘러야 하는 것이 원칙이거늘 고전의 이론은 氣흐름의 배당을 전혀 다르게 배열시켜 놓은 것이었다. 즉 모든 氣의 시작은 사지말단에서 시작을 한다는 것이 과거의 설명이 었으나, 그 말을 생각하여 보면, 사지말단에서 시작을 한다면 오장육 부의 氣는 어디에서 끝난다는 말인가? 氣란 시계와 같이 끊임없는 연결의 쇠사슬로서 계속 도는 것이 氣의 흐름인 것이다. 그것이 바로 살아 있다는 증거요, 앞으로도 계속 돌고 도는 것이 바로 氣란 것이다. 그러나 과거의 皇帝內徑이나 영추·81難經들은 이러한 문제를 실수한 것이었다. 즉 氣의 배당을 잘못 적용시킨 것이었다. 이 氣의 배당을 잘못으로 인하여 침구학은 정석적인 발전을 하지 못하고 수많은 침구학파를 만들어내는 양상이 현재에 이르게 된 것으로 본다.

과거의 음양오행의 원리는 거의 완벽에 가까운 이론이었으나 실제 임상에서는 전혀 엉뚱한 방향으로 전개가 되기에 수많은 사람들이 시행착오를 계속하고 있는 것을 이 책자를 보신 독자들은 느끼실 수 있을 것이다.

한국에 있는 침술에 종사하는 분들은 그분들 나름대로 고귀한 경험들이 있으며 침술의 종주국은 한국이라는 자부심을 가지고 계실 것이다. 그것은 한국에는 오행침의 대가이신 사암 오행침이 있기에 그럴 것이다. 오행침은 단시간 내에 기적적인 효과를 볼 수가 있기에 그러한 것이다. 사암 선생이 남기신 책은 전문가가 보아도 너무나 많은 처방이 이론과는 다른 점이 많이 있어서 혹자들은 오행의 원리에 의하지 않고 전혀 다른 처방을 남겼노라고 많이 비평을 한다. 그러나 이 책자에서는 사암 선생이 왜 그러한 처방을 썼고 그렇게 밖에 처방을 내릴 수밖에 없었던 것을 해설하였고 이 책을 읽으시는 독자들은 다시금 치료의술에 한 단계가 더 올라선 神針의 묘미를 맛보실 수 있으리라고 생각을 한다.

필자는 한국에 있을 때 중국에서 침을 몇 년간 배워 왔고 일본에서 학원과 학교도 다녀서 최신 정통 침술방법을 배웠다고 자랑스럽게 이야기를 하고 다니는 분들도 많이 보았다. 그 당시만 하더라도, 鍼자리는 알고 어떻게 돌아가는 원리인지는 알지만은 실습이 거의 없다시피 해서 무엇이라 이야기를 할 수 없었지만, 지금에 와서는 그때의 상황들을 생각하여 보면 너무나 허무한 생각이 든다. 왜냐하면 그 당시에는 침구학 5000년의 역사가 위대해 보였으니까. 그러나 지금은 그 위대한 침구학의 틀린 부분을 지적하고 난 후는 필자 나름대로 자부심을 가지게 된다.

이 책은 후학들을 위하는 책이요, 또한 기존에 있는 치료사들에게 위대한 지침서가 되리라는 확신을 가지고 있다. 또한 서양의학을 공부한 분들이 동양의학에 관심이 있는 분들에게도 엄청난 도움을 줄 것이다. 난치병이라는 병들이 단시간 내에 효과가 있음을 많이 확인해 보았으니까, 자신 있게 말을 할 수가 있는 것이다. 동서양 의료는 그 맥락을 달리하여 역사적, 정치적, 사회적으로 맞물려 현재에 와서는 혼잡한 상황으로 전개되어 가고 있지만 언젠가는 서양의사들도 음양오행설의 이론을 신체에 적용시켜 치료를 해야 할 것이다.

이 책은 한국의 의료인들 모두에게 꿈과 희망과 용기와 건강 등을 선물할 것이다. 더 나아가 침술 종주국의 위치를 되찾을 수 있고 서양의학을 공부한 사람들에게도 새로운 치료 차원을 습득하게 될 것을 확신하는 바이다.

끝으로 이 책이 독자 여러분에게 선보일 수 있게 해 주신 한국학술정보(주) 직원과 사장님에게 감사를 드리고 나의 사랑하는 가족들에게도 감사의 말을 전한다. 모든 분들에게 행운이 함께하시고 항상 건강하시기를!

2007년 4월 대표저자 씀

특색 및 해설방법

○ 본서는 행림출판사의 「舍岩道人 鍼灸要訣」의 冊子를 이론과 실제를 중심으로 해설하였다.

○ 각 항목의 病症마다의 해설은 필자가 직접 경험한 것을 흥미롭게 참고란을 두어 해설하였으며,

○ 사암 선생의 五行처방이론이 현재에서 보면 도저히 이해가 안되는 부분을 이해가 되기 쉽게 설명을 하였으며 그에 따라 오류 생긴 처방을 다시 사암先生의 처방대로 정정했으며 필자의 견해도 해설해 놓았다.

○ 왜? 井·滎·兪·經·合의 배열이 틀렸는가는 부록에서 밝혔고 이번 본문의 내용에서는 그의 독특한 치료방법인 陰陽五行 針法을 해설하는 데에 그쳤다

○ 초보자가 이 원리를 습득하고 이해하기는 어려운 부분이 있으나 관심을 가지고 숙달을 하면 이해가 되는 것을 알 수가 있다. 이외에 음양오행에 관련된 이론 서적은 시중에 많으므로 참고하길 바란다. 그러나 기존의 책들은 전부 정정해야 될 책인 것을 잊지를 말아야 한다.

○ 현재까지 나온 다른 책들 중 음양오행의 이론은 100% 가까운 확률이 많으나 그대로 실제에 적용시키면 엄청난 부작용이 나오니 독자들은 이 말을 명심하고 이 책자 내용의 이론을 항시 생각하여야 될 것이다.

序 文

개문(蓋聞)천지개벽(天地開闢)에 조분산천지기(肇分山川之氣)하고 인시물자(人始物資)에 극배동정지형(克配動靜之形)이라 東西는 日月이요 南北은 성신(星辰)이라 양의일묘운어룡화(兩儀一妙運於龍畵)하고 五行이 병행어구명(並行於龜銘)이라 사상(四象)이 득로(得路)하고 팔괘종령(八卦從令)이라 기수현어백일(氣雖懸於白日)이나 이필빙어현명(理必憑於玄冥)이라 유현사지선강(由賢士之宣講)이니 기우부지감촌(豈愚夫之敢忖)가 부기부어인자(夫氣賦於人者) 유백해구규(有百骸九竅)하고 형착어병자(形着於病者) 유천사만영(有千邪萬靈)이라 근골맥락(筋骨脈絡)은 변화무규(變化無竅)이요, 생왕휴수(生旺休囚)는 운행불정(運行不停)이라 시고(是故)로 고인(古人)이 복보사지리(卜補瀉之理)에 유기리의(有其理義)이나 무기사(無其辭)러니 후철(後哲)이 저온량지서(著溫凉之書)하여 전어후(傳於後)하고 이행어세(而行於世)로다.

황기(黃岐)는 시약석지문답(試藥石之問答)하고 화편(華扁)은 화침구지전칙(華鍼灸之典則)이라 입군신좌사(立君臣佐使)하여 이치한열(以治寒熱)하고 용보사영수(用補瀉迎隨)하여 이구한냉(而救寒冷)이라 체작삼재지동량(體作三才之棟樑)하고 혈위오행지문정(穴爲五行之門庭)

이라 포일신지허실(布一身之虛實)하고 번칠정지부침(番七情之浮沈)이라 의자(醫者)는 의야(意也)이니 어심필응(於心必應)이요 병자(病者)는 유수시영(唯手是聆)이라 한냉상승(寒冷相升)은 유폐신지흑백이요 (由肺腎之黑白)이요, 풍화호동(風火互動)은 자간심지(自肝心之) 홍청(紅靑)이라 습장류어비원(濕長流於脾原)하고 열항선어흉국(熱恒於煽胸局)이라 담필생자(膽必生者)는 小腸야(小腸也)요 비가산자(脾可産者)는 肺經이라 三焦는 산거(散居)하고 膀胱은 함합이라 인기혈귀어임맥(引氣血歸於任脈)에 이기회합오행(二氣會合五行)이라 목무보어화자(木無補於火子)에 심병(心病)이 자전(自痊)이요, 토관익어수신(土官溺於水臣)에 신필회성(腎必回醒)이라 억서관지금기(抑西官之金氣)에 간담(肝膽)이 안온(安穩)이요, 세동장지목적(洗東將之木賊)에 비위가령(脾胃溰齡)이라 간위동방(肝位東方)에 신수생이폐수극(腎水生而肺水克)이요, 심거남향(心居南鄕)에 북수극이(北水克而) 동수생(東受生)이라 相生자(相生者)는 가보(可補)요 상극자(相克者)는 필사(必瀉)이며 虛가보(虛可補)요 실가사(實可瀉)니 신의지병가견호(信醫之病可見好)로되 귀지언(鬼之言)은 막청(莫聽)하라. 사암(舍岩)

註解: 널리 알기로는 천지가 개벽하므로 산천의 정기가 분포되고 인물이 자생하므로 움직이고 안 움직이는 형상이 배합이 되었으니, 동쪽과 서쪽에는 태양과 달이 왕래를 하고 남쪽과 북쪽에는 오행성과 십이지간이 회선을 한다.

음양은 河圖로서 신묘하게 조직이 되어 있고, 오행은 거북이등에 새겨진 글자로서 병행을 하였으니, 사상이 얻어지고 팔괘는 그 명령을 따르니, 모든 기운은 태양에 달렸으나, 검고 어두운 것은 반드시 진리를 따르게 되어 있다. 현명한 사람들은 풀이하여 그것을 본으로 삼았으나, 어리석은 사람들은 어찌 감히 그것을 헤아릴 수 있겠는가?

사람들의 기운에는 아홉 개의 구멍으로 존재하고, 환자의 증상으로는 수천만 가지의 병이 있는 것이다. 건강한 사람의 근육, 뼈, 경락에는 아홉 구멍의 변화가 없으나, 기운이 왕성하지 못한 자는 변화가 계속되는 것이다. 옛사람들은 점을 치는 것처럼 보·사의 선택을 하여 올바른 것이라고 생각하였으나, 그것에 대한 이의는 있으나 그것을 말하는 사람이 없으니, 후세의 사람이 따뜻하고 서늘한 것의 원리를 분명하게 기록하여 전함으로써 세간에서 알게 되었다.

황제와 기백은 약·석을 문답하였고 화타와 편작은 침구의 법칙이라, 군·신·좌·사를 세워 한·열을 치료하고, 영·수·보·사하여 한랭을 구제하니, 신체는 삼재의 기둥이나 혈들은 오행의 문정이니, 허·실들은 신체에 넓게 깔려 있고, 일곱 가지 감정은 뜨기도 하고 가라앉기도 하니, 의사는 생각을 많이 해야 하나 반드시 마음에 와서 닿아야 하고, 환자는 약한 상태이니 오직 바른 사람의 손을 따라 하는 입장이다. 한랭이 서로 쾌하는 것은 폐장의 백과 신장이 흑인 까닭이요, 풍·화가 서로 움직이는 것은 간장의 청과 심장의 홍인 까닭이다. 습은 비장에 길게 흐르고, 열은 항상 가슴을 부채질을 하니, 담낭이 생하는 것은 소장이요, 비장이 생산하는 곳은 폐장이라, 삼초는 항시 흩어져 있고 방광은 모든 것을 합치게 하는지라, 이 기와 혈을 이끌어서 임맥으로 속하게 하고 음양이 합친 것이 오행이라, 목을 보하면 그의 아들인 화에 심장의 병이 스스로 나아지게 되고, 비장의 흙이 신장에 물에 빠지게 되면 신장은 반드시 깨어나게 되니, 폐장의 금기를 억제하려면 간담이 온전해야 하며, 간담 목의 커다란 적을 없애 버리면 비위가 편안이라, 간장은 동쪽에 위치하므로 신장에서 도움을 받고 폐장에서 극을 받는다. 심장은 남향에 있으며 북쪽에서 극을 받고 동쪽에서 도움을 받는지라, 상생하는 것은 보가 되는 것이요, 상극하는 것은 반드시 사를 해야 하며 허하면 보를 해야 하며 실하면 사를 해야 하는 것이니, 의사의 말을 믿는 사람은 병이 좋아질 것이로되 귀신의 말은 듣지를 말아라.(사암)

第37章

구병문(口病門)

第38章

후증문(喉症門)

第39章

치병문(齒病門)

第1章

중풍치방 보사영수별 방정행 정리통제병
(中風治方 補瀉迎隨別 方正行 正理通諸病)

注意: 中風의 여러 가지 증상에는 혼침(昏沈: 정신을 못 차리는 것), 아관긴폐(俄館緊閉: 입을 악다무는 것), 痰涎壅塞(담연옹색: 담이 목구멍을 틀어막는 것), 설음(舌瘖: 말을 못하는 것) 등의 증상을 병발(病發)을 하는 것이 보통이므로 急則治標(급칙치표: 급 한곳을 먼저 치료)라는 내경 원칙에 의하여 응급처치를 선행해서, 소생하기를 기다려서 그의 모든 후유증(수ㆍ족 불수 등의 증상)과 원인 혹은 대증 요법을 서서히 적절하게 선용(選用)을 하되, 증세 여하에 따라서는 이하 방법을 계속하여야 한다. 왜냐하면 풍은 고대로 "백병의 장"이라는 칭호를 가진 악질적 증후이어서 아무리 중병의 療法을 가한다 하더라도 그 발효는 점진적이다. 따라서 구체의연(舊體依然)하게 완치하기 전까지는 상당한 시일의 공간이 요청되기 때문이다.

1. 풍의(風懿: 일명 卒中風, 서양 병명은 뇌출혈)

① 견증: 소위 건강하던 사람이 별안간 쓰러져서 인사를 못 차리고 수족과 전신을 뒤트는 증세(角弓反張).

② 요법: 十宣穴(열 손가락 끝)은 손톱과의 거리가 1分이니 좌우

가 모두 20혈이다.

　이곳에서 삼릉침으로 刺 出血한다.

　③ 참고: 84년 가을로 기억이 난다. 좌석버스를 타고 과천에서 고속버스터미널로 가고 있는데 중간 좌석에 앉아 있던 약 60대의 아주머니가 갑자기 앉은 좌석에서 옆으로 쓰러지더니 일어나지를 못하는 것이었다. 주위에 있는 사람들이 부축을 하고 정신을 차리라고 소리를 쳤는데, 필자는 그 당시 군대를 제대하고 침구학원을 다니던 때라 삼릉침을 가지고 다녔었다. 善한 마음이 일어나 그 아주머니에게 가서 열 손가락의 십선혈을 瀉穴을 하였으나 깨어나지를 아니하였다. 버스 안은 소란스러웠고 남태령 고개를 넘어서 사당동에 있는 준병원에 입원을 시켰었는데, 며칠 뒤 경찰서에서 연락이 온 것이었다. 그 할머니는 돌아가셨고 참고인 자격으로 ○○경찰서로 나오라는 것이었다. 필자에게는 아무 일이 없이 잘 끝났지만 지금 다시금 그때 일들을 생각하여 보면, 그 할머니는 이미 氣가 끊긴 상태에서 삼릉침을 사용한 것이었고, 아무런 효과가 없었던 것으로 생각이 들며 주위에 이와 같은 경험이 있는 사람들의 이야기를 들어보면 전부 효과가 있었다는 경험 이야기를 많이 듣는다.

　현재와 같이 복잡한 사회에서 이와 같은 상황이 주위에서 벌어졌을 때 과연 어떻게 처신을 해야 하는 것인지 현명한 판단을 내리지는 못하는 것이나, 필자의 생각으로는 심장 부위에 박동이 느껴지지 않거나 人迎穴에 맥이 뛰지를 않으면 십선혈의 刺 出血은 효과가 없을 것이고 그 반대 상황이면 효과가 기대되는 곳이다.

　필자가 스페인 생활을 한 지 1년여 무렵에, 포르투갈의 한인회장을 만났다. 그는 스페인 마드리드 한국대사관에서 유럽지역의 각 나라 한인회장 모임이 있어서 마드리드로 가는 도중에 그곳의 중간

지역인 필자에 집에 잠시 들렀다. 음료와 다과를 대접도 하고 담배도 권하면서 이것저것 타향살이의 경험담을 이야기하는 도중에 그는 말하기를 "담배를 끊은 지가 2년이 넘었어."라는 이야기를 하여서, "왜? 담배를 끊으셨습니까?"라고 질문하여 보니, "2년 전에 갑자기 혈압이 올라 정신을 못 차리고 부인과 아이들 앞에서 그대로 쓰러진 적이 있었어, 정신이 없는 상황에서도 정신을 가다듬고 집사람에게 삼릉침을 가지고 오라고 하여 집사람이 손가락 전체를 따주어 피내기를 하고 응급차를 불러 병원에 급히 입원을 한 적이 있는데, 자기 딸이 울면서 '아빠! 죽지 마!' 하고 절규하기에 크게 뉘우친 바가 있어서 그 뒤로 담배를 끊었어."라고 하였다. 그분이 이야기를 하기를 포르투갈에 산 지 거의 20년간 매일 저녁에 담배와 독한 양주를 거의 매일 밤을 마셨다고 한다. 아직 할 일이 많은데 지금 죽으면 너무나 억울한 삶이 되어, 그 뒤로 술, 담배를 끊었다는 이야기하였고, "그때 아마 손가락에서 피를 빼지를 않았으면 지금의 자기는 아마 없었을 것이다."라고 이야기한 적이 있다.

필자의 외할머니는 필자가 중2 때 화장실에서 용변을 보다가 돌아가셨다 한다. 지금 외할머니의 사진들을 보면 그 연세에도 날씬하였고, 약간 마른 체질이 이었는데, 사진상으로 보면 陽明의 증상들이 많았고, 아마도 오랜 시간을 변비로 시달리셨을 것이라고 생각이 들어서 필자의 어머니에게 외할머니 돌아가신 사인을 물어보니 화장실에서 돌아가셨다고 한다. 아마도, 대변을 배출하려다가 火氣가 머리 쪽으로 상승하여 정신을 잃고 돌아가셨을 것이라는 생각이 드는 것이다. 너무나 많은 원인들이 있어 아주 복잡한 상황들이 연출이 되자 많은 동양의학인 침과 한약에서는 氣를 컨트롤하는 요법들이기에 삼릉침의 따주기 요법은 해볼 만한 방법 중의 하나인 것이다.

2. 중장(中臟)

① 견증: 中風의 이증(裏證)으로서 구규(九竅: 눈·코·귀·입 등)에 체(滯: 막히다)하는 것이 보통인데, 정신을 못 차리며 담(痰: 가래)이 목구멍을 막아서 씩씩거리고 혹은 사지를 못 쓰며 언어를 되치지 못하는 증상.

② 요법: 關元·氣海 瀉.

③ 참고: 중장이라 함은 신체의 중간 부위(肝·膽·脾·胃)에 병이 들어서 병이 온 것을 말한다. 사암 선생은 任脈의 소통이 잘 되기 위하여 위의 혈을 선택하였나 보다. 보통 좌측은 脾와 心包에 불균형에서 많이 오고, 우측은 간과 폐의 불균형으로 많이 온다.

3. 中肝(노중: 怒中)

① 견증: 위와 같은 증세에 땀이 없고 惡寒이 나며 청색을 나타내는 증상.

② 요법: 肝實이니 合谷·太衝 瀉.

③ 참고: 合谷과 太衝은 四關穴로서 너무도 유명한데 노(怒: 성내다. 화내다)하는 감정은 간에서 생산한다고 한다. 화를 잘 내는 사람은 간에 열이 있는 경우가 많다. 좌측 中風·우측중풍의 치료 방법은 각기 다르나 좌측중풍이 더욱 난치라고 이야기할 수가 있다. 우측은 간과 폐를 잘 조절하면 효과를 기대할 수가 있으나, 좌측은 처음에 脾, 두 번째 腎, 세 번째 肝과 心包, 네 번째 心을 다스려야 한다. 위의 순서가 바뀌면 잘 낫지를 않으므로 각별히 유의를 해야 한다.

肝勝格: 魚際 · 中封 補, 靈道 · 行間 瀉.

4. 중심(中心) 희중(喜中)

① 견증: 위와 같은 증상에 땀기가 많고 놀라기를 잘하며 적색을 나타내는 증상.

② 요법: 心實이니 大敦 瀉, 商丘 補.

③ 참고: 喜의 감정은 심장에서 나오고 놀래는 감정은 膽에서 나온다고 한다. 또한 얼굴의 적색 증상은 虛 · 實의 체질에 따라 補 · 瀉의 刺針法이 달라진다. 그러나 위의 증상을 생각하여 본다면 虛한 사람의 경우보다는 실한 사람일 가능성이 높은 것이다. 또한 좌병우치 · 상병하치라고 하는 말들이 있는데 이것은 의술가들을 알쏭달쏭하게 하는 문구이므로 더 이상 깊이 생각을 안 하는 것이 현명하고 올바른 생각이라고 권하고 싶다. 즉 우측의 이상은 우측의 경락이 고장이 난 것이고, 좌측의 이상은 좌측의 이상인 것이다.

心勝格: 陰谷 · 少衝 補, 太白 · 神門 瀉.

5. 중비(中脾) · 사려중(思慮中: 생각 · 근심이 많아서 온 것)

① 견증: 위와 같은 증상에 땀기가 많고 몸이 더우며 황색을 나타내는 증상.

② 요법: 脾虛이니 大敦 瀉, 商丘 補.

③ 참고: 옛날 사람들은 모든 중풍은 脾에서 온다고 했을 정도로 脾의 원인이 되는 것이 많은데, 중초에 脾濕이 차게 되면 목 부위를

脾·胃氣가 통과하지 못하기에 목 주위의 이상들은 脾·胃만 잘 다스려 주면 웬만한 이상들은 해소가 됨을 느낄 수가 있다.

이러한 脾濕이 있는가 없는가를 알려면 얼굴부위에 항상 기름이 져서 세수를 하고 난 뒤에 스킨로션만을 좋아하지 밀크로션은 왠지 모르게 싫어하고 항상 얼굴이 지저분해짐을 느끼는 것들은 지금 脾에 이상이 와 있음을 알려주는 증상들이다.

사암 선생은 脾正格을 쓰신 것이다.

脾正格: 靈道 · 大都 補, 大敦 · 隱白 瀉.

6. 중폐(中肺) (氣中)

① 견증: 위와 같은 증상에 땀기가 많고 바람기를 싫어하며 백색을 나타내는 증상.

② 요법: 肺實이니 太白 瀉, 少府 補.

③ 참고: 肺主氣라고 한다. 血과 함께 온몸 구석구석에 氣血 영위가 잘 되면 건강한 육체를 영위할 수가 있다. 위의 사암 선생의 처방을 보면 보는 사람으로 하여금 의문을 가지게 만든다. 왜 그러한 처방을 썼을까? 手三陰의 井 · 榮 · 兪 · 經 · 合의 배당이 틀렸기 때문에 肺實의 補 · 瀉법을 적용시켰어도 효과가 나지를 않아서 변칙 처방이 나온 것이라 생각할 수 있다. 대체적으로 肺實의 이상은 中府를 압진하여 보면 통증을 호소하게 되는데, 압통이 나타나는 쪽으로 肺勝格을 針刺하면 1회 시술로도 통증이 격감됨을 느낄 수 있다.

肺勝格: 靈道 · 經渠 補, 陰谷 · 少商 瀉.

7. 중신(中腎: 虛勞中)

① 견증: 위와 같은 증상에 땀이 많고 몸이 차며 흑색을 나타내는 증상.

② 요법: 腎虛니 太白 瀉, 經渠 補.

③ 참고: 위의 虛勞中, 즉 극심한 피로나 원기부족의 상태에서 중풍이 온 것이며, 치료효과가 더디었을 것으로 생각이 든다.

腎正格: 魚際·復溜 補, 太白·太谿 瀉.

8. 졸풍불어(卒風不語)

① 견증: 별안간 중풍으로 인하여 언어가 불능한 증상.

② 요법: 肉痺(근육마비)에 속하는 胃實이니 足三里를 迎隨한다. 또는 然谷 瀉, 二間 補.

③ 참고: 이 책 저 책 卒風不語에 대한 참고란을 보면 胃實에서 왔다는 내용들을 많이 볼 수가 있다. 즉 陽明經의 이상으로 온 것이 많으니, 자세히 진찰해 보아야 알겠지만, 사암 선생의 足三里의 선택은 傷寒의 이론에 따랐을 것이라 생각이 들고, 然谷의 선택은 腎火穴로서 心(舌)에 영향을 주었을 것이다. 二間의 선택은 大腸水穴로 보고 補했을 것이다. 어쨌거나 효과가 있었을 것이다.

胃勝格: 臨泣·陷谷 補, 商陽·足三里 瀉.

9. 각궁반장(角弓反張)

① 견증: 머리와 발을 뒤로 젖히고 자반뒤집기를 하는 증상.

② 요법: 膽實이니 束骨 瀉, 陽谷 補.

③ 참고: 手에서는 三陰經의 井·榮·兪·經·合의 배열이 틀려 있고, 足에서는 三陽經의 배열이 틀려 있음을 느낄 수가 있다. 膽實이라는 진단이 나왔어도 실제 임상에서는 기대 이상의 효과가 없었을 것이다. 그래서 木의 母, 膀胱 木穴인 束骨 瀉를 선택을 하고 木의 子인 小腸 火穴인 陽谷을 補하여 균형을 맞추려는 처방이었다. 효과가 있었으리라 생각이 든다.

膽勝格: 商陽·陽陵泉 補, 俠谿·陽谷 瀉.

10. 안대상불능어(眼戴上不能語)

① 견증: 눈을 뒤집어쓰고 말을 못하는 증세.

② 요법: 足三里 瀉, 제2 요추, 제5 요추를 일제히 구(灸: 뜸)하되 補를 한다.

③ 참고: 필자가 이곳 SPAIN에서 환자들에게 침술을 하다가 여태껏 5명의 환자가 침 쇼크가 왔었다. 처음에는 무척 당황했지만 그때마다 人中 穴의 强 자극은 필자를 그 위기에서 살려주었다. 오! 人中 그 누가 인중이란 말을 지어내고, 그 혈의 적응 증을 발견했는지, 경험해 보지 못한 사람은 그 기분을 못 느낄 것이다.

사암 선생의 처방을 보면 督脈과 陽明經을 선택한 것인데, 이론적으로 人中은 督脈과 陽明經의 교회혈이기에, 사암 선생의 처방보다는 인중의 一針이 더 효과가 있다.

11. 진진유연(津津流延)

① 견증: 침을 줄줄 흘리는 증상.

② 요법: 八邪穴을 針한다.

③ 참고: 이곳에 나탈리아(NATALRIA)라는 생후 8개월짜리 뇌성
마비의 여자애가 내원을 하고 있는데, 이야기를 들어본즉 생후 20일
쯤에 코로 숨을 못 쉬고 입으로 숨을 쉬는 감기 종류의 병이 들어
서 너무 놀라서 병원을 입원하니, 병원에서는 호흡이 잘되라고 산소
마스크를 아기에게 씌워주었다 한다. 그 뒤로 뇌에 산소가 통하지
않아서 기능 마비가 되어 일주일에 2회씩 방문하는 아이가 있다. 너
무나 많은 것들이 안 좋은 상태이어서 어디서부터 치료를 해야 할지
막연한 상태였으나, 침을 줄줄 흘리는 증상이 있어, 八邪穴을 刺鍼
을 했고 피내침을 놓아주었다. 그 뒤로 침을 흘리는 증상은 없어졌
으나 다른 증상은 호전시키기가 너무 어려웠다.

12. 구금담색(口禁痰塞)

① 견증: 입을 악다물고 담(痰: 가래)이 막혀서 목에서 톱질 소리
가 나는 것.

② 요법: 脾虛이니 少府 瀉, 經渠 補.

③ 참고: 위의 내용을 보면 책마다 해설이 약간씩 다른 것을 느낄
수가 있는데, 脾虛에서도 올 수가 있지만, 더욱 정확한 것은 음유

맥이나 任脈이 불통되어 그런 것이 많다. 중풍 환자들에게 많이 엿볼 수 있는데, 음유 맥의 支脈인 內關과 任脈의 지맥인 列缺에서 강한 압통점이 나타나는 쪽으로 心包勝格이나 肺勝格을 쓰면 눈 녹듯이 담이 없어진다.

心包勝格: 陰谷 · 中衝 補, 太白 · 太陵 瀉.

肺勝格: 靈道 · 經渠 補, 陰谷 · 少商 瀉.

13. 中腑: 6부를 중심으로 해서 일어나는 중풍

① 견증: 중풍의 表證으로서 흔히 사지에 착(着: 붙을)하는 증상이니 반쪽을 못 쓰며 눈과 입이 한쪽으로 삐뚤어지고, 아픈 줄은 아나 語訓만은 변하지 않는 증상.

② 요법: 太白 瀉, 中脘 · 風市 補.

③ 참고: 오장은 陰氣로 분류할 수 있고, 육부는 陽氣로 나눌 수가 있다. 음기가 발생하는 곳은 육부 중에서 胃를 먼저 생각할 수 있다. 왜냐하면 모든 음식물이 양기에 해당이 되므로 모든 육부에 우두머리 격이 되기 때문인 것이다. 위의 증상은 脾 · 胃土를 다스린 것인데, 위의 사암 선생은 脾臟은 實하고 胃腸은 虛로 보아서 위의 처방을 쓰신 것 같다. 膽經의 風市의 선택은 많은 것을 생각할 수 있지만, 근육의 風邪를 제거하기 위하여 선택한 것이라 볼 수가 있다.

胃正格: 內庭 · 陽谷 補, 臨泣 · 陷谷 瀉.

14. 중담(中膽) · 경중(驚中: 놀라는 것)

① 견증: 위와 같은 증상에 눈이 땅기고, 코를 골고, 혼수불성이 되고 녹색을 나타내는 증상.

② 요법: 膽虛이니 通谷 補, 委中 瀉.

③ 참고: 위의 증상들을 살펴보면 담의 증세와 비슷함을 느낄 수가 있다. 그런데 왜? 방광경상의 要穴들을 補·瀉를 하였을까? 필자가 생각하기에는 水生木이니 通谷水穴을 보하고 水의 官인 土가 실하면 안 되니 방광경의 土穴인 委中을 瀉했을 것이라는 생각이 든다.

왜? 코를 골고 혼수불성이 되는 것일까? 잠을 잘 때 코를 고는 사람들은 대부분 肺氣는 虛하고 肝血은 實하다. 수면 중에는 모든 혈이 간에 저장이 되어야 하는데 평상시 혈이 넘치다 보니 그 넘치는 혈을 달래기 위해 폐기가 더욱 필요한 것이다. 이래서 코를 고는 것이다. 이러한 증상들은 일상 주위에서 볼 수 있는 증상들인데, 술을 많이 먹은 상태에서 수면 중에 코를 고는 사람들도 이와 같은 증상이 있는 사람들이다. 金克木시키는 방법이 좋다. 여기에서 또다시 의문점이 나오는 것이 '좌측에다 施鍼을 할 것인가? 우측에다 시침을 할 것인가?'에 대해 망설여지게 되는데 이론상으로는 우측에다 刺鍼해야 된다. 왜냐하면 폐와 간은 우측 편으로 많이 치우쳐 있기 때문이다.

膽正格: 崑崙 · 陽輔 補, 商陽 · 陽陵泉 瀉.

15. 중위(中胃) (食中)

① 견증: 위와 같은 증상에 음식이 내리지 않고 담이 끓어오르며 담황색을 나타내는 증상.

② 요법: 胃虛이니 臨泣 瀉, 陽谷 補.

③ 참고: 胃正格인 解谿 · 陽谷 補, 臨泣 · 陷谷 瀉인 처방을 썼어야 음양오행의 이론이 맞는 것이라고 후세 사람들이 생각할 것인데 의문점을 가지고 있는 것이 발전을 위한 배려일까? 필자의 경험상으로 본다면 胃虛의 진단이 정확해서 胃正格을 刺鍼하면 정말 번개처럼 효과가 났었다.

胃正格: 內庭 · 陽谷 補, 臨泣 · 陷谷 瀉.

16. 태식선비(太息善悲)

① 견증: 긴 한숨을 내쉬며 비장한 빛을 나타내는 증상.

② 요법: 神門 補, 三里 · 日月 瀉.

③ 참고: 이러한 증상에 중풍은 아주 重症이다. 아마도 다른 증상의 증상보다도 고치기가 더 힘이 든다고 보아야 할 것이다. 아주 커다란 비극적인 것을 보았다거나 생각을 했다거나, 몸소 체험해서 온 것이라 생각할 수가 있다.

필자는 한국에 있을 때나 지금 SPAIN이나 "환자들에게 몸이 먼저 입니까? 마음이 먼저 입니까?"라는 질문을 환자들에게 가끔 물어보게 되는데, 물어보는 방법이 틀려서인지 대부분의 사람이 마음이 먼저라고 답을 한다. 마음이 움직여서 행동하려면 건강한 신체가 있어야 함은 당연한 말이므로 몸이 먼저임을 부정할 수가 없는 것이다. 그러나 마음을 조절한다는 것은 너무나 힘이 든다. 그리고 너무나 많은 시간을 요구하게 된다. 몸이 정상이 아닌 상태에서는 더욱 힘이 든다. 가끔가다가 기적이라는 말도 들려오기는 하나 환자 만 명 중에 한 명이 있을까 말까이고 보니 힘이 든 것만은 사실이다. 마음을 다스린다는 것은 사실 힘이 든다. 그러나 氣 학문인 동양의학에서는 몸이 고장이 나는 것도 경락의 부조화요 마음이 고장 나는 것도 경락의 부조화이니 경락을 다스려야 함은 당연한 말인 것이다. 즉 心包라는 경락은 비(悲: 슬픔·비애)를 관리하고 있다. 위와 같은 증상에는 心包를 다스리는 방법이 제일 정확하다고 할 수가 있는데, 사암 선생은 전혀 엉뚱한 처방을 쓰고 있다. 그를 이해할 수 있는 답을 생각하여 본다면 그때 그 당시에 환자가 心虛, 膽·胃實의 환자이었기에 위의 처방으로 그러한 증상을 고쳤었기에 현재까지 그 처방이 내려온 것이라고 생각할 수가 있을 것이다. 그러나 필자가 확실하게 이야기할 수 있는 것은 슬픔을 관리하는 경락은 心包이다는 것을 확실하게 이야기할 수가 있다.

17. 반신불수(半身不隨)

① 견증: 말을 어물거리며 半身을 못 쓰는 증상.

② 요법: 心虛이니 大敦 補, 太白 瀉.

③ 참고: 사암 선생은 心虛이니 그의 아들 격에 해당되는 脾土를 瀉하는 방법을 쓰신 것이다. 참으로 이상하게 느끼는 것은 心虛이면 心正格을 써야 되는 것이 원리인데 다른 변칙 처방을 쓰는 것은 왜일까? 필자도 환자를 대하면서도 가끔 반성하는 것이지만 胃經에 이

상으로 통증을 호소하는 환자가 오면 胃經을 치료하지 않고 다른 경락을 刺鍼하는 경우가 종종 있다. 왜냐하면 음양오행 相生 相剋論에 의해서 진단을 하기 때문인 것이다. 이럴 때면 아주 잘 낫는 환자는 신기하게 효과가 있고 낫지를 않는 것은 참으로 안 낫다는 것을 여러 번 느끼는 감정인 것이다.

心正格: 大敦·少海 補, 陰谷·少衝 瀉.

18. 구안괘(와)사(口眼喎斜)

① 견증: 눈과 입이 삐뚤어진 증상.

② 요법: 肝虛니 然谷 瀉, 少海 補.

③ 참고: 이의 원인은 해부·생리학적으로는 그의 원인을 모르나 결과로는 삼차신경 지각 마비로 불려진다. 그의 치료 방법도 다양하여 주사 약물요법 물리치료 등 여러 가지 방법을 쓰는데 이에 반하여 옛날 사람들은 반표반리의 증세라 하여 간·담·비·위의 기능 부조화로 구안와사가 왔다고 생각하여 이를 다스렸는데, 증세가 미약한 환자는 어떠한 방법을 써도 빠른 효과가 나타나는 것이지만, 과거로부터 여러 가지 다양한 증세가 겹친 사람들은 잘 낫지를 않고 많은 시간들을 고생하여야 하는데, 2000년 8월에 장인, 장모님이 칠순이라 하여 그 기념으로 스페인 여행을 오셨는데, 지난 3월에 귀 테두리가 간지럽기 시작하더니 입이 바짝 마르면서 어느 날 잠을 자고 일어났더니 한쪽 눈꺼풀이 내려오고 입이 한쪽으로 심하게 돌아가서 고생한 지 벌써 5개월이 넘었다고 한다. 그동안 병원이고 한의원이고 침 맞으러 여러 군데를 다녔는데, 효과는 30%밖에 나지를 않았다고 하고 아픈 이야기를 하시는데, 이곳저곳 아픈 데가 많아 어디부터 치료

를 해 들여야 할지 결정하기 힘들어서 膽經의 陽白의 통증을 조절하기로 하였다. 膽正格 1회 시술로서 그 통증은 없어졌는데 얼굴의 부기나 입술이 돌아간 것 눈꺼풀이 내려온 것 등은 침을 맞을 때는 기분이 좋다가도 며칠이 지나면 다시 불편함을 호소하는지라 사위 된 입장으로서 아주 괴로웠다.(왜냐하면 여러 경락에 걸쳐 이상반응이 나타났기에 어디 한군데를 정확하게 진단과 치료를 할 수 없었음) 필자가 보기에는 처음 스페인에 오실 적보다는 조금 더 좋아진 것 같은데, 장모님도 좋아졌다. 나빠졌더라도 뭐라 이야기하기 힘들었는지 처음보다는 좋지만 아직도 많이 불편하다고 호소를 했다. 그리고는 한국으로 가셨는데 그다음 해에 다시 스페인에 오실 기회가 있어 다시 만났었는데 몸이 어떠냐고 물으니 "맨 똑같애." 몸이 조금 아프면 침을 맞으러 한의원에 가고 하지만 좋아지지를 않는다고 하셨다. 두 달 예정으로 다시 오셨지만 두 달 동안에 몇 번 해 들이지도 않았지만 가실 적에는 5Kg이 빠지고 안면의 부기와 눈과 입이 많이 좋아지셔 가지고 한국으로 돌아가셨다. 필자가 해드린 것이라고는 경추 1번과 흉추 7 · 8번 교정과 陽明經을 다스린 것밖에 없었다.

사암 선생은 肝虛의 증상이라 했지만 少陰을 다스리고 腎火穴인 然谷 瀉와 肝의 子인 心火를 補함으로써 肝虛의 증상을 해소하려 했는데 心火혈은 靈道이다. 즉 사암 선생의 처방대로라면 然谷 瀉, 靈道 補가 맞다.

肝正格: 陰谷 · 曲泉 補, 魚際 · 中封 瀉.

19. 편신양여충행(遍身痒如虫行)

① 견증: 전신이 벌레 기어가는 것같이 굼성거리고 가려워서 참을

수가 없는 증상.

② 요법: 心實이니 陰谷 補, 大敦 瀉.

③ 참고: 나이가 들면 등을 긁어 줄 사람이 필요하다는 말이 생각이 난다. 한국에 있을 적에는 치료 목적보다는 건강관리 쪽의 시술이 많았다. 여름·겨울방학에는 학생들, 손님들이 많았는데, 그중 학생 할아버지가 온몸이 가려워 미치겠다고 호소를 해왔었는데, 그분은 과거에 심장의 혈압이 높아 우측 서경인대 부위의 대동맥을 절개하여 혈액 청소를 한 분이었는데, 들려오는 이야기로는 결국 중풍을 맞아 저 세상으로 가셨다 한다. 이렇게 피부가 가려운 사람은 心實의 증상이고 중풍을 맞기 전에도 피부가 가려운 사람은 心의 항진을 조심해야 한다.

心勝格: 陰谷·少衝 補, 太白·神門 瀉.

20. 편풍구와(偏風口渦)

① 견증: 쪽 바람을 맞아서 입이 삐뚤어진 증상.

② 요법: 肝實이니 腕骨 瀉, 前谷 迎.

③ 참고: 지금은 별로 그러한 일들이 없지만 옛날에는 "다다미 돌을 베고 자면 얼굴이 삐뚤어진다."라고 말을 들은 기억이 난다. 그런데 왜? 腕骨·前谷을 선택을 했을까? 肝實이면 간에 대한 비슷한 혈을 선택했어야 후세 사람이 이상하게 생각하지 않을 것이다. 지금 생각하기에는 사암 선생이 다른 처방으로 시술을 해도 효과가 없었고 腕骨·前谷을 택하니 효과가 있어 잘 기록을 해 놓은 것이 후세에까지 내려온 것이 아닌가 생각이 든다.

肝勝格: 魚際·中封 補, 靈道·行間 瀉.

21. 역절풍(歷節風)

① 견증: 전신 뼈마디 속이 호랑이가 무는 것같이 아픈 증상.

② 요법: 腎虛인지라 大敦 瀉, 經渠 補.

③ 참고: 역절풍이라는 것은 현재적인 말로 류머티즘 관절염을 말한다. 원인은 정기가 부족하거나 기혈이 허약하여, 저항력이 떨어진 상태에서 오랫동안 냉하고 습한 곳에서 기거하거나 땀을 많이 흘린 후 찬바람을 쐬는 풍·한·습의 나쁜 기운이 외부로부터 침범을 하여 발병하여 병을 오랫동안 방치하면 나쁜 기운이 오장육부에 이르러 각종 병리적 변화를 일으키는 다양한 전신 증상들을 일으킨다.

이곳 스페인에서도 온 전신이 다 아프고 뼛속까지 아프다는 사람은 많은데, 진통제 등 약이 얼마나 발달을 했는지, 이藥 저藥 해서 하루에 17가지를 먹는 환자가 왔다. 이것저것 질문하여 보니 혈압에 관한 약 하나 빼고는 전부 진통제 약이었는데, 몇 번 필자의원을 왔다 가더니 혈압약을 하나 빼고는 전부 약을 안 먹게 된 적이 있다. 처방은 아주 간단하였다 腎·膀胱·心包經의 좌우 조정하니 그 격심하던 통증이 사라졌었다.

腎正格: 魚際·復溜 補, 太白·太谿 瀉.

22. 적전풍(赤瘢風)

① 견증: 피부 일부분에 적색 알레르기를 나타내는 증상.

② 요법: 魚際·陽谿·勞宮·少府·陽谷·行間·解谿·陽輔·崑崙 瀉.

③ 참고: 이곳 SPAIN에서 현재까지 9명의 환자를 치료해 보았는

데 8명의 환자가 완치에 이르는 효과를 보았다. 피부는 폐와 大腸에 속한다고 한다. 그러나 대부분의 경락에 열이 차 있다고 해도 과언은 아니다. 그 증상에 맞게끔 熱格을 놓으면 되는데, 사암 선생은 각 경락의 火穴을 瀉한 처방이고, 이것을 다시 바꾸면 經渠·陽谿·間使·靈道·陽谷·行間·內庭·俠谿·通谷이 된다. 대체적으로 실한 사람이 온몸에 적색 두드러기의 증상들이 많으며 척추의 배면을 보면 유혈을 따라 근육의 긴장감이 있거나 딱딱한 경결감과 함께 눌러보면 통증을 호소하는 사람들이 많은 것이다.

肺熱格: 少商·少衝 補, 經渠·然谷 瀉.

23. 적백전풍(赤白癜風)

① 견증: 피부 일부 부분에 적색 혹은 백색 알레르기를 일으키는 증상.

② 요법: 曲澤穴을 침으로 刺入한 후 좋은 上品의 먹을 갈아 넣으면 알지 못하는 사이에 없어진다.

③ 참고: 이 역시 치료가 된다. 일반적으로 위와 같은 증상들은 치료가 잘 안 되는 것으로 알고 혹시나 해서 방문을 하게 되는데, 꼰치(CONCHI)라는 30대 후반의 독신녀가 왔었다. 날씬한 체격이었으며 증상은 양쪽 방광경상 委中혈 부위와 담경상의 陽陵泉 주위에 백색으로 탈색되어 있었다. 방광경상의 이상이라 방광경을 상황에 따라서 刺鍼을 하니 7~8회 사이에 왼쪽의 이상은 80%가 호전이 되고 오른쪽다리는 20%밖에 효과가 없었는데 왜 안 날까? 이상하게 생각을 하고 다시 진찰하여 보니 우측 골반이 전방·외방이 심하였다. 근육을 진찰하여 보니 대퇴 사두근의 긴장도가 심하고 委陽혈 주위의 백색

이 심한지라 胃 勝格과 三焦正格을 같이 刺鍼하니 5회 시술에 골반이 뒤틀어진 것이 바로잡혀지고 치마를 못 입는다는 하소연이 없어지고 아주 좋아하였다. 필자는 다시 한 번 경락이란 참으로 대단한 것이구나 하고 실감하였다. 경험상 빼빼 마른 사람은 백색 알레르기가 많았고 실한 사람은 열성 질환이 많았었다.

24. 사암 중풍 경험 예

1) 한 노인이 60세에 말을 더듬으며 左手·足에 힘이 없고 조금 부종이 있으며 절뚝발이 걸음으로 戶庭出入을 한 지가 벌써 7~8년이 된지라 이는 心虛證 반신불수이므로 大敦 補, 太白 瀉하기 數度에 몸이 가볍고 浮腫이 빠져, 身輕浮祛하여 行步가 편하게 되었다. 左病인 고로 右治하였다.

참고: 지금 위와 같은 증상을 생각하여 보면 분명히 효과가 있었을 것이다. 위의 문장을 정독하여 보면 의문이 가는 점이 한두 가지가 아니다. 心虛證에서 병이 왔으면 心正格을 써야 하는 것은 당연한 이론인데 다른 변칙처방을 썼다. 만약에 위와 같은 증상의 환자가 현재 주위에 있다면 독자들은 어떻게 치료를 할 것인가? 또한 환자가 虛한 사람인지 實한 사람인지에 따라서 針法이 달라질 것이다. 맥도 당연히 보아야 한다. 좌병우치·상병하치라는 말이 있는데 이러한 말들은 상당히 헷갈리게 하는 말들이다. 독자 여러분은 이러한 말들을 조심해야 한다.

心正格: 大敦·少海 補, 陰谷·少衝 瀉.

2) 한 부인이 15세에 별안간 昏沈하여 左手·足을 뻗고 움직이지 못하여 우수는 가슴에 대고 한 시간에 한 번씩 흔들며 우족은 무릎을 구부려 세운 채로 꼼짝달싹 못하므로 大敦을 補하고, 太白을 瀉하였더니 곧 회생하여 일어났다. 듣건대 병이 초저녁에 시작해서 정신을

잃고 氣陷(氣가 빠짐)호흡이 늘이지 않아서 若存若無하여 이(齒)를 악물며 약물을 넘길 수 없으며 얼굴이 노랗고 눈이 들어가기 시작해서 닭이 울 때까지 고통을 하였다. 그런데 面黃한 것으로 보아 脾中이라 하겠으나, 이 여인이 少年과부가 되어서 心慮가 많았으며 또 손을 흔드는 것은 心虛證에 속하므로 이 방법을 쓴 것이다.

3) 한 여자아이가 15~16세에 왼쪽 눈을 적게 감고 우측입술을 왼쪽으로 실룩거리며 左指를 흔들어 진정시킬 수 없는 증을 나타내는데 듣건대 벌써 6~7일이라 하여 그 사람이 몹시 쌀쌀한 것이 특징이라 少海를 補하고, 然谷을 瀉한 결과 회복되었다.(左病인 고로 右治)

4) 한 남자가 6~7세에 구안와사가 되고 左手・足을 가누지 못하며 腰背가 무력하여 비록 부축해 앉아도 앉아 支持가 곤란한지라 勞宮을 補하고, 照海를 瀉한 지 2일 만에 한 번에 앉고 두 번에 걸었다.
참고: 위의 처방은 心包金인 勞宮穴과 陰蹻脈의 起始部인 照海穴을 取한 것이다.

5) 한 남자 60세에 산에 가서 나무를 하다가 갑자기 졸도하여 右手・足을 가누지 못하여 눈동자를 오른쪽으로 몰아 떠서 검은자위가 없으므로 視物이 불능하고 腰背가 무력한지라 勞宮을 補하고, 照海를 瀉하기 일일 만에 지팡이를 짚고 한두 바탕 걸었는데 行針三度에 行步가 自若하며 口眼이 평상시와 같았다.

6) 한 소년이 갑자기 얼굴색이 퍼렇게 질리고 惡寒이 나며 기절을 한지라 合谷을 瀉하고, 太衝을 補하니 곧 깨어났다. 이것은 자라배(제구슬)로서 肝經의 질환이므로 肝中方을 사용하였다.
참고: 肝勝格: 魚際・中封 補, 靈道・行間 瀉.

7) 한 여자아이가 14~15세에 처음에는 惡寒을 느끼더니 문득 昏沈(정신을 못 차리는 것)으로 변하여 목구멍 속에서 톱질소리가 나며

얼굴색이 붉고 땀기가 많은지라 처음에는 心中實證인가 의심을 했는데 알고 보니 수일 전 점심때에 찬 쌀밥을 먹고 잔 이튿날에 喘息으로 변했다 하여, 때는 겨울철인데 末梢化物·數椀을 토한 뒤에 계속하여 혼침의 상태를 일으켰다고 한다. 그러므로 脾中虛로 인정하여 少府를 補하고, 大敦을 瀉함으로써 곧 깨어났다.

　참고: 脾正格: 靈道·大都 補, 大敦·隱白 瀉.

　8) 한 여자가 60여 세에 大椎(제7경추)가 보통사람의 두 배 정도 되어서 앉으면 仰臥狀(엎드린 것 같은 모양)을 일으키면서 가슴이 퉁겨지고 右臂(오른쪽 어깨)가 땅겨진 지 거의 일 년이며 腰背가 뒤로 젖혀져서 角弓反張의 勢를 나타내는지라 風池를 瀉하고, 三里를 迎하고 陽谷을 補하고, 束骨을 瀉하기 一度에 見效하였다.

　참고: 대추혈은 手三陽經의 교회혈로서 手三陽經을 조절하면 된다.

　9) 한 남자가 15세에 전신에 부종이 나고 양쪽 눈을 살짝 떠서 겨우 물건을 볼 뿐이어서 처음에는 脹症인가 의심을 했었는데 진찰결과 項部에 결핵이 있으며 體氣가 허약하여 반듯이 風傷腑로 인정이 되므로 大腸正格을 사용하기 一次에 부종이 빠지고 項上 結核은 數 三度에 消滅됐다.

　大腸正格: 厲兌·曲池 補, 陽谿·陽谷 瀉.

　10) 한 남자가 15~16세에 왼쪽 耳根밑에 백색 보로통한 것이 내밀었을 뿐 다른 아무런 고통이 없는지라 이것은 體氣虛弱으로 오는 일종의 風傷腑證으로 大腸正格을 사용하여 數度에 見效하였다.

　大腸正格: 厲兌·曲池 補, 陽谿·陽谷 瀉.

　11) 한 남자가 40세에 항상 음낭 가려움증을 일으키며 뒤로 항문까지 번지고 양쪽다리 曲泉하에서 무릎 뼈까지 産痛하여 腹中에는 所滯物이 있는 것 같은지라, 膀胱正格을 사용하기 數度에 見效하였다. 曲泉의 아래는 肝經의 분야가 되며 체한 물건이 있는 것과 같은 食

鬱로 생각이 되는데 膀胱正格을 사용한 것은 고환의 피부는 膀胱經에 속한 까닭이며 무릎 내측이 저리고 아픈 것은 膀胱經의 원인이 되어서 일어나는 것이며 滯는 三陽嚔의 까닭이다.

참고: 위의 증상들을 살펴보면 간과 비의 이상들이 많은 것인데 膀胱經을 사용하여 위와 같은 증상들이 없어졌다고 하니 놀라울 뿐이다. 음양 오행침은 신비한 것도 있겠지만 다른 말로 표현하면 답이 전혀 나오지를 않는다는 이야기도 되는 것이다. 즉 이렇게 해도 좋아지고 저렇게 해도 좋아진다는 말이 성립이 되어서 여러 가지 증상 중 한 가지만 좋아져도 다른 것들도 좋아진다는 이론이 성립이 되는 것인데 그렇게만 된다면 얼마나 좋겠는가? 필자가 경험하는 것들은 상당히 많은 증상의 사람들을 만나고 어떻게 하든 빨리 고쳐줄려고 많은 공부를 하는데, 위와 같은 증상은 肝經上의 이상이고 章門혈을 압진해 보아 통증을 호소하는 쪽으로 肝正格이나 脾勝格 그리고 郄穴을 刺鍼하면 효과가 있다.

12) 한 남자가 50세에 양쪽다리 발 밖, 복사뼈에 혹과 같은 밤알만 한 것이 한 개씩 생겨서 눌러도 아프지 않으므로 時醫가 麻木(마비증)이므로 不治라 단언을 하나 내가 보기에는 좌측 무릎의 내측, 曲泉이 혹 저리고 아픈 것은 膀胱의 證이 분명하므로 正格을 사용하기 數度에 見效한 것이다. 그러면 外踝가 膽經에 속하였다는 것은 착오일 것이며 "陽水偏枯 謂之半身不隨(양기가 메마르면 반신불수가 온다)."라고 한 것은 사람에 따라 살이 뚱뚱한 사람에게는 흔히 이러한 증상이 있는 것은 膏梁之味 피해인가 하노라.

13) 한 소아가 3세에 항상 泄瀉가 끝이지 않으며 얼굴빛이 누렇고 작은 浮氣가 있으며 명치골 밑이 伏梁心積이 있는 것 같고 耳下, 大腸分野 오른쪽에 핵이 있으므로 大腸正格으로 치료하기에 數度에 나아졌다.

참고: 小兒의 병은 참으로 진단하기도 어렵고 치료하기도 쉽지가 않다. 오늘날과 같이 의료수준이 덜 발달된 옛날에는 시행착오도 수

만 번도 더했으리라 생각이 든다. 이곳에서도 사람들의 생각은 각기 달라서 어떤 환자는 현대의학을 많이 믿지 않고 동양의학을 더욱 좋아하는 사람이 나날이 늘어가고 있는 추세인 것 같은데, 어떤 사람은 어린 아기가 태어난 지 한 달밖에 안 됐는데 겨드랑이에 붉은 반점이 없어지지를 않아 병원에 크림약을 타다가 발라보고 안 되니 어린아이를 필자의 의원으로 데리고 와서 이것을 치료할 수 있느냐고 해서 그 아기에게 침을 놓을 수가 없어서 자석을 心熱格으로 붙여 주었는데 필자는 그 자석 요법으로 효과가 있었더라고 생각했었는데 나중에 알고 보니 필자가 고친 것이 아니라 HOMOTERAPIA 요법으로 이틀 만에 그 증상이 없어진 것이었다. 왜 그러한 생각했느냐 하면 그 집식구들이 아프면 어린아이나 어른이나 할 것 없이 필자의원을 찾으니 자만심에 그러한 생각을 한 것이었다. 또 한 가지 기억이 나는 것은 아기가 6개월이 됐는데 심한 변비가 걸려 똥을 못 눈다면서 침을 맞으러 데리고 왔는데 胃家實인 것 같아 좌측에 胃勝格과 大腸正格에 관한 자석을 붙여주고 보냈는데 약속날짜에 다시 오지 않기에 전화를 걸어 물어보니 변비는 없어졌지만 그날부터 아기가 열이 올라 병원이 입원하고 나오느라 약속을 못 지켰다고 미안해했다. 지금 필자의 세 번째 아이는 지금 2달째이다. 태어나고 며칠 뒤부터 얼굴에 열꽃이 피어 얼굴 전체가 시뻘개져서 아기가 얼굴이 가려우니 안기만 하면 얼굴을 비벼대느라 정신이 없는데 거기에다 먹기만 하면 토하는지라 胃에 문제가 생겼으리라 생각을 하고 梁丘에 부항사혈을 하고 자석을 붙였었는데 잠시만 좋아지고 그 다음날에 또 열이 성한지라 더 이상 건드릴 수가 없었다. 아기는 먹기만 하면 토하고 하여 등을 두드려 주고 배를 쓰다듬어 주어도 별효과가 없이 안쓰러운 시간이 흘러갔는데 어느 날 갑자기 心包에 이상이 생각이 나서 자석으로 좌측에 內關과 間使에 자석을 붙이니 그날 저녁부터 열꽃이 내리고 토하는 것이 90% 이상이 없어지고 우는 것이 없어졌다. 참으로 다행이었는데 어린아이 진단과 치료는 너무 어렵다.

　참으로 한국아이와 다른 것은 대부분의 스페인의 아이들은 태어날 때 대부분의 어린아이들의 머리통은 굉장히 크다 그리고 몸통은 작은 편에 속하는데 한국아이들은 그 반대의 현상이 많다. 그러면서 커가면서 머리통은 적어지고 몸집은 점점 커가는 데 비하여 한국 사람들은 그 반대의 현상이 많다. 왜 그럴까? 한마디로 표현을 한다면 체질이 다른 것이다. 지금 생각해 보면 이제다 선생의 사상의학은 한국 사람에게만 확률이 있는 이야기이지 세계인 전체가 맞는 이론은 아닌 것이다.

위의 증상을 보면 비장의 증상이 더욱 가깝다. 그런데 사암 선생은 大腸經을 다스렸다. 지금의 필자 같으면 비장을 생각했을 것이다.

14) 한 부인이 40세에 별안간 부들부들 떨며 팔다리 관절이 아픈 지 10여 일 동안 고통이 심하다가 통증은 조금 덜하나 낙함(落頷)이 되어 언어와 視物이 不能하고 사지가 아프며 위축이 되어 옆으로 옮기기가 어렵고 전신의 살색이 脫하여 紫黑色이 나타난다. 또 양쪽다리 장딴지의 太陽筋(종아리 근육)이 땅겨서 일어나고 앉는 것은 다른 사람에게 부축하게 하며 양쪽 다리에 힘이 없는 것은 팔뚝보다 못하기가 벌써 4~5삭이라 膀胱正格 사용하기 수일에 지팡이를 짚고 마당에 출입하여 낙함이 반 정도 올라가서 손으로 맞추어 차차 효과를 보았다.

15) 한 남자가 20여 세에 섹스를 한 후 이튿날에 가을 추수를 갔었는데 하루 종일토록 惡寒이 나다가 별안간 손이 떨리고 진정이 되지 않으며 그로 인하여 눈을 뒤집어져 輕寒(경련의 일종)과 같기 一頃에 겨우 氣息은 통하나 자주자주 손으로 입을 갈라 차거늘 看病者가 입 안을 열어보니 혀끝이 목구멍 속 안으로 오그라들어 혹 벙어리와 같이 발성을 하고 땀기가 없으며 빛이 누렇고 혹은 譫狂狀(말을 더듬거리는 미친병)을 일으키기 1일이 지난지라 歷節風本方을 사용하였는데 補·瀉가 끝나기 전에 전신에 땀이 흐르고 기천이 평상시와 같으며 다만 말하는 것이 평인보다 적은 것이다. 그러면 섹스 후 傷寒은 역절풍이 아닌가 한다.

腎正格: 魚際·復溜 補, 太白·太谿 瀉.

16) 13세 된 어린아이가 夜啼(밤에만 우는 병)인 까닭에 其父가 손으로 왼 뺨을 쳤는데 자국은 있으나 우는 것을 그치고 아침에 음식을 먹더니 조금 있다가 복부가 浮洪(넓게 붓는 것)한지라 丹毒이나 胎熱이 아닌가 하여 大腸正格으로 치료하였으나 효험이 없고 저녁때에는 發驚(놀래는 것)이 되나 빛이 푸르지 않고 등에서 땀이 나는지라 다시 驚風氣인가 의심을 하여 太衝을 補하고, 少府를 瀉했으나 또 不效하였다. 그래서 간중방(肝中方: 太衝·合谷 瀉)을 쓰므로 효과가 있는 것이 神效하였다. 急打卒驚(급히 때려서 생긴 경기)이 경풍기란이 되지를 않고 간중이 된 것은 무슨 까닭인가? 소아는 血氣가 未完하여 肝氣가 항상 微弱한지라 병을 받는 곳이 肝이기 때문에 肝中이 된 것이다.

第2章

한문(寒門)

1. 傷寒 1日

① 견증: 九味羌活湯, 十神湯證.

② 요법: 足 膀胱經이 병을 받으니 商陽 補, 三里 瀉.(治官 補母의 뜻이다)

③ 참고: 傷寒이 처음 시작에는 太陽經에 병이 들어오며 太란 태초의 뜻이며 陽은 陽病證을 말한다. 태양병은 초기 상태에 있는 열성병이 있는 者에게 해당하는 여러 가지 증상을 말한다. 이 太陽病은 제일 처음 피부의 표층에 위치해서 그 증상으로는,

1) 머리와 목덜미가 뻣뻣하고 아프다.

2) 목과 머리 부위에 열이 난다.

3) 惡寒과 惡風이 있다.

4) 특히 신체의 상부 및 背面에 현저한 증상들이 나타난다.

일반적으로 이 寒門은 감기치료 정도로만 생각하기 쉬운데 필자로서는 치료의 大法則이라고 생각하고 있을 정도로 아주 좋은 이론들 중의 하나이며 자주 임상에서 응용을 하고 있는 방법 중의 하나이다. 또한 傷寒集에는 경락적인 해설은 없으나 치료 방법만 다를 뿐이지 음양오행의 원리는 같기 때문에 사암 선생도 경락刺鍼 방법을 쓰셨

을 것이다. 필자도 "설마 침으로 감기의 증상들이 좋아질 리야 있겠는가?" 반문을 하곤 했었는데 아니 이게 웬일인가? 감기들은 사람들 뿐만이 아니라 다른 증상에도 피내침만 붙여 주어도 효과가 나니 환자에게 신뢰도가 점점 높아져 가는 것이 아닌가? 독자 여러분들도 경험해 보시길 기원하며, 기존에 알고 있는 膀胱正格은 商陽 · 至陰 補, 三里 · 委中 瀉라. 사암 선생은 商陽 補, 三里 瀉를 썼으나 三里 瀉는 厲兌 瀉로 바꾸든가 三里 補로 바꾸어야 한다.

膀胱正格: 商陽 · 委中 補, 厲兌 · 至陰 瀉.

2. 傷寒 2日

① 견증: 葛根解肌湯證.(抑官: 安身의 뜻)

② 요법: 足陽明胃經이 邪氣를 받으니 三里 補, 臨泣 瀉한다.

③ 참고: 太陽病 다음으로 傳病되는 것이 陽明病이다. 이 胃腸에 질병이 됨으로써 신진대사 亢進이 腹內에 발생하여 위장 내에 病毒이 충만하여 그 熱邪가 身體裏部에 침입하여 裏證을 나타내게 되는데 그 증상을 보면,

1) 惡寒이 나고, 潮熱(오한이 없이 전신의 걸친 열로서 호수의 간만과 같이 매일 일정한 시간에 나는 열을 말함)이 있다.

2) 腹滿.

3) 前面部에 열이 있음. 이를 胃家實이라고도 한다. 이의 원인은

가. 체질적으로 胃熱한 者.

나. 병에 걸리기 전부터 胃弱인 者.

다. 風寒의 침입으로 胃熱이 發散되지 못한 者.

라. 表證의 誤治로 汗 · 吐를 과다히 하여 진액의 소모로 實熱한 者.

마. 他經病으로 傳病된 者 그러므로 陽明病의 제일 큰 특징은 열성 변비가 있는 것이 제일 큰 특징이다.(위의 열로 인해서 大腸의 수분, 신체의 진액을 소모하기에 이 병이 드는 것이다)

　傷寒病의 傳病은 대단히 많아서 陽明病이 太陽에서, 少陽에서, 太陰에서, 少陰에서, 厥陰에서도 모두 올 수 있지만 外邪傳裏의 순서로 보면 太陽 다음에 少陽이 있어야 한다. 즉 表－반표반리－裏의 차례로 陽明이 少陽 뒤에 있을 것인데, 陽明이 太陽 뒤에 있는 것은 "內經熱論"에 영향을 받아서 그런 것 같다. 기존으로 알고 있는 胃正格의 처방은 解谿·陽谷 補, 臨泣·陷谷 瀉인데 사암 선생은 胃正格의 처방을 쓰신 것이다. 그러나 胃經에 실증의 증상을 나타내고 있기 때문에 胃勝格을 써야 맞는 것이다. 그런데 후세 사람들이 위의 처방을 보면 사암 선생도 별거 아니구나 하고 우습게 볼 확률이 있는 것이 胃實證의 증상이 있는 것이 뻔한데도 胃正格을 썼으니 우습게 볼 수 있지만 필자가 보기에는 위의 처방으로 효과가 있었다고 생각이 든다. 補·瀉의 방법이 틀렸지만, 혈의 선택은 정확한 것이다. 사암 선생의 三里 補는 三里 瀉로 바꾸어야 하고 臨泣 瀉는 臨泣 補로 바꾸어야 하지만 어쨌거나 효과가 지대했음으로써 그의 처방전이 내려오고 있는 것이다. 사암 선생도 생각을 많이 했을 것이다. 참고로 한 가지 더 이야기한다면 스페인에서의 임상경험상, 傷寒이 아닌 다른 질환들도 手·足陽明經의 조절은 그 효과가 대단했다.

　胃勝格: 臨泣·陷谷 補, 商陽·三里 瀉.

3. 傷寒 3日

① 견증: 小柴胡湯證, 口·咽·目 이 3개는 表에서 裏로 入하고 裏에서 表로 出하는 것이니 역시 반은 表요 반은 裏에 있다고 한다. 表에는 熱이 있고 裏에는 寒이 있다. 또 熱邪의 충격으로 난청이 된 것이고 눈의 충혈도 열사로 인한 안구의 충혈이고, 가슴속이 가득 차 있으면서도 갑갑한 것은 胸肋苦滿의 초기 증상이다.

耳·目·胸의 증상을 들어 말하는 것은 少陽의 經脈이 이곳에 집결을 한 까닭이기도 한 것이다. 또 주요한 증상으로는 季肋下가 단단하여 손가락으로 눌러보면 단단하고 팽만감이 있으며 건구역질이 나고 잘 먹지를 못하거나 음식을 원하지 않는 것이 주요 증상이다.

사암 선생의 처방을 보면 膽正格을 쓴 것인데 기존의 처방을 본다면 通谷·俠谿 補, 商陽·竅陰 瀉가 되는 것이다. 이것을 다시 바꾸어 말하면 崑崙·陽輔 補, 商陽·陽陵泉 瀉가 되는 것인데, 참으로 희한한 것은 과거에는 옆머리가 아프다는 환자를 기존의 방법으로 1회에 효과가 있었으나 새로운 처방인 崑崙·陽輔 補, 商陽·陽陵泉 瀉의 방법이 1회 시술로서도 잘 듣지를 않아서 고민을 많이 했으나 膽寒格의 처방으로 바꾼 후 효과가 있었다. 이러한 것을 보면 반표반리의 증상이 확실한 것을 느낄 수가 있다. 膽寒格: 俠谿·通谷 補, 陽輔·二間 瀉.

② 요법: 足少陽膽經이 邪氣를 받나니 俠谿 補, 商陽 瀉.(折官 補母의 뜻이다)

③ 참고: 太陽의 表證은 頭項强痛이 大要이고 陽明의 裏證은 胃家實이고, 少陽의 大要는 表도 아니고 裏도 아닌 半表半裏症이 大要이다. 이에 증상은 입이 쓰고 목이 마르고, 눈이 찔하다.

4. 傷寒 4日

① 견증: 理中湯證.

② 요법: 足太陰脾經이 邪氣를 받으니 陰陵泉 · 經渠 補, 隱白 瀉.
(補子 抑官의 뜻)

③ 참고: 이 太陰病은 앞의 三陽病에서 轉移되어 외부로부터 침입한 寒邪가 內的인 허약과 합하여 자체의 질병이 발생한 것이다.

足 太陰經은 脾에 속하고 脾는 濕을 주관한다. 음식물의 소화 작용하고 있다고 보아 소화 장애 및 泄瀉 등을 종속시켜 病症을 논한다. 이 脾의 大要는 신진대사가 잘 되지를 못하여 가스의 배출이 되지를 못하므로 腹滿하고 토하고 음식이 내려가지를 않고 또 비의 升提作用(되새김질)이 잘되지를 않으므로 泄瀉가 점점 심하여진다. 이 足太陰병의 특징은 泄瀉라고 생각해도 거의 틀림이 없다.

太陰病이란? 신체의 裏部에 있어서 음의 병을 나타내고 병의 위치는 陽明病과 같으나 陽明病은, 熱性陽症으로 實하고, 太陰病은, 寒性陰症으로 虛하다. 예를 들면 腹滿은 陽明病과 太陰病에도 있으나 陽明 腹滿은 實滿하여 힘이 있고 太陰 腹滿은 虛滿하여 힘이 없다. 陽明의 특징은 변비이고 太陰의 특징은 泄瀉이며, 濕을 관리를 하고 있기에 얼굴을 보면 기름져 있다거나 기름이 없다거나 하는 것으로 판단한다.

사암 선생의 처방을 본다면 補子 抑官을 하려면 太白 · 經渠 補, 隱白 瀉를 했어야 맞는 것인데 이 처방을 쓰려면 太白 · 魚際 補, 隱白 瀉가 맞는 것이다.

脾正格: 靈道 · 大都 補, 大敦 · 隱白 瀉.

5. 傷寒 5日

① 견증: 加味四逆湯證.

② 요법: 足少陰腎經이 邪氣를 받으니 陰谷·經渠 補, 太白 瀉.
(抑官 補子의 뜻)

③ 참고: 少陰證이란? 병의 형태는 太陽病과 같으나 陰의 증상을
나타내는 것을 말한다. 三陽의 대표는 太陽이고, 三陰의 대표는 少
陰이다. 위는 心·腎의 기능 허약에서 오는 것이다. 그래서 정신 상
태가 활발하지 못하여 단지 잠만 자려고 한다. 이는 陽氣의 虛弱이
라 말을 할 수 있다.

주요 증상으로는 惡寒·사지가 냉하고 기력이 결핍하여 잠자고
싶어 한다. 안면이 靑白하고 신체에 동통이 있거나 咽痛을 호소하여
물마시기를 원한다. 이는 陽虛하기에 자체의 虛를 방어하기 위한 것
이다. 만일 소변이 색깔이 하얀 者는 少陰病이고 이는 三焦가 虛하
고 寒이 있어 물을 억제 못하기 때문이다.

寒邪가 少陰에 침입하여 眞陽이 虛하게 되면 津液이 上潮(위로
흘러가는) 못하여 口渴이 되니 三陽病의 邪熱이 진액을 마르게 해
서 구갈하는 것과는 상반되는 것이다. 傷寒集에서 "發熱하여 惡寒하
는 것은 陽에서 發하는 것이고, 열없이 惡寒하는 것은 陰에서 發하
는 것이다."라고 한 것은 위의 증상을 이야기한 것이다.

사암 선생의 처방은 陰谷·魚際 補, 太白 瀉가 맞는 처방이다.

腎正格: 魚際·復溜 補, 太白·太谿 瀉.

6. 傷寒 6日

① 견증: 附子理中湯證.

② 요법: 足闕陰肝經이 병을 받으니 陰谷 · 大都 補, 經渠 瀉.(補
子: 抑官의 뜻)

③ 참고: 厥이란? "남김없이 다하다"라는 뜻이다. 사지 또는 전신
이 말초에서 중심부로 향하여 냉각하는 것. 氣가 역상하여 인사불성
이 되는 것.

闕陰이란? 음이 다하고 양이 생한다는 의미로서 足厥陰肝經 및
手厥陰 心包經의 명칭이고 생리적으로는 肝膽이 表裏관계에 있어
그 병이 寒 · 熱의 혼잡한 증상을 나타내고 있다. 消渴은 물을 많이
마시면서도 소변은 적고 갈증이 있는 것이다. 이것은 膈間(횡격막)에
열이 있기 때문이다.

陰寒의 邪氣가 흉부를 상충하므로 氣가 心을 친다 하고 疼熱이란
아프면서 熱感이 있어 고민한다. 이것은 上熱한 증상이고 배가 텅
비어 있어도 식욕이 없으며 음식을 좀 먹으면 토하니 이것은 위장에
寒冷이 심한 下寒의 증상이다. 만일 上熱한 증상으로 보아 이것을
下시키면 上熱의 증상은 제거되지를 않고 下寒만 더 심하여 下利가
그치지 아니한다. 이것은 한과 열의 복잡한 증상이니 闕陰병형이다.

闕陰의 병은 상당히 치료가 어려운 증상이었나 보다. 그러나 경험
한 바에 의하면 그리 어려운 병이 아닌 것으로 생각이 든다. 간담에
虛寒이 있고 心包經에 實熱은 한약으로는 상당히 어려운 것이지만,
침으로는 한 · 열 조절이 상당히 잘되는 것을 느낄 수가 있다. 사암
선생의 처방을 보면 도저히 이해가 안 되는 처방이나 위의 방법으로
효과가 있었나 보다. 설명을 더하자면 肝寒의 증은 肝兪부근이 함몰

이 되어 있다거나 期門 부위가 늑골 7~8번을 따라 통증이 있다거나 아주 괴롭고 입안이 헐고 가슴에 번민이 오는 등 건강한 사람들은 이해하지 못할 통증들을 호소를 한다. 이와 같은 증상들은 진단만 정확하다면 肝寒格과 心包熱格을 쓰면 믿기 어려울 만큼 호전이 됨을 경험할 수 있다. 필자도 肝寒格의 처방으로 名醫라는 말을 많이 들었다.(2001년 4월)

肝寒格: 然谷 · 行間 補, 少商 · 曲泉 瀉.

7. 傷寒 7日

① 견증: 내경에 이른바 "不加氣 不傳經者"를 말함이니 足太陽膀胱經이 약해지고 手太陽小腸經이 받아들여 두통이 조금 남아 있는 증상.

② 요법: 小腸正格 및 勝格을 併用한다.

③ 참고: 질병의 정체는 알 수 없으나 병의 증상은 현저하게 알 수가 있어야 되고 느낄 수가 있어야 하는 것은 당연한 말이다. 太陽病症은 두통 · 項强 · 鼻鳴 · 乾嘔하는 데에서 正氣의 上衝을 알게 되고 脈浮 · 發熱 · 汗出 · 惡風하는 데서 정기가 向外하려는 것을 알게 된다. 그러므로 약을 사용하는 것은 질병을 치료하는 약의 힘이 직접 질병을 구제하는 것이 아니라 정기의 趨向(흘러가는 방향)을 보조해서 병사를 구제하는 것이다. 그런데 태양(膀胱 · 小腸)인 膀胱은 조절이 되었으나 小腸經이 조절이 안 돼서 小腸經의 증상들이 나타나는 것이다. 위에서 "두통이 조금은 남아 있는 증상"이라 했는데 후두통은 확실하게 太陽經에 이상이다. 小腸正格을 써야 할지 勝格을 써야 할지 참으로 난감할 때가 많다. 視診上 虛해 보이면 正

格을 쓰고, 實해 보이면 勝格, 寒이 있으면 寒格, 열이 있으면 熱格
을 쓴다고 하지만 이것도 확률이 99%에 가까운 이론도 아니다.(다른
증상들도 마찬가지) 필자는 참으로 많이 애용을 하는 것이 觸診이
다. 예를 들면 小腸正 · 勝格의 瀉穴의 대상인 前谷 · 崑崙(小腸正格
의 瀉穴의 대상)과 厲兌 · 少海(小腸勝格의 瀉穴 대상) 穴 등을 누
르거나 비벼 보아서 압통을 호소하는 쪽으로 正格이나 勝格을 刺鍼
하면 된다. 寒格이나 熱格도 마찬가지이다.

小腸正格: 臨泣 · 後谿 補, 前谷 · 崑崙 瀉.

小腸勝格: 前谷 · 崑崙 補, 厲兌 · 少海 瀉.

8. 傷寒 8日

① 견증: 足陽明胃經의 병이 약해지고 手陽明大腸經이 받아들여
신열이 있고 갈증이 조금은 남아 있는 증상.

② 요법: 三里 補, 臨泣 · 陷谷 瀉.(抑官 補身의 뜻)

③ 참고: 胃經에서 大腸으로 傳病이 된 상태이니 胃의 募穴을 觸
診하여 보면 압통을 호소한다. 胃와 大腸은 相生관계에 있기 때문에
大腸의 募穴인 天樞도 압진하여 보면 左右 어느 쪽인가에 유난히
아픈 쪽이 大腸의 實인 것이다. 그다음으로 瀉를 해야 할 穴을 선택
하여 補 · 瀉를 선택하면 된다.

大腸正格: 厲兌 · 曲池 補, 陽溪 · 陽谷 瀉.

9. 傷寒 9日

① 견증: 足少陽膽經병이 약해지고 手少陽三焦經이 병을 받아들여 耳聾末聞(귀가 먹어서 들리지 않는 것)이 되는 것.

② 요법: 至陰·竅陰 補, 通谷·俠溪 瀉.

③ 참고: 少陽病 이론은 傷寒 3일을 참고해야 한다. 이 역시 膽經병이 약해지고 三焦經의 이상이 나타났다고 했으나 手·足少陽經의 양경에 걸쳐서 오는 환자가 대부분이다.

고전에 "좌측은 血이요 우측은 氣라!" 한 말들이 이에 해당이 되는가? 생각하여 보지만 이러한 이론원리에 대해서 명확하게 설명된 것은 거의 없다. 누구나 한 번쯤은 깊이 생각해 볼 문제인 것이다. 또한 좌우 허실이란 문제에 있어서도 문제성이 있다. 신체에는 좌측, 우측에 두 개씩 있는 장기가 폐와 신장을 빼놓고는 없다. 경락이라는 것은 기본적으로 12경락에 좌우 합하여 24개의 경락이 있는 것이다. 예를 들어 심장은 왼쪽 편으로 ⅔가 치우쳐져 있는데 우측에도 心經이 있으나 좌측보다는 그 기능은 미약할 것이다. 간은 우측으로 90%가 치우쳐 있는데도 좌측 간을 생각하는 것은 왜? 그렇게 배당해 놓았을까? 즉 東方木이라고 하는데 우측이 동쪽인 것이다. 맥으로 볼 때도 촌·관·척의 배당을 좌측에는 心·肝·腎을 배당을 하고 우측에는 肺·脾·心包로 배당시켜 놓았다. 이것 역시 옛날 사람들이 실수를 한 것이라고 생각을 한다. 즉 좌측 맥에는 심·비·신으로, 우측 맥에는 폐·간·심포로 배당을 해야 음양의 이론상 정립이 되는 것이다. 위와 같은 방법으로 생각해 볼 때에 男左女右나, 남자는 양이요, 여자는 음이라는 것이 맞는 이론인 것이다.

원래 동양의학에는 해부를 금기시하였다. 삼라만상의 원리를 태극

설과 음양설로서 분리해 놓아 신체에 적용시킨 것이다. 정신세계까지도, 현재에 와서 생각해 본다면 이치에 맞지 않는 부분이 많아서 동양의학을 아예 무시하는 경향까지 있으나, 이러한 것들을 이해를 하기에는 많은 노력이 필요하나 여기서 필자가 이야기하고 싶은 이야기는 신체의 모든 기능을 근대 해부생리학적으로 판단을 하면 그것에 대한 해답을 얻을 수가 없다. 동양철학사상 그 자체로 생각해야만 되는 것이다. 그런데 이게 웬일인가? 동양의학사상은 氣血의 흐름을 제일 중요시하고 그 흐름을 알기 위하여 맥진법을 발전시켰는데 그 장기의 배당을 틀리게 해놓은 것이 틀림이 없다. 이러하니 후세의 사람들이 엄청난 혼돈이 오는 것이다. 세간에서는 "오행침은 전혀 효과가 없다"라고 하고 맥진의 보는 방법도 이상한 방법이 많이 쏟아져 나와 더욱 혼돈 속으로 몰고 가는 것이 지금의 현실인 것이다.

좌병우치 · 우병좌치의 말은, 예를 들어 왼쪽 心經의 항진 이상은 우측편의 心經을 刺鍼하라는 말이지만 陰中陽 · 陽中陰이라는 원리에 의해서 우측 편에는 心正格을 놓거나 肺勝格을 선택해야 하는 것이라고 판단을 해야 할 것이다. 다른 맥들도 마찬가지이다. 그런데 실제로 임상해 보면 그렇지도 않은 경우도 많이 있기에 많은 연구가 필요하다.

사암 선생의 처방을 보면 膽正格을 쓰신 것인데 三焦經을 조절같이 했어야 했다. 그런데 임상하다 보면 참으로 많이 느끼는 사실인 것은, 어떠한 경락에 사기가 침입을 하여 어떠한 증상을 가진 환자가 왔다고 하면, 그렇다면 의사는 생각하기를 해당경락이 虛해서 증상이 온 것인지 사기의 침입으로 인해서 실해져서 그런 증상들이 온 것인지 참으로 아리송할 때가 많은 것이다. 이러한 문제들 때문에 맥을 보고 침을 놓으라는 말이 있는 것인데 맥진의 방법도 양면성이 있어서 그리 맥을 아무리 잘 본다고 하여도 그리 쉽지 않은 것이 사실이다. 이러한 사실을 보완하기 위하여 필자는 해당경락의 瀉穴들을 觸診해 보아서 강한 통증이 二穴에 걸쳐 통증을 호소하면 해당 正格이나 勝格을 선택하고 있다.

10. 傷寒 10日

① 견증: 足太陰脾經病이 약해지고 手太陰肺經이 병을 받으므로 복통이 減해 음식을 생각하는 증상.

② 요법: 神門 · 太白 補, 隱白 · 大敦 瀉.

③ 참고: 太陰病이라 하면 반드시 腹滿時痛이 있으나, 복통이 감하고 음식을 생각하는 증상이라고 하니 호전된 것이라 생각할 수가 있다. 그런데 여기에서 생각할 수가 있는 것은 傷寒의 병이라 함은 지금 생각해 보면 전염병인데 그때 그 당시의 의술로서도 그 무서운 전염병이 호전되는 사람이 있었는가 보다. 하긴 동양의학의 기초는 八綱과 六經(太陽 · 陽明 · 少陽 · 太陰 · 少陰 · 闕陰)을 떠나서는 도저히 생각할 수가 없는 것이다. 그러나 이 당시로서는 최고의 의술 이론이었지만 지금 다시금 생각해 보아도 정말로 탄복하는 경우가 필자의 경우는 매우 많다. 지금은 세월이 흘러 첨단 과학의 시대에 살고 있지만 인간의 몸이 어찌 기계와 같을 수가 있으랴, 傷寒集에서는 병의 傳病순서를 잘 귀담아서 연구를 하면 아주 어렵다고 생각하는 증상의 환자들을 척척 고칠 수가 있어서 참으로 좋다. 필자의 경험으로는 우측 風門穴 주위에 문제점이 있는 환자들은 폐의 기능들이 좋지 않았다. 肺正格이나 勝格의 결정은 瀉하는 혈을 중심

으로 해서 통증을 호소하는 혈을 중심으로 해서 결정을 한다.

肺正格: 太淵 · 太白 補, 隱白 · 大敦 瀉.

11. 傷寒 11日

① 견증: 足少陰腎經病이 약해지고 手少陰心經이 병을 받아들여, 갈증은 그쳤으나 舌乾은 마찬가지인 증상.

② 요법: 이는 寒邪가 소음에 침입하여 오한이 일어나고 水氣가 상승을 못하여 心火를 못 끄는 것이 少陰病이라 했다. 傷寒 5일을 보면 신수를 조절하니 갈증은 그치고, 하는 말이 신경은 조절이 됐다는 말인데 舌乾이 되는 이유 중 하나는 舌下에는 廉泉이라는 혈이 있는데 이 혈에는 任脈상에서 陰維脈과 交會를 하고 있다. 이 혈은 運動開張을 함으로써 津液이 湧出을 하게 되나 반드시 腎陽氣가 있어야 口中으로 공급하게 되는 것이다.

혀는 심의 싹으로서 心血이 虛하게 되면 정신 상태가 명료하지 못하여 극도의 피로 상태를 나타내게 되는데 이 心經을 도움으로써 舌乾이나 심의 이상을 도울 수가 있는 것이다.

心正格: 大敦 · 少海 補, 陰谷 · 少衝 瀉.

12. 傷寒 12日

① 견증: 足闕陰肝經의 병이 약해지고 手闕陰心包經이 병을 받아들여 대체로 병이 自安한 증상.

② 요법: 陰谷 · 曲泉 補, 商陽 · 大敦 瀉.

③ 참고: 闕陰경에 병이 들면 현대 의학적으로 그 증상들이 妙해서 난치병·불치병 등 이상한 병명을 붙이는 경우가 허다하다. 그래서 그런지 "동양적 치료에는 병명은 없고 증상은 있으며 서양적 치료에는 병명은 있고 증은 없다"라는 말이 나올 정도이다. 그 이유 중의 하나는 서양학적 진단에는 병의 본태를 병리학이나 세포학은 각종의 검사소견을 참고로 병명을 붙일 수 있으나, 동양적 치료에는 병의 증후를 중심으로 여러 가지 병의 증상을 분류하는 방법을 쓰고 있고 이것을 '證'이라고 한다. 이 증상으로 치료적 방법을 연관시키고 있기 때문에 서양의학 입장에서는 과학적이지 못하다 하여 도외시되고 있는 실정이다. 아마도 闕陰병의 이상을 서양의학적 병명들을 붙인다면 수백 가지 이상의 병명들이 나올 것이다. 그중 신경성이라는 단어가 많이 들어갈 것은 사실이고, 필자는 많은 환자들을 상대할 때마다 闕陰의 이상을 많이 생각하고 있다. (현대사회는 스트레스를 안 받는 사람이 거의 없기 때문에)진단 방법 중의 하나가 膏肓의 觸診인데 긴장도가 있으면 대개가 心包에 熱이 있다는 표시이다. 心包熱格을 刺鍼하면 1회에 고황혈의 통증이 소실이 되고 心包의 증상들이 완화가 되는데, 이 고황혈의 통증은 예로부터 "심장과 횡격막 사이의 급 한곳"이라는 비유어로 쓰였으며 이곳에 병이 들게 되면 난치병을 뜻하게 되며, 옛날 의원들은 "이곳에 병이 들면 못 고친다."라는 표현을 쓴 것이다. 그래서 그런지 고황혈의 치료는 거의 어려운 방법으로 치료를 하였고 그에 따른 환자의 피해도 많았는데 "아니 이게 웬일인가?" 心包熱格을 刺鍼하면 많은 환자들이 10초 이내에 통증이 사라지고 氣熱이 상충돼서 잠을 못 자며, 신경질적이고, 피부에 열이 있어 고민을 하던 빨간 반점이 없어지고, 파킨스씨 병 등, 아주 많은 증상들이 없어지는 것이 아닌가? 처음에는

의심을 많이 했었는데 많은 환자들이 手闕陰心包經의 이상들이 없어지는 것을 보고 자신을 얻었다. 많은 경락의 처방 중 독자들에게 자신 있게 말을 할 수 있는 것이 心包熱格의 처방이다.

心包熱格: 陰谷·中衝 補, 大都·間使 瀉.

13. 傷寒統治

① 요법: 商陽 補, 三里 瀉. 左右倂行.

② 참고: 傷寒집 9절을 보면 다음과 같다. "太陽病의 頭痛等證이 7일 이상에 이르러 스스로 낫는 것은 스스로 사기가 태양경의 진행을 다 끝마쳤기 때문이다. 만일 타경으로 전할 증상들이 발작을 하려 하는 것은 足 陽明經을 刺鍼하여 타경으로 전하지 못하게 하면 곧 치료가 된다." 이 말은 傷寒病은 1일에 일경을 전하여 6일이면 闕陰에 이르고 7일이면 태양에 전하고 8일이면 양명에서 다시 闕陰에 이르고 7일이면 태양에 다시 전하고 8일 이면 양명에 다시 전한다 하여, (중략) 만일 8일이 되어서도 다시 발작한다면, 사기가 더 이상 진행을 못하게 양명경을 튼튼히 보강한다는 말이 된다. 그러나 양명의 針穴은 張仲景 씨가 언급을 하지를 않았으나 龍安時의 傷寒總病論에 三里穴을 補한다고 하였으나 사암 선생은 三里 瀉라 하였다.

商陽의 補는 手陽明의 井穴이니 문제시가 될 것이 없으나 足陽明의 井穴은 문제시가 되는 것이다. 필자가 생각하기에 三里 補를 선택한 것은 이론적인 면보다는 실제적으로 효과가 대단했기에 三里 補를 썼을 것이고 사암 선생의 三里의 瀉는 옛날 이론에 더욱 치우쳤을 것이다. 왜냐하면 三里는 胃土穴이었기 때문인 것이다. 그런데 이것을 다시 새로이 바꾼다면 三里는 胃金穴에 井穴이 되는 것이다.

즉 陽明의 井穴들을 補으로써 병의 사기가 더 이상 다른 경락으로 전병이 되지를 않게 하기 위함으로 井穴을 보해야 되는 것이다. 이 三里穴은 옛날부터 만성병에 효과가 있고 열을 내리게 하는 등 무병장수의 혈로서 너무도 유명한데 왜 그리 유명한 혈일까? 그 답은 독자 여러분이 찾기를 바란다.

이곳 스페인에서는 다르다. 왜냐하면 체질과 기후가 많이 다르기 때문에 한국에서만큼 三里穴의 유명도는 떨어질 것이다. 즉 한국 사람들처럼 태음인이 많지를 않은 것이다.

필자의 이론대로 한다면 수족양명경의 井穴인 商陽 補, 三里 補가 맞는 것이다.

14. 傷寒無汗惡寒(傷寒으로 땀기가 없고 오한이 나는 것)

① 요법: (四關 · 左右 合谷 · 太衝)을 上瀉 · 下補한다.
② 참고: 필자가 생각하기에는 소음에 病邪가 침입한 것이다. 즉 少陰의 病은 다만 厥冷하고, 無汗한 증상은 陽氣의 虛弱인 것이다. 대개 땀이라는 것이 양기의 분출로 인하여 체액으로 되어 나오는 것인데, 지금 少陰에 陽氣가 허약하여 땀이 없는 것으로 보아야 하나, 이 合谷과 太衝의 선택은 전신의 氣血을 대순환시키는 목적으로 자주 애용을 하고 특히 合谷은 熱病汗不出이나 多汗이 있을 때 쓰이는 혈로 아주 유명하다.

옛날에는 傷寒이 들었을 때 기본적으로 생각을 하는 것은 寒 · 熱을 어떻게 조절을 하느냐가 최대의 진단과 치료였다. 이것을 동양의학의 전부라고 해도 틀린 말은 아닐진대, 만약에 약제를 잘못 쓴다고 하면 엄청난 부작용이 뒤를 따라서 정확한 증상을 알기가 상당히 힘이 들지만 그만큼 환자의 진단을 잘하면 한약을 한 첩·두 첩에도 대단한 치료효과가 있던 것만은 사실이다. 이렇게 된다면 名醫 중에 명의이다.

의사라는 직업을 가진 사람들은 누구나 이러한 말을 듣기 위하여 부단히도 노력을 한다. 그러나 옛날이론이 약간 틀린 것을 공부를 한다면 어떠한 결과가 나올 것인가? 생각만 해 보아도 괴로운 일인 것이다!

사암 선생의 처방 중 上瀉라는 것은 무슨 뜻인가? 陰經이 아래에서 위로 흐르니 陰經을 瀉하라는 뜻인지? 아니면 陽經이 위에서 아래로 흐르니 陽經을 瀉하라는 것인지는 알쏭달쏭하나, 환자의 虛實 상태를 살펴서 瀉할 것은 瀉를 하고 補할 것은 補를 결정해야 한다.

15. 傷寒多寒驚膽(땀기가 많고 깜짝깜짝 놀래는 증상)

① 요법: 大敦 瀉, 商丘 補.

② 참고: 膽에서는 놀래는 감정을 생산하고 있다. 주위에 어떤 사람이 "잘 놀란다"라고 하면 담의 기능이 안 좋으리라고 생각해도 무리는 없으리라. 땀기가 많다고 하는 것은 그 병이 少陽에 머물러 있다는 말이다. 그렇다면 手·足少陽經의 補·瀉를 결정을 해야 하는 것이다. 그러나 사암 선생만의 경험 治法이 나온 것이라 생각이 든다.

16. 傷寒惡風多汗(傷寒으로 땀기가 많고 바람을 싫어하는 증상)

① 요법: 太白 補, 少府 瀉.

② 참고: 신체에 사기가 들어와서 병이 걸리게 되면 사기의 시작이 태양에서 시작을 하여 수많은 음양의 변화를 거치다가 제일 마지막에 關陰에서 끝난다는 것이 傷寒집의 대요이다.

惡風이란? 바람이나 外氣에 쏘이는 것은 싫고, 바람을 쏘이면 추운 기가 들지만 바람을 쏘이지 않으면 寒氣가 안 드는 상태를 말한다.

惡寒이란? 바람을 쏘이지 않아도 으슬으슬 한기가 드는 것을 말하는데 惡風보다 더 심한 상태를 말한다.(이러한 증상을 가진 사람들은 우리 주위에 많이 볼 수 있음)

위에서 이야기한 오풍은 태양병에만 국한된 것이다. 그 이유는 삼음병에도 오한은 있으나 오풍은 없기 때문이다. 오한하는 병은 營衛調和作用의 장해로 오는 것이니 風寒의 사기 침입으로 인해서 정상적인 영위기능이 失調되어 체내의 양기가 분포되지 못하기 때문에 오싹오싹하는 것이다. 다시 말해서 手·足太陽經으로 補·瀉를 결정해야 이론에 맞는 것이다.

17. 상한다한신열(傷寒多汗身熱)

① 견증: 땀기가 많고 몸이 끓는 증상.

② 요법: 太白 瀉, 經渠 補.

③ 참고: 傷寒集을 살펴보면 "발열하여 오한하는 것은 陽에서 發하는 것이고, 열이 없고 오한하는 것은 陰에서 發하는 것이다."라고

되어 있다.

虛한 환자라면 사암 선생의 처방대로 太陰經을 조절을 해도 무방한 처방이다. 몸이 끓는 증상은 심에 열이 있다는 이론도 성립이 되기 때문이다. 金과 火는 서로 相剋관계에 있는데 經渠의 보는 金을 도움으로써 火를 견제하기 위하여, 太白의 瀉는 火의 子인 土를 瀉하기 위한 처방으로 보이나 이 처방도 불완전하므로 太白 瀉, 魚際 補로 바꾸어야 한다. 實한 사람이 위와 같은 증상이 왔으면 太陽病에서 온 것이니 太陽의 補·瀉를 해야 맞는 것이다.

18. 급상한(急傷寒)

① 견증: 갑자기 온 傷寒.

② 요법: 商陽 補.

③ 참고: 우리 민간요법의 하나 중에 "갑자기 감기가 들었을 때 북어 국에 고춧가루를 잔뜩 쳐서 얼큰하게, 이불을 푹 뒤집어쓰고 땀을 쭉 빼고 나면" 어릴 적에는 이러한 것들을 잘 몰랐는데 지금에 와서는 이해가 되는 것은 왜 일까?

신체에서 제일 먼저 風邪가 들어오는 것은 太陽經에 들어온다. 태양경의 井穴을 刺鍼해야 하나 陽明經의 井穴에 刺鍼은 병의 진행을 막기 위한 처방이다. 그렇다면 商陽·三里 補의 처방이 더욱 안정된 처방일 것이다.

이곳에서 오래 살다 보니 스페인 말을 듣게 되고 웬만한 말들은 이해를 하게 되는데 유행성 감기가 돈다 하면 TV에서는 안내방송을 많이 한다. "원인을 모르는 감기 바이러스가 지금 유행을 하고 있으니 외출할 때 어린이들은 각별한 주의를 하고 ……." 이것은 한국에서도 마찬가지일 것이다. 지금도 서양의학은 바이러스로 인한 감기로 생각을 하게 되고 콧물이 나오고 목이 아프고, 열을 내리게 하는 강력한 신경안정제의 약을 처방을 하게 되는데, 그러나 약을 먹고 호전이 되는 사람도 있지만 호전이 안 되는 사람들도 虛다하다. 그래서 현재 개발이 된 것이 1년에 한 번씩 맞는 감기 예방주사이다. 이에 경험담을 한번 적어 본다.

14개월 된 에메랄다라는 여자아이는 부모의 이야기가 "오늘아침부터 열이 있고 콧물을 흘린다."면서 감기나 열도 침으로 고칠 수 있느냐라는 질문을 하기에 그 당시만 해도 많은 경험은 없었지만 대체적으로 열을 내리게 하는 것은 자신이 있으므로 "될 것이다"라고 이야기를 하고 치료에 들어갔는데, 商陽 양쪽에 점자출혈, 三里 補 양쪽에 피내침을 붙여 주었다. 진료 · 치료비를 받기가 너무 미안했지만 더 이상 치료를 할 게 없었다. 그리고 약 10분을 기다려 보라고 이야기를 했다. 아나나 다를까 열이 점점 내리더니 아기의 엄마가 하는 말이 "열이 진짜로 내리고 있네"라고 이야기를 하며 이상한 표정으로, 신기한 표정으로 필자를 쳐다보는 것이었다. 그리곤 자석 S극을 선택하여 두 혈에 붙여 주고 미안한 마음이 덜하여 치료비를 받고 보내주었는데(왜냐하면 효과가 있었기 때문에) 이러한 것이 현대식 傷寒이라고 필자는 생각을 한다. 필자가 傷寒論을 공부를 하지 않았다고 하면 어린 아기의 감기에 열나고 콧물이 나는 것을 고치지도 못한 것은 당연한 말이다.

현재에도 많은 사람이 느끼는 것은 감기는 만병의 원인이라고 생각을 하고 있다. 이렇게 많은 사람들이 아는 것만큼 아주 다양한 치료 방법들을 많이 알고 있다. 이곳 스페인 사람들도 마찬가지로 그들만의 민간요법이 있는 것이다. 어떤 때는 환자들에게서 황당한 이야기도 들을 때가 있지만 무시할 수도 없는 상황이다. 왜냐하면 그렇게 이야기를 하는 것은 어떠한 근거가 있는 것이고, 그러한 것들을 내 자신이 모르기 때문인 것이다. 이러한 말들에 예를 든다면, 어떤 중병 난치병에 걸린 사람이 있었다. 그는 동양의학에 서양의학에 안 해본 것이 없을 정도로 많은 투자를 하였는데 그를 고친 사람은 의사가 아닌 무당이 그를 고쳤다. 이러한 문제를 놓고 두 의사가 논쟁을 하였다. 한 의사는 무당이 고친 것은 말도 안 된다며 일축을 시켰고 또 다른 한 의사는 그 무당이 고쳤다는 것에 대해서는 우리가 모르는 사실을 그 무당은 알고 있기에 그 환자를 고친 것이라고 하였다. 우리들은 최첨단 과학의 문명에 살고 있다고 자부를 한다. 그런데 필자는 옛날 치료 방법들을 공부하고 그것으로 이곳 스페인에서 지내고 있는 것이다. 이곳 사람들이 감기에 걸렸을 때 침이나 자석으로 현대판 急 傷寒을 고친다고 하면 이곳 사람들은 뭐라고 생각을 할까? 아마도 듣기 거북한 이야기를 할 것은 뻔하다. 그러나 어찌하랴 급 傷寒에는 商陽 · 三里의 자극이 효과가 있는 것이다.

19. 색상한(色傷寒)

① 견증: 범방 傷寒 또는 소범.

② 요법: 腎正格 또는 腎勝格을 倂用.

③ 참고: "평소부터 好色한 사람이 傷寒病 뒤에 性交관계로 精血이 虛脫하고 病毒이 전염되어 이같이 變易된다 하여 陰陽易이라 한다. 사암 선생은 色傷寒이라 불렀나 보다." 상한음양역의 병이라고 하는 것은 그 사람 신체가 무겁고 少氣하여 小腹(아랫배)이 裏急하고 혹은 陰中이 땅기고 열이 心胸을 上衝하고 머리가 무거워서 들

고자 아니 하며 眼中에 生花하고 膝脛이 拘急한 자는 燒棍散이 주치한다"라고 되어 있는데, 이러한 증상을 잘 살펴보면 肝經과 心包, 즉 闕陰의 증상들인데, 왜? 사암 선생은 腎經을 택했을까? '腎은 精을 만든다.'라는 이론 때문일까? 여하튼 증상을 잘 구별을 하고 진단을 잘해서 치료에 임해야 하지만, 옛날 사람들 민간요법 하나를 예를 든다면 "부인의 팬티 陰部에 가까운 곳을 칼로 잘라 불에 태워 재로 만든 다음 물에 方寸匕를 타서 服하되 하루에 三服한다. 소변이 잘나오고 陰頭가 조금 부으면 癒한다. 부인의 병에는 남자의 팬티를 取하여 태워 재로 한다." 지금 생각해 보면 그 당시에는 자료들이 음양오행 이외에는 더 이상 없었으리라.

　　腎正格: 魚際 · 復溜 補, 太白 · 太谿 瀉.

20. 운상한(運傷寒)

　① 요법: 1일 風府, 2일 二間, 3일 中渚 · 臨泣, 4일 少商 · 隱白, 5일 神門, 太谿 · 6일 中封 · 靈道 · 間使 모두 瀉한다.

　② 참고: 사암 선생의 처방을 보면 첫 번째 風府의 瀉는 太陽經인 膀胱經의 熱을 제거하기 위함인데 필자는 이 혈을 참으로 많이 애용을 한다. 예를 들면 목이 뻣뻣하다거나 膀胱經 따라서 통증을 호소할 때 등 수없이 많은데 風府穴을 觸診해 보아 통증을 호소하면 膀胱勝格이나 熱格을 사용하면 1회 시술에도 풍부의 통증이 없어진다. 또한 사암 선생은 小腸經의 선택 혈은 택하지 않으셨는데 필자가 애용하는 혈은 秉風穴이다. 이 혈은 풍의 邪氣가 小腸經을 어지럽히면 반응이 나타나는 곳으로서 역시 小腸勝格이나 熱格을 쓰면 통증이 없어진다.(그러나 다시 한 번 당부를 하는 말은 풍부를

觸診해 보아 통증이 나타난다 할지라도 膀胱熱格을 써야 할지 勝格을 써야 할지는 환자의 상태를 보아 가면서 결정을 한다. 독자 여러분의 간접 경험을 위하여 직접 경험한 상황을 적어 보면, 전에는 환자였고 지금은 아주 필자가족의 외국생활들을 이해를 잘해 주어서 지금은 참 친하게 잘 지내는 사람에게 전화가 왔는데, 자기 거래처의 한 사람이 허리와 종아리에 쥐가 나서 고생을 하고 있는 환자를 보낼 것이니 잘 좀 치료를 해달라는 당부의 전화가 와서, 그 환자가 약속시간에 왔는데 이것저것 四診을 해 보니 빨리 고칠 수가 있을 것 같았고 방광경상의 風府 · 天柱穴 부위에 약간의 통증을 호소하기에 膀胱熱格과 郄穴인 金門 天柱에 20분 刺鍼 후 상태를 물어보니 종아리 근육에 쥐가 나는 것이 없어지고 아주 편하다는 것이었다. 그리고는 돌려보냈는데 그다음 약속 날에 전화가 와서 더 아파서 못 온다는 것이었다.

아주 많은 시간을 이 환자에 대해서 생각하였는데 나이는 39세에 건장하며 수술한 적도 없고 아픈 지도 10일 전부터 아주 심하게 아프고 전에는 보통 뻐근한 증상을 가졌었는데 침을 맞고 더 아파서 더 이상 안 가겠다고 이야기를 한다고 하면 나는 무어라고 환자에게 이야기를 하는가? 할 말이 없는 것이다. 그 후 생각을 한 것이 명현(冥顯)현상이 나온 것이라고 생각해 보았고, 膀胱勝格을 써야 하는데 熱格을 써서 그러한 증상이 왔다는 두 가지 생각을 했다.

대체적으로 허리가 아픈 환자들은 참으로 신기하게 호전이 됨을 여러 번 경험을 해서 위의 환자도 1회 시침에 고쳐줄려고 생각을 한 내 자신이 잘못된 행동이었다. 조금 신중을 기했어야 한 것이다. 환자들은 명현 현상이 무슨 소리인지 모른다. 이 말이 변명이라고도 할 수가 있으나, 언어능력이 부족한 외국인으로서는 변명의 여지가 없는 것이다. 그리고 虛가 심하면 寒으로 변하고 勝이 심하면 熱로 변한다는 말이 사실인데, 膀胱에 열이 아직 안찬 상태인데 熱格을 놓았으니 호전이 되지를 않고 더 아프다는 말이 나온 것이 당연한지도 모르는 일이다.

두 번째, 양명을 다스려야 되고, 大腸經의 이간 선택은 이해가 안 가지만 陽溪穴을 선택했어야 이치에 맞는 것이다. 胃經에서는 필자는 人迎을 많이 애용을 한다. 대체적으로 인영맥의 조절은 胃經의 火穴인 內庭혈을 사하면 인영맥이 안정이 됨을 수없이 많이 경험을 한 것이다.

세 번째, 少陽經으로서 中渚·臨泣의 선택은 필자로서는 도저히 이해가 안 되는 처방이나 소양경의 열을 제거하려면 支溝와 俠溪를 선택했어야 한다.

네 번째, 太陰經으로서 木穴이였기에 少商과 隱白을 택하였으나 역시 經渠와 大都를 선택했어야 된다. 이 大都 혈도 필자가 상당히 애용을 하는 혈 중의 하나이다.

다섯 번째, 少陰經으로서 神門과 太谿의 선택은 少陰經들의 原穴이기에 선택을 했을까? 靈道·然谷을 택했어야 된다. 이 두 혈도 필자가 너무나 많이 애용을 하는 혈이다.

여섯 번째, 闕陰經으로서 中封·靈道·間使의 선택은 경험상의 선택 혈이라 생각이 들고 行間과 間使를 선택했어야 이론에 맞는 것이다.

21. 사암 傷寒 경험 예

傷寒이라 함은 俗間에서 말하는 厲疾(괴롭히는 질병)이 그것으로서 7~8일이 된 것은 汗해야 하며 瘟疫이라 함은 14일 이상의 것을 말한다.

所見 曰, 2일이라면 2일방을 3일이라면 3일방을 써야 한다. 多驗하므로 復記치 않는다.

참고: 지금은 예방의학과 항생제의 발달로 전염병이 그리 어려운 병은 아니지만 그 당시는 소위 염병(染病: 장질부사·전염병)이라고 하는 것은 가공(可恐)할 병이었다. 이 병이 한번 퍼졌다 하면 동네를 쑥대밭으로 만들고 지나갔는데 이 염병(傷寒)을 잘 고치느냐 못고치느냐에 따라서 그 의사의 명성이 나느냐 안 나느냐 하던 시절이 20세기 초까지 계속되다가 영국의 제너(1796)가 발견한 천연두 백신과 영국의 알랙산더 플래밍 교수가 발견한 푸른곰팡이의 페니실린(1928)이 발견됨으로써 온갖 전염병들을 제압을 하게 되어 당시만 하더라도 경이적인 의학의 발달을 가져오게 되었는데 동양의학의 대명사라고 자부하던 한국과 중국은 20세기 초만 하더라도 동양의사들이 배운 것이 음양오행이라 다른 것을 도저히 생각을 할 수가 없었는데, 물밀 듯이 들어온 서구문명과 함께 서양의학의 항생제와 주사요법이 동양의학을 무시해버리는 경향이 그 시절부터가 아니었나 생각이 든다. 동양의학은 사람들로 하여금 믿을 것이 못되는 것으로서 인식이 되었고 서양의학은 신뢰성이 있는 마음들을 은연중에 가지게 된 것이 오늘날까지 오고 있는 것이다. 그러나 과거에 20세기 이상에 걸쳐 동양과 서양의 의사들이 이전염병(傷寒)이라는 것에 대해서 무단히도 연구를 많이 했을 것이다. 어느 누구네 집에 감기가 들은

환자가 있다는 소문이 나면 그 주위 사람들은 그 집에 얼씬거리지도 않은 것이 필자의 어린 시절에도 있었던 것이 기억이 난다. 감기를 옮아온다는 것이었다. 이러한 것들을 동양의사는 傷寒論·음양오행·오운육기 등을 환자들에게 적용시켰다. 동양적 치료는 이에 범위를 벗어날 수가 없다. 그러나 서양적인 치료는 어떠나 산업혁명 등 여러 가지 과학기구의 발명으로 인하여 바이러스도 발견을 하게 되고 치료도 하게 되었으나 어찌 기계가 사람의 몸과 마음·정신을 대변할 수가 있으랴? 서양에서는 여러 가지 예방주사를 성공적으로 발견, 개발하여 전염병 등을 제압할 수 있었지만 동양에서는 그러한 전염병으로 인하여 인체의 생리가 어떻게 기능을 하는지 어디가 시작이고 어디가 끝이고 각 장기의 배당 역할 등 관련된 증상들을 알아냈으니 이 어찌 위대한 업적이 아닌가? 아주 소중한 선조들의 유산인 것이다.

傷寒論을 마감하면서 그 傷寒집이 나오게 된 역사적 배경을 조금 소개를 해 보면,

삼국시대의 위나라의 시인 조식(曹植: 192~232)은 건안(建安) 22년(217)에 발생한 역병(疫病: 전염병)에 대해 다음과 같이 적고 있다. "건안 22년 전염병이 유행을 하였다. 집집마다 엎어진 시체들의 아픔이 있으며 방마다 통곡하는 슬픔으로 가득 찼다. 어떤 경우는 문을 걸어 잠근 채 죽었고 어떤 경우는 전 가족이 다 죽었다. 어떤 사람들은 병이 귀신이 일으키는 것이라고 여겼다. 대체로 그 병에 걸린 사람은 거친 베옷을 입고 콩을 먹는, 그리고 짚으로 역은 집에서 사는 사람들이 대부분이었다. 대궐과 같은 집에서 솥에 밥을 지어 먹는 집 그리고 표범 가죽으로 몸을 두르고 요를 두껍게 깔고 잠을 자는 부유한 집에 사는 사람들은 병에 걸린 경우가 드물었다. 이것은 바로 음양이 제자리를 잃고 한서(寒暑)가 뒤바뀌었기 때문에 이 병이 생긴

것이다. 그러나 백성들은 부적을 붙여서 이 역병을 막으려고 했으니 어리석은 짓이었다.(說疫氣・趙幼文・曹植集校注에서)

조식은 26살 때에 유행한 전염병의 참상을 쓰면서 그 병에 걸린 사람은 부자보다도 가난한 사람이 많았으며 그리고 병의 원인은 귀신이 아니라 자연의 이상에서 온 것임에도 불구하고 어리석은 백성들이 부적과 주문으로 병을 떨어버리려고 한 것은 우스운 일이라고 냉정한 눈으로 살피고 있다. 그해 유행한 병은 특히 심해서 당시 문학자 그룹 이른바 '건안7자' 가운데 다섯 사람이 죽었다. 건안은 後漢의 연호였으며 조조는 건안 원년(196)에 도망갔던 최후의 임금을 맞아 들였으며 한나라의 정권은 실제적으로 그에게 귀결되었다. 그로부터 24년이 건안의 시대인데 삼조(三曹: 조조・그의 아들 曹丕・曹植)와 건안 7자에 의해 힘 있고 새로운 가사의 노래라고 평가되는 건안 문학의 꽃이 피었다. 그러나 정치적으로는 패권 쟁탈로 날이 새고 지는 무정부시대였으며 사회적으로는 종교전쟁(황건의 난)에 휩쓸렸던 아노미시대이었다. 거기에 뒤따라 타격을 가한 것이 역병의 유행이었다. 군사 활동이 급박한 상황에서도 병사들은 역병으로 쓰러져 갔다. 건안 13년(208), 결국 삼국의 정립을 가져온 것으로 유명한 적벽(赤壁: 호북성 포기현)의 전투가 있었다.

삼국지 '武帝紀'에는 "공이 적벽에 이르러 유비와 싸워 유리하지 못했다. 여기에 더욱이 큰 병이 있었다. 관리와 병사들 가운데 죽은 사람이 많아서 이에 군대를 이끌고 돌아왔다"고 기록하고 있다. 의학자 장중경도 같은 시대에 살았다. 그는 남양(南陽: 하남성)출신이었으며 장사(長沙: 호남성)태수를 지냈다. 하지만 그의 일족은 유행병에 휘말려 많은 사상자를 내었다. 이 사건이 그에게 한방의 명저라고 일컬어지는 「傷寒論」을 만드는 동기를 준 것으로 보인다. 거기에 대해 그는 말한다. "나는 종족이 본래 많아서 전에는 200명이 넘었다. 그러나 건안 원년 이래 채 10년도 못되어 ⅔가 죽었다. 傷寒病에 걸려 죽은 사람이 10분의 7이었다. 지난번 많은 사람이 죽음을 당하면서도 횡사하는 사람을 구하지 못한 것이 슬퍼서 나는 옛사람들의 경험을 연구하여 익히고 널리 처방을 모았으며 '소문(素門), 구권(九卷), 81난, 陰陽大論, 태려약록(胎臚藥錄)' 등 이름난 저서를 가려 뽑고 평맥변증(平脈辨證)과 합쳐 상한잡병론(傷寒雜病論) 16권을 편찬했다. 모든 병을 좋아지게 할 수는 없지만 이 책을 보면 병의 근원은 알 수가 있는 것이다. 대략 내가 모을 수 있는 것을 잘 찾아보면 아마도 절반은 도움이 될 것이다.(傷寒論・自序)"

건안 10년도 못되는 사이에 일족 200명 가운데 ⅔가 사망을 했고 그 사인의 7할이 '傷寒'이라 한다. 傷寒의 뜻은 무엇이었나? 傷寒論에 적혀 있는 傷寒이란? 넓은 의미로는 '모든 外感熱病의 총칭'이고 좁은 의미로는 風寒邪氣가 일으키는 外感病이라 한다.

필자는 傷寒論을 참으로 좋아한다. 왜냐하면 인체에 邪氣가 들어왔을 때 환자들의 증상을 대충 파악할 수가 있는 내용이 있기 때문이다. 물론 傷寒집에 현대 사람의 모든 증상과 치료 방법이 나와 있는 것은 아니지만, 필자가 환자의 병을 고치는 데 상당히 도움을 주기 때문이다.

第3章

천지운기문(天地運氣門)

1. 육갑지년(六甲之年)

① 견증: 歲土가 太過하여 雨濕이 유행하므로 腎水가 사를 받게 되며 吾人이 항상 불쾌감을 느끼며 발에 힘이 없고 발바닥이 아프며 속이 터분하고 四肢를 놀리지 못하는 증.(附子山茱湯證)

② 요법: 太白 瀉, 經渠·復溜 補.(抑官 補母의 뜻)

③ 참고: 土運太過의 해는 濕雨가 온 누리에 퍼져서 자연계에서는 신장이 病邪를 받아 사람들은 배가 아프고, 손발이 싸늘해지고 기분이 陰하고, 목이 나른해지고 가슴이 답답한 증상을 일으키기 쉽다. 이때 하늘에서는 土星이 빛나서 土氣가 강하여 있음을 나타내고 있는 것이다.

심하면 肌肉이 시들고 발도 시들어 건들건들해지고, 움직이면 경련을 일으키고 발이 아프고 마신 물 때문에 배가 부어서 막히고 식욕이 없어지고 손발이 부자유스러워지는 등 脾臟이 저절로 아픈 증상이 되는 것이다.

자연계에서는 여름의 土用 化成의 작용만이 성해지고 겨울의 칩세(蟄歲: 숨는 작용)의 작용이 부족하므로, 식물은 열매를 열어도 씨를 맺지는 못하는 상태가 된다. 홍수가 지기 때문에 새로운 샘이 솟

아나게 되고 하천이 범람을 하여 마른 곳도 물이 가득 차게 되어 물고기가 헤어 다닐 정도로 되는 것이다. 風雨가 심하게 와서 둑이 무너지고 비늘을 가진 동물이 뭍까지 나타나게 되는 정도가 되는 것이다.

病者는 배가 가득 부르게 되어, 흙탕물과 같은 泄瀉를 하게 되고 비장의 증상을 나타나게 되는 것이다. 더욱 심하게 되면 腎臟의 氣를 나타내게 하는 太谿穴의 맥이 손에 느껴지지 않는 환자는 사망하게 된다. 이때 하늘에서는 목성이 빛나서 木氣가 강함을 나타내고 있는 것이다. 상황에 따른 처방이 나와야 하나 사암 선생은 腎正格의 처방을 쓰신 것이다.

2. 육을지년(六乙之年)

① 견증: 歲金이 不及하여 炎火가 성행하게 되면 肩·背가 무겁고 콧물이 흐르며 재치기가 나옴과 함께 咳嗽 喘血 등의 증상을 호소한다.(紫菀湯證)

② 요법: 三里·曲池 補, 臨泣·後谿 瀉.(補國寧家의 뜻)

③ 참고: 金運不及의 해는 火氣의 炎署가 제멋대로 날뛰고 또 목기가 제압을 받지 않으므로 그 발생작용이 성하게 되어 모든 생물이 무성하고 金氣의 건조작용에 火氣의 熱的 作用이 가해지게 됨으로, 이때 하늘에서는 화성이 빛남으로써 이러한 것을 나타내고 있는 것이다.

사람들은 어깨나 등이 짓눌리는 것처럼 괴롭고 코가 막히고 재치기가 나고 血便을 쏘는 듯이 싸는 병에 걸리기 쉬운 것이다. 가을 수확의 기가 늦어지는데, 이때 하늘에서는 금성이 빛남으로써 그것을 나타내고 있는 것이다.

금에 속하는 곡물은 벼이다. 復의 현상이 나타내면 금의 자에 해당하는 水氣, 寒氣가 火氣에 보복을 함으로써 급히 추운 비가 내려서 차가워지고 우박이 내리며 눈서리가 몰아쳐 생물을 살상을 하게 되는 것이다.

陰氣 때문에 손발이 차가워져 陽氣와 교류하지 않게 되므로 양기인 熱氣가 위로 올라가서 머리 뒤쪽이 아프며 머리 꼭대기까지 뻗히고 발열을 하게 되는 것이다. 이때 하늘에서는 수성의 빛남으로써 이러한 증상을 나타내고 있는 것이다.

이해는 金氣의 수확작용이 약하므로 火에 속하는 보리의 줄기나 잎은 이상으로 성장을 하지만 열매는 나쁜 것이다.

사람들은 입 속에 상처가 나기 쉽고 심할 때는 심장부가 아픈 병에 걸리기 쉬운 것이다. 사암 선생의 처방은 陽金이 부족하여 陽火를 瀉한 처방이다. 상황에 따른 처방이 나와야 하나 大腸正格이나 小腸勝格이 좋다.

3. 육병지년(六丙之年)

① 견증: 歲水가 太過하여 寒氣가 유행하므로 心火가 瀉를 받게 되며 몸이 덥고 心이 燥하여 厥陰經 분야에 寒冷을 느끼고 헛소리를 하며 가슴이 아픔과 함께 해수 自汗 등의 증상을 호소하나 夜間이 더욱 重하다.(黃連伏令湯證)

② 요법: 陰谷 · 小海 瀉, 大敦 · 少衝 補.(洗官 · 補母의 義이다)

③ 참고: 水運太過의 해는 寒이 온 누리에 널리 퍼져 있어서 자연계에는 火氣가 침범하고 심장이 심하게 두근거리게 되고 손발은 모두 차가워지게 되고 뱃속도 차가워지고 헛소리를 하는 등의 심장

부위가 아픈 증상을 일으키기 쉬운 것이다. 또 이해에는 빨리 추위가 닥쳐오고, 이때 하늘에서는 水星이 빛나서 水氣가 강함을 나타내고 있는 것이다.

심하게 되면 배가 커지고 종아리가 붓고 숨이 거칠어지고 기침이 나고 잠 잘 때 식은땀이 나고 바람 쐬는 것을 싫어하게 된다. 또 큰 비가 와서 안개가 낀다. 이때 하늘에서는 토성이 빛나게 되어서 토성이 강하게 되어 있는 것이다.

만약에 太陽司天의 해이면 우박이나 서리나 눈이 때가 아니게 내리게 되거나 溫氣가 이상하게 많아지는 것이다. 환자는 반대로 비장이 침범이 되었을 때와 같은 증상을 나타내고 배가 가득 차서 불룩해지고 배에서 소리가 나며 흙탕물과 같은 泄瀉를 하고 또 신장이 침범되었을 때와 같은 증상을 일으켜서 목이 타고 머리가 멍해지기도 한다.

心氣를 나타내는 神門穴의 맥이 손에 느껴지지 않는 환자는 불치이며 사망하게 되는 것이다. 이때 하늘에서는 수성이 빛나게 되는 것이다. 사암 선생은 心正格을 쓰신 것이다. 상황에 따라 달라지나 心正格이나 신승격을 쓴다.

4. 육정지년(六丁之年)

① 견증: 세목(歲木)이 不及하여 조(燥)가 성행하므로 갈비가 땅기고 아랫배가 아프며, 腸鳴, 당설(溏泄) 등의 증상을 호소한다.(蓯蓉牛膝湯證)

② 요법: 二間 · 通谷 補, 商陽 瀉.(補官安民의 뜻)

③ 참고: 木運不及의 해는 金氣인 燥氣가 勝하여 제멋대로 날뛰

어 木에 속하는 봄의 발생작용이 행해지기 힘들고 초목의 발육이 늦어지고 金氣의 숙살작용(肅殺作用)이 빨리 이르고 심할 때는 강한 樹木도 뒤틀리어 강하기를 잃고 시들어져 푸른 시절에 마르게 된다. 이때 하늘에서는 金星이 빛남으로써 이것을 나타내고 있다.

사람들은 몸속이 냉해지고 가슴옆구리나 복부옆구리가 아프고 아랫배가 아프며 배에서 소리가 나고 흙탕물과 같은 泄瀉를 하는 등의 증상을 일으키는 병에 걸린다. 그리고 차가운 비가 내리기도 한다. 이때에도 하늘에서는 금성의 빛남으로 이것을 나타내고 있다. 만약 거기에 陽明司天의 해이면 더욱 양명의 金氣가 겹쳐져 강하게 되어 목기는 점점 더 심하게 침해되어 발생의 작용이 저해된다. 그러나 목기가 약하므로 土氣의 제압을 받지 않으므로 化成의 작용이 겹쳐져서 행해지게 된다. 이때 하늘에서는 금성과 토성이 빛남으로 이것을 나타내고 있다.

복(復)의 현상을 일으키면 木을 母라 할 때 子에 해당하는 火가 보복을 하기 때문에 염서(炎署)가 기세를 왕성하게 떨쳐 성하게 되어 있던 토기의 濕氣가 말라 버리고 약한 초목은 검게 탄 것처럼 마르지만 뿌리 가까운 쪽에서 재생하여 꽃과 열매가 함께 되는 이상한 현상을 나타내게 된다. 이러 한때 환자는 오한이 따르는 발열이나 이른바 부스럼·습진·종기 등이라 일컬어지는 피부병을 일으키기 쉬운 것이다. 하늘에서는 금성의 빛남으로 이것을 나타내고 있다.

病者는 脾臟이 침범이 되고 배의 心氣가 항진을 하여서 좀처럼 좋아지지를 않는다. 心氣가 肺氣를 침범하는 病症을 나타내고 자연계에서도 겨우 金氣가 火氣에 평정되어서 暴威를 끝나게 된다. 그러므로 이해에는 열매가 좋은 麻를 수확하기 어렵다. 病者는 심해지면 기침을 하게 되고 코피를 흘리게 된다. 이때 하늘에서는 화성과 금성의 빛남으로 이를 나타내게 된다.

사암 선생은 木不及에 陽明의 金氣가 겹쳐진 처방으로 大腸勝格을 쓰신 것이다. 이 처방대로 한다면 二間·崑崙 補, 商陽 瀉가 맞지만 상황에 따라 달라지나 위와 같은 상황이면 肺勝格이나 肝正格을 놓아야 한다.

5. 육무지년(六戊之年)

① 견증: 歲火가 太過하여 火邪가 유행하므로 肺金이 邪를 받게 되며 학질이 유행되며 小氣·血泄·身熱·骨痛 등의 증상을 호소한다.(麥門冬湯證)

② 요법: 少海·尺澤 補, 少府·魚際 瀉.(克官 補母의 뜻)

③ 참고: 火運太過의 해는 炎署가 널리 퍼져서 자연계에서는 金氣가 침범되고 인체에서는 폐가 병사를 받아 사람들은 학질을 앓아서 오한과 발열의 발작이 되풀이되고 호흡이 얕고 기침이 나며 숨이 거칠고 눈·입·코에서는 피가 나며 陰部의 前後에서도 하혈을 하고 목이 마르고 귀가 잘 들리지 않고 목의 내부에 열을 지니고 등이나 어깨가 열을 띠는 등의 증상을 일으키기 쉽다. 이러한 때 하늘에서는 火星이 빛나서 화기가 강하여 있음을 나타내고 있다.

심하게 되면 가슴속이 아프고 양쪽 겨드랑이가 아래쪽에서 당기는 것같이 되고 가슴·견갑·등이 아프게 되고 상완의 안쪽이 아프고 목이 열을 가지고 뼈의 마디마디가 아프고 또 丹毒과 같은 피부의 염증을 일으키기 쉽다.

자연계에서는 여름의 성장의 작용만이 왕성해져서 초목의 줄기나 잎은 무럭무럭 자란다. 그러나 가을의 수확의 기가 부족하여 결실을 맺지 못하고 비가 오고 서리가 빨리 내리며 寒氣가 강해진다. 이때 하늘에서는 수성이 강해져 있음을 나타내고 있다.

만약 거기에다 少陰司天, 少陽司天의 해면 炎署의 氣가 강렬하여 수분은 부족하고 샘도 말라서 만물이 모두 말라죽는 것처럼 되는 것이다.

病者는 반대로 陽明經脈에 사기가 들어온 때와 같아서 헛소리를 하거나 미친것처럼 되고 또 기침이 나서 숨이 거칠며 목이 꿇으며 만약 병사가 내리면 上下의 구멍에서 피가 나서 그치지 않게 된다. 더욱 심해져서 폐의 기를 나타내는 太淵穴의 맥이 손에 느껴지지 않게 되면 그 病者는 不治되어 사망하게 된다. 이때 하늘에는 화성이 빛나서 火氣가 강하여 있음을 나타내고 있는 것이다.

사암 선생의 처방을 살펴보면 克官 · 補母의 처방을 쓰신 것인데 그 처방대로 풀이를 해 본다면 少衝 · 少商 補, 靈道 · 經渠 瀉가 맞으나 상황에 따라 달라지는 것이므로 무어라 이야기를 할 수가 없으므로 위와 같은 상황이면 肺熱格을 쓰면 좋을 것이다.

6. 육기지년(六己之年)

① 견증: 歲土가 不及하여 風氣가 盛行하므로 손설(飱泄) · 霍亂과 함께 몸이 무겁고 배가 아프며 筋骨이 불안한 증세를 보인다.(白朮琥珀湯證)

② 요법: 陽谿 · 解谿 補, 束骨 · 臨泣 瀉.

③ 참고: 土運不及의 해는 木氣인 風氣가 勝해서 제멋대로 날뛰어 토에 속하는 화성작용(化成作用)이 행해지기 어렵고, 초목은 공중에 떠 올라가는 것처럼 무성하지만 열매 맺음이 나쁘고 심할 때는

열매가 열지 않는다. 이때 하늘에서는 목성의 빛남으로 그것을 나타
내고 있다.

사람들은 물과 같은 泄瀉를 하게 되고 토사곽란 병에 걸리게 되
고 몸이 무겁고 나른하며 배가 아프고 筋骨이 심하게 흔들리는 것
같으며 肌肉이 경련을 일으키듯이 떨리며 마비되어서 아프고 性急
하게 되어서 곧 성을 잘 내는 정신 상태로 되는 병에 걸리기 쉽다.

土氣가 약하므로 여느 때 같으면 지기 마련인 水氣까지도 성해지
므로 水에 속하는 칩장(蟄藏)의 작용이 빨리 행해지게 된다. 그러므
로 벌레 따위들도 일찍 동면에 들어가게 된다. 또 병자도 몸속이 차
가워지는 寒中病에 걸리기 쉬워진다. 이때 하늘에서는 목성과 토성
의 빛남으로써 그것을 나타내고 있다.

토에 속하는 곡물은 기장(직: 稷)이다. 復의 현상이 나오면 土氣의
子에 해당하는 金氣가 보복하기 때문에 가을의 숙살(肅殺)의 작용이
엄하여 名木이라 하더라도 푸른 잎이 단체로 말라 떨어지는 정도이
다. 병자는 가슴이나 가슴옆구리가 급히 아프고 그것이 아랫배에까
지 뻗어져 한숨을 잘 쉬게 되는 간의 병이 생기게 되는 것이다.

또 이해에는 기장에 벌레가 붙기 쉽고 사람들은 脾 · 胃가 약해져
있기 때문에 거기에 병사를 받기 쉽다. 이것이 심해져서 벌레의 害
로 激減되면 사람들은 먹을 것이 결핍되어 영양불량이 되기 쉽다.

목에 속하는 麻도 復의 기후에 의하여 손해를 받고 이때 하늘에
서는 금성과 목성이 빛남으로써 그것을 나타내고 있다.

만약 거기에다 厥陰司天의 해이면 목기가 강하므로 금기가 復을
행하기 어렵고 여름의 土用의 기가 늦게까지 계속되어 겨울의 칩장
(蟄藏)이 행해지지 않고 강물도 얼지 않고 冬眠을 해야 할 벌레들이
기어 나오게 된다. 이때 하늘에서는 목성이 빛남으로 이것을 나타내

고 있다. 이러한 때의 사람들의 생활은 安泰하다.

사암 선생은 胃正格의 변칙 처방을 쓴 것인데 陽谿·內庭 補, 束骨·臨泣 瀉를 해야 맞다. 상황에 따라 다른 처방을 써야 하나 胃寒格이 좋다.

7. 육경지년(六庚之年)

① 견증: 歲金이 太過하여 燥氣가 盛行하므로 肝木이 邪를 받게 되어 갈비와 小腹이 함께 아프며 귀가 먹먹하고 눈이 붉으며 다리 종아리가 모두 아픈 증상을 호소한다.

② 요법: 陽谿·解谿 補, 至陰·竅陰 瀉·君臣慶會이다.

③ 참고: 金運太過의 해는 燥氣가 온 누리에 널리 퍼져 있어서 자연계에서는 목기가 침범되고 인체에서는 간이 邪氣를 받아 사람들은 옆구리나 아랫배가 아프게 되고 눈이 빨갛게 되어 아프고 눈초리가 짓물러지게 되며 귀가 잘 들리지 않는 증상을 일으키기 쉽다.

金氣의 숙살(肅殺)의 기가 심해지면 몸이 무겁고 나른해지며 가슴이 답답하고 가슴의 아픔이 등까지 뻗히고 가슴 옆구리가 가득 차서 아프고 그것이 아랫배까지 뻗히게 된다. 이때 하늘에서는 금성이 빛나서 금기가 강함을 나타내고 있다. 더욱 심하게 되면 숨이 거칠어지고 기침이 나서 아랫배에서 가슴 쪽으로 올라가 붙어 등이나 어깨가 아프고 또 엉덩이에서 발에 이르기까지 이상을 되게 된다. 이때 하늘에서는 화성이 빛나서 화기가 강해져 있음을 나타내고 있다. 수검의 작용이 엄하므로 자연에서는 발생의 작용이 쇠퇴하고 초목은 자라지 않고 위축되어 녹색인 채로 말라 떨어질 정도이다. 환자는 반대로 폐가 침범이 되었을 때와 같은 증상을 나타내고 兩肋이나 배 옆구리가 급격히 아파지면서 몸도 뒤칠 수도 없게 되며 기침이 치밀어 올라 피를 토하고 肝氣를 나타내는 太衝의 맥이 손에 느껴지지 않게 되면 그 병자는 불치여서 사망하게 된다. 이때 하늘에서는 금성이 빛나서 금기가 강함을 나타내게 된다.

사암 선생의 처방을 보면 火를 補하여 금을 억제하려 했고 금의 자인 수를 사하여 금을 억제하려는 변칙처방을 쓴 것이다. 그 처방대로라면 陽谿 · 內庭 補, 委中 · 陽陵泉 瀉로 바꾸어야 한다. 상황에 따라 다른 처방을 써야 하는 것이 옳은 처방이나 肺熱格의 처방이 좋다.

8. 육신지년(六辛之年)

① 견증: 歲水가 不及하여 濕이 盛行하므로 浮腫이 나고 몸이 무거우며 누설(漏泄) · 족위(足痿) · 脚下疼痛 등의 증상을 호소한다.

② 요법: 經渠 · 復溜 補, 太白 · 太淵 瀉.(抑官 補母의 뜻)

③ 참고: 水運不及의 해는 土氣인 濕氣가 勝해서 제멋대로 날뛰어 여름의 성장 작용이 제압되는 일없이 행해지고 이어서 여름의 土用의 化性 작용이 급속히 이루어진다. 또 더운 비가 때때로 온다. 이때 하늘에서는 토성의 빛남으로 이것을 나타내고 있다.

사람들은 배가 가득 차서 부풀어지고 몸이 무겁고 나른하며 軟便을 쏟고 동상에 걸려서 엷은 분비액을 내며 허리나 다리가 아프고 다리나 무릎이 뻣뻣해지고 넓적다리나 종아리가 무겁고 나른하며 괴로워하며 다리가 시들하고 차가워지고 아프고 심해지면 부풀어 오른다. 이것은 水氣, 즉 겨울에 상당하는 칩장(蟄藏) 작용이 행해지지 않으므로 인체 내에서도 신장의 작용이 나빠지기 때문이다. 이때 하늘에서는 수성의 빛남으로 이것을 나타내고 있다. 만약 거기에 太陰 司天이 오면 寒冷이 때때로 닥쳐와서 벌레들은 빨리 동면에 들어가게 되고 토지는 단단한 얼음으로 덮이고 햇빛도 불안정하다. 사람들은 하반신이 차가워지는 병에 걸리기 쉽고 심할 때는 배가 차서 불룩해지고 몸속이 부어 온다. 이때 하늘에서는 토성의 빛남이 이것을 나타내고 있다.

復의 현상을 일으키면 水의 子에 해당하는 木, 곧 風氣가 보복을 하므로 큰바람이 급히 불어서 풀은 쓰러지고 나무는 넘어지고 만물의 生長作用이 좋지 못하다. 病者는 안색이 변하고 눈이 흐려져서 멍청해진다. 모든 것이 산산이 부서지는 경향이 되는 깃이다. 또 기육에 종기가 생기고 혹은 양기가 가슴속에 모여서 순환하지 않을 때는 심장부나 복부에 통증이 나타나게 된다. 곧 목기의 보복으로 토기가 당하는 것이므로 이러한 때에는 그 곡물인 기장의 열매 맺음은 나빠지게 된다. 이때 하늘에서는 목성의 빛남으로 이것을 나타내고 있다.

사암 선생은 抑官 · 補母의 뜻으로 腎正格을 썼다.

9. 육임지년(六壬之年)

① 견증: 歲木이 太過하여 風氣가 유행하므로 脾土가 邪를 받게 되어 손설(飱泄: 밥을 국이나 물에다 말은 것 같은 泄瀉). 食減과 함께 체중 · 煩燥 · 腹鳴 · 脇 · 복통 등의 증상을 호소하는 것.(苓朮湯證)

② 요법: 竅陰 · 至陰 瀉, 解谿 · 陽谿 補.(抑官安身의 뜻)

③ 참고: 木運太過의 해는 風氣가 온 누리에 퍼져 자연계에서는 土氣가 침범되고 인체에서는 脾臟이 병사를 받아 사람들은 泄瀉를 하고 식욕이 감퇴되고 몸이 무겁고 나른하며 가슴이 답답하고 배에

서 소리가 나고 배가 땅기는 것처럼 되는 등의 증상을 일으키기 쉽다. 이때 하늘에서는 목성이 빛나서 목기가 강함을 나타낸다. 風氣, 즉 木氣가 揚揚(위로 오르다)되면 환자는 급히 성내기 쉬워지고 눈이 어두워 졸도하는 증상을 일으키기 쉬워진다.

자연계에서는 봄의 발생작용만이 왕성하여 싹은 잘 트지만 여름의 土用化成의 작용이 부족하니 결실이 나쁘고 暗雲(어두운 구름)이 난비(亂飛: 어지럽게 날리는)하여 초목은 바람에 불려 흔들려서 불안하다. 그것이 심하면 자연계에서는 초목의 잎이 바람에 날려 떨어져 버리고 만다.

인체에서는 반대로 간장에 병이 든 때와 같이 가슴이나 겨드랑이가 아프고 구토를 한다. 더욱 심하게 되어 脾·胃의 氣를 나타내는 衝陽에 맥이 손에 느껴지지 않으면 그 환자는 불치여서 사망하게 된다. 이러한 때에 하늘에서는 금성이 빛나서 간장도 침범되어 있음을 나타내는 것이다.

사암 선생은 抑官安身, 즉 木剋土의 처방을 쓴 것이다. 이 처방대로 한다면 委中·陽陵泉 瀉, 內庭·陽谿 補가 맞는 것이다. 상황에 따라 다른 처방을 선택해야 하나 脾正格이나 肝勝格의 처방을 써야 한다.

10. 육계지년(六癸之年)

① 견증: 歲火가 不及하여 寒이 성행하므로 胸腹·脇·肩·兩臂(양쪽어깨)와 함께 心痛 등의 증상을 호소한다.(黃芪伏神湯證)

② 요법: 大敦·少衝 補, 尺澤·復溜 瀉.(賢君遇臣의 뜻)

天地五運의 歲, 太過·不及之氣는 모두 補·瀉로서 치료해야 한다.

③ 참고: 火運不及의 해는 水氣인 寒氣가 제멋대로 날뛰어 화에 속하는 여름의 성장작용이 행해지기 어려워 生物은 무성해야 할 여름에 성장의 내리막이 되고 양기가 위축되어서 化育이 행해지지 않고 생체를 잃어 가게 된다. 이때 하늘에서는 수성의 빛남으로 이것을 나타내고 있다.

사람들은 가슴속이 아프고 양쪽 겨드랑이가 땅기듯이 아프고 또 가슴속이 아프고 또 가슴·등·어깨·어깨 사이 및 상완(팔)의 안쪽이 아프고 머리가 음울하며 멍청해지며 심장부가 아파서 그 때문에 소리도 나지 않을 정도이며 가슴이나 배가 붓고 아픔이 겨드랑이 아래에서 허리나 등에 뻗히고 그것이 심할 때에는 앞으로 구부러져서 몸을 펼 수도 없고 허리에서 대퇴부가 세게 땅기는 듯한 激痛을 일으키게 된다. 이때 하늘에서는 화성과 수성의 빛남이 이를 나타내고 있다.

復의 현상이 일어나면 토기가 보복을 하기 때문에 모래가 날리고 호우가 내리며 지금까지 기세가 성하였던 수기가 제압이 된다.

病者는 집오리의 똥과 같은 泄瀉를 하며 배가 가득 차서 불룩해져 음식을 먹을 수 없게 되며 또 배가 차져서 배에서 소리가 나고 물과 같은 泄瀉를 하며 배가 아파서 급히 경련을 일으키고 다리가 시들어져 마비되고 서 있지를 못하게 된다. 이때 하늘에서는 토성과 수성의 빛남으로 이를 나타내고 있다. 또 水氣가 제압되었기 때문에 水에 속하는 곡물인 콩의 수확이 나빠지게 된다.

사암 선생의 처방은 心正格과 腎勝格을 합친 처방이나 그 처방대로라면 大敦·少海 補, 少商·復溜 瀉로 바꾸어야 한다. 상황에 따라 다른 처방이 나와야 하지만 心正格과 腎勝格의 처방이 좋다.

11. 사암 선생 천지운기 경험 예

1) 한 여자가 30세에 壬年運을 만나 仲秋月에 별안간 泄瀉 2차에 전신이 厥冷으로 인하여 피를 동이로 쏟는지라 本方을 사용했더니 一次에 조금 덜하고 一食頃을 기다려서 再針하였더니 정지하였다. 그러면 急症에는 재침하여도 무방하다.

2) 壬戌年 봄에 한 남자가 夕後에 腹痛上吐하고 連하여 暴泄을 作하여 腸鳴하여 그렇게 明日 오후에 와서는 두 눈을 뒤집어쓰고 아무것도 보지 못하며 전신이 마비되어 만져도 알지 못하고 누워서 泄瀉만 하며 물 한 모금만 마셔도 곧 토하는지라 竅陰·至陰을 補하고, 解谿·陽谿를 瀉했더니 침이 그치매 비로소 말하며 腹中寒氣가 下降하여 四末을 꼬집은즉 아픈 것을 알며 소변이 편하게 나오고 귀가 들리고 눈이 보이더니 한참 후에 모든 증상이 없어졌다.

3) 壬戌年 운을 만나서 한 여자가 30세에 잉태를 한 지 5개월이나, 홀연 배꼽 밑 曲骨 위가 아프기 시작해서 위로 좌측 옆구리에 닿으면 구토하기를 여러 차례 하여 動胎라고는 할 수 있어도 運氣病으로는 보기가 어려웠는데 차년(此年)운이 구토가 가장 많다고 함으로 陽谷 2穴을 보하고 오래 유침을 하였더니 곧 나아지더라.
　참고: 五運六氣說은 陰陽五行說을 기초로 하여 발전을 한 것이나 그 이론 내용과 활용 방법이 완전히 같은 것은 아니다. 간단하게 설명을 한다면,
　五運이란? 土·金·水·木·火의 五運이며 그 가장 중요한 관계는 十干과의 배당이다. 六氣란? 風·火(열이나 君火라고도 부른다)·

濕·署(相火라고 부른다)·燥·寒의 六氣이며 이들과 十二支와의 배당이 가장 중요하다.

五運은 오행(五行)의 다섯 가지 명칭을 쓰고 있으나 그 의미는 「素門 陰陽應象大論篇」에 서술되어 있는 오행의 의미와는 다르다. 그 이유는,

첫째, 五運이란 歲運을 말한다. 매해마다 그해의 運氣가 있으며 十干의 紀年에는 다섯 종류의 서로 다른 運氣가 있다고 한다.

둘째, 의학상의 五行의 배열순서는 목·화·토·금·수이나, 五運의 배당 순서는 토·금·수·목·화이다.

셋째, 五運의 十干과의 배당과 五行의 十干배당은 완전히 다르다. 이를 표로 작성하면 다음과 같다.

〈표1〉

오운(五運)과 십간(十干)과의 배당	土	金	水	木	火
	甲己	乙丙	丙辛	丁壬	戊癸
오행(五行)과 십간(十干)과의 배당	木	火	土	金	水
	甲乙	丙丁	戊己	庚辛	壬癸

六氣에는 天氣(司天이라 한다)와 地氣(在天이라 한다)의 구별이 있다. 이 두 가지는 三陰三陽의 여섯 개의 명칭(少陰·太陰·厥陰·少陽·太陽·陽明)을 빌려서 표기를 하는데 이들의 의미는 "素門(陰陽離合論篇)" 속에 서술되어 있는 三陰三陽의 의미와는 다르다. 이들의 十二支에도 아래 표와 같은 일정한 배당이 있다.

〈표2〉

十二支	司天(天氣)	六氣	在天(地氣)	六氣
子午	少陰	火(君火)	陽明	燥
丑未	太陰	濕	太陽	寒
寅申	少陽	署(相火)	厥陰	風
卯酉	陽明	燥	少陰	火(君火)
辰戌	太陽	寒	太陰	濕
巳亥	厥陰	風	少陽	署(相火)

위의 표에 열거한 일정한 배당에 기초하여 매년의 天氣(司天)와 地氣(在天)와 歲運은 甲子·紀年을 시초로 하여 모두 일정한 배열을 이루고 있다. 예를 들면 甲子年과 甲午年은 歲運을 土運, 天氣는 火氣(少陰司天이라 부름), 地氣는 燥氣(陽明在天이라 부름)가 된다. 또 예를 들어 乙丑年과 乙未年은 歲運은 金氣, 天氣는 濕氣(太陰司天이라 부름), 地氣는 寒氣(太陽在天이라 부름)가 된다. 어느 해의 天氣가 무엇이고 地氣가 무엇이며 歲運이 무엇인가에 따라서 그해의 天候氣候나 일어나기 쉬운 질병이 정해지고 어떠한 예방대책을 좋은지를 알게 된다.

歲運은 天氣와 地氣의 중간에 있으므로 中運이라고도 부른다. 매 해의 일정한 中運 이외에 또 主運과 客運의 구별이 있으며 六氣에도 主氣와 客氣의 구별이 있다. 이것에게는 時의 太過, 時의 不及, 時의 相勝, 時의 相復이 있어서 이것에 의하여 天候氣候나 일어나기 쉬운 질병에 변화가 일어난다. 원래 어떠한 변화가 일어나는 데는 일정한 규칙이 있다. 그 규칙에 의하여 60년간의 기후와 질병의 모든 것을 예측할 수가 있는 것이다.

五運六氣說과 陰陽五行說의 서로 다른 점은 아래와 같다.

첫째, 陰陽五行說은 醫術家가 외래의 설을 채용하고 발전시켜 의학을 위하여 써온 것이지만 五運六氣說은 醫術家가 天人合一思想을 근거로 스스로 창조를 했다.

둘째, 음양오행설은 의술가가 의학상의 각종 문제(주로 질병치료의 근거로서)를 해석하기 위하여 쓰여 온 것이지만 오운 육기설은 의술가가 질병의 外因(天의 時)을 포착하여 질병발생의 객관적 법칙을 탐구하고 장래를 예견하기 위해 기도한 것이다.

위의 내용을 정리하면서 커다란 깨달음이 있었는데 그것은 황제(皇帝)와 기백(岐白)의 대화에서 깨달을 수가 있었다. 그 내용은 "天地의 움직임이라는 것은 창조주가 하시는 것이고, 하늘의 六氣의 추이(推移: 움직이면서 변하다)는 寒暑라는 현상을 낳는 것이다."라고 음양대론(陰陽大論)에 씌어 있다. "여(余: 나는)는 이미 선생(岐白)에게 정한 규칙이 생기는 것이옵니다. 대체로 음양은 두 가지로 분류하는데, 이것을 넓혀서 十으로 분류하거나 百으로 분류하거나 혹은 千으로 萬으로 분류할 수는 없사옵니다. 설사만으로 분류를 하더라도 그것으로 충분하다고는 할 수 없습니다. 그러므로 형편이 좋도록 適宜, 융통무애(融通無碍)하게 분류를 하면 좋을 것이 옵니다. 이러한 이유로 오운육기의 음양오행의 이치가 상식적인 음양오행의 법칙에서 벗어나 있는 것처럼 보일지라도 그것은 그것, 이것은 이것으로 좋은 것이옵니다."라는 말은 針法에도 환자에 맞게끔 오행침·子午流注法·체침·이침·수지침·정경침·육합법침·대증 요법 등 어떠한 방법이든지 간에 환자가 호전이 되면 그것으로 좋다는 말이 되는 것이다. 결론적으로는 오행침과 오운육기의 침법은, 어제의 태양과 달이, 오늘의 태양과 달과 다르듯이 같은 것이지만 다르다는 것이다.

第4章

서문(暑門: 心火의 氣로서 熱해지는 것)

1. 중서(中暑: 더위 병)

① 견증: 心弱·頭痛·惡寒·肢節痛·心煩·虛弱 등의 증상을 호소하니 이것은 表也이다.(依原文 懸吐抄出)

② 요법: 大敦·少衝 補, 陰谷·少海·曲澤 瀉, 兩方 中渚 補, 曲澤 瀉.

③ 참고: 心正格의 치료이다.

心正格: 大敦·少海 補, 陰谷·少衝 瀉.

2. 사암 中暑 경험 예

단용(單用: 한 가지 방법은) 大敦·少府 補, 陰谷·少海 瀉인데, 만일 경험이 없거든 中衝 補, 曲澤 瀉·小兒인 경우에는 少衝 一穴을 補하면 된다.

참고: 필자도 중학교시절에 고등학교를 올라가려면 체력장이라 하여 남자는 1000M, 여자는 800M 오래 달리기를 하였는데, 그 체육시간은 대부분이 오후 2시쯤이라 태양이 강렬하게 내리쬐는 점심 이후의 시간이 대부분이었는데, 옛날에는 뜨거운 여름계절에 어딘가가

병이 나면 그것을 暑病이라 총칭을 하고 관련된 증상에 따라서 그 처방들을 달리하였다. 옛날이나 지금이나 문명의 차이는 있지만은 다르지는 않은 것이다.

第5章

濕門(脾土의 氣로서 濕해지는 것)

1. 中濕(內傷)

① 견증: 生冷(날 음식)을 먹음으로써 유치된 내울성 습증은 흔히 鼓脹(북소리가 나도록 붓는 증상) 浮腫 등을 호소한다.

② 요법: 少府 · 大都 補, 大敦 · 隱白 瀉.

③ 참고: 脾正格의 처방이다. 靈道 · 大都 補, 大敦 · 隱白 瀉로 바꾸어야 된다.

2. 중습(中濕)-외상(外傷)

① 견증: 陰雨霧露로 인하여 유치된 외상성 濕症은 흔히는 中退 脚氣(다리가 무거운) 등의 증을 호소.

② 요법: 丹田 · 陰谷 補, 臨泣 · 陷谷 瀉.

③ 참고: 위의 처방은 단전(기해)을 살리고 陰谷(合水穴)을 補함으로써 신장의 氣를 되살리려는 처방이고 臨泣 · 陷谷의 瀉는 胃虛의 증상으로 보고 膽囊의 木穴인 臨泣과 胃腸의 木穴인 陷谷을 瀉한 처방이다.

3. 습종(濕腫)

① 견증: 전신이 모두 붓되 腰로부터 足에 미치기까지 더욱 심하여 氣가 혹은 급하고 혹은 급하지 않고 대변이 묽고 혹은 묽지도 않다.

② 요법: 大敦·隱白 補, 經渠·商陽 瀉.

4. 황달(黃疸)

① 견증: 濕熱의 交結 때문에 분비되는 담의 熱汁이 胃의 濁氣와 相併되기 때문에 피부와 眼目이 모두 황색(胃의 본색)을 나타내는 증상.

② 요법: 三里·腕骨·內庭·臨泣·陷谷 瀉.

③ 참고: 황달에는 濕黃과 乾黃이 있다. 이 원인은 모든 원인이 濕熱이 원인인 것이다. 대체적으로 濕熱이 훈증을 하면 血熱하여 누런 土色이 面目으로 상행하여 손톱과 신체에 파급하여 전부 누런색으로 나타나게 되는데, 건황달은 熱勝하여 색이 누러면서 선명하여 변비하고, 濕黃疸은 濕勝하여 색이 누러면서 흐리고 어두우며 대변이 潤하여 滑痢하다. 또 습병이 황달과 상이하나, 단, 濕病은 表에 있으므로 一身이 다 아프고, 황달병은 裏에 瘀熱이 있어 表部에 다다를 수 없기 때문에 일어난다 하고, 一身이 아프지 않다.(예후불량)

황달의 복진 감별법: 手指로 환자의 胸肋骨 사이를 壓診하여 손을 뗀 뒤에 그 자국이 희미하다가 갑자기 색깔이 노래지는 것은 輕症이고 치료가 용이하나, 중압을 하여도 황색이 조금도 흩어지지 않는 것은 重症이다.

5. 사암 선생 中濕 경험 예

1) 한 남자가 50세에 양쪽다리 曲泉상으로부터 음경에 이르기까지 좌우 쪽에 貫珠狀(구슬모양)의 결핵이 있고, 風寒을 싫어하며 出門을 하지 않은 지 이미 며칠이며, 때는 늦여름인지라 습기가 왕성한 절기여서 또한 우측이 심하므로 少府 · 大都 補, 隱白 · 大敦 瀉하기에 1차에 통증이 그치고 痢疾이 일어나더니, 제3일 만에 두 가지 병세가 없어지더라. 그러면 兩脚流注의 습기가 自利로 변하여 없어진 것일까?

참고: 脾勝格이나 脾熱格을 썼어야 이론에 맞는 처방인데 脾正格을 쓴 것이다.

2) 한 여자가 10세에 南草田의 蔓菁(덩굴 꽃)을 잘못 먹고 菜毒이 되어 痿黃幾死之境에 도달하였더니 脾正格으로 見效하였다.

第6章

燥門(肺金의 氣로서 건조해지는 것)

1. 조증(燥症)

① 견증: 전신의 피부가 건조하여 白屑(비듬)이 일어나며 심하면 坼裂(갈라지는 것)이 되며 煩渴(참기 어려운 갈증) 변비의 증상을 나타내는 증상.

② 요법: 少府 · 魚際 瀉, 太白 · 太淵 補.

③ 참고: 肺正格의 처방이다.

肺正格: 太白 · 太淵 補, 經渠 · 靈道 瀉.

2. 사암 선생 治燥 경험 예

1) 한 여자가 60세에 頭上에서 백설이 일어나며 百會로부터 前髮際에 이르기까지 壯紙두께에 손바닥만큼 肉色이 豊厚한지라 太白 · 太淵 補, 少府 · 魚際 瀉함으로써 見效하였다. 그러면 '內徑'에 삽(澁: 깔깔할), 고(枯: 마를), 고(涸: 방죽), 건(乾: 하늘), 경(勁: 굳세고 날카로운), 준(皴: 주름 · 피부가 얼어터지는), 게(揭: 들)라 하였으나 풍후(豊厚: 馬脾風 · 咽喉디프레이 · 義膜性咽頭炎)도 또한 되는 것이 아닌가 한다.

第7章

火熱門

1. 군화(君火) 미친 병

① 견증: 心火가 편안하지 못한 증상을 말하는 것으로서 言語失常 · 精神如癡(어리설을치) 悲哭不樂 · 葉衣上墻 등의 大狂證을 나타낸다.

② 요법: 陰谷 · 少海 補, 大敦 · 少衝 瀉.

③ 참고: 필자도 이곳 스페인에서 위와 같은 증상의 환자를 시술해 보았다. 필자의 딸(2000년, 9세)과 같은 반 여자 아이인데 딸에게 이야기를 들어보면 꼬랄(CORAL)이라는 여자아이는 학교 수업시간에 수업이 안 될 정도로 엄청나게 산만하여 모든 학부모들이 다른 학교로 전학을 가주기를 원하고 그 아이가 학교생활을 할 때는 그 여자아이를 그림자처럼 따라다니며 전담하는 특수 보육원이 있을 정도로 학교 복지시설은 한국보다 조금 잘되어 있는 것은 사실이다. 그 부모의 근심이 많은지 결국은 필자의 병원까지 찾아와 시술을 받게 되었는데 아이의 증상을 물어보니 위의 증상과 비슷하고 밤에 잠을 잘 때 이빨을 심하게 간다는 것이었다. 첫날 침을 맡는다 하니 꼬랄이라는 여자아이가 가만히 있지를 않고 소리를 지르고 난리를 치는 바람에 제대로 시술도 하지 못하고 아주 억지로 心包勝格과

心勝格을 억지로 놓고 피내침을 부쳐 주고 보냈었는데, 둘째 날 이야기를 들어보니 "이빨도 안 갈고 편안히 잠을 잘 잔다."라 하며 그 부모가 아주 굉장히 좋아했는데 꼬랄이라는 아이가 얼마나 날뛰는지 침을 놓을 수가 없었다. 결국은 7회를 못 채우고 서로가 포기를 한 적이 있었다. 지금 생각하여 보면 고칠 수가 있는 것인데 병을 고치는데도 여건이 맞아야 되는 것이다. 의사, 환자, 보호자의 삼각관계가 잘 맞아야 되는 것인데 이 관계가 맞지를 안아서 결국은 그 꼬랄이라는 여자아이는 특수학교로 전학을 갔다.

사암 선생은 심화가 상승하여 심화를 끄는 心勝格을 사용한 것인데 그의 이론대로라면 陰谷 · 少海 補하고, 太白 · 神門을 瀉했어야 되는데, 木의 井穴인 大敦과 心의 木穴인 少衝을 瀉한 것은 木을 瀉함으로써 相生관계인 木生火를 제지하려는 처방이었다. 그의 처방대로 바꾼다면 陰谷 · 少衝 補, 大敦 · 少海 瀉로 해야 맞는 이론이다. 그러나 필자는 心勝格이나 心包熱格을 사용할 것이다.

2. 상화(相火)

① 견증: 肝 · 腎火의 妄動으로 일반 陽狂狀態를 나타내는 증상.
② 요법: 大都 · 陰谷 補, 支溝 · 崑崙 瀉(補母安身의 뜻)이다.

3. 壯熱(병으로 인한 매우 높은 장열)

① 견증: 小腸熱盛을 지칭한 것으로서 一般平狂의 증상을 나타냄.
② 요법: 中脘의 正, 臨泣 · 後谿 補, 三里 · 衝陽 瀉.

4. 사암 선생 火熱 경험 예

1) 한 부인이 50세에 갑자기 狂症이 생겨서 욕을 하고 달아나는 짓을 나타나기 20여 일에 妄行하고 자기 똥을 벽에 바르는 반복을 계속하여 병이 발생한 뒤로 잠을 한잠도 이루지 못하였다 하는데 내가 비로소 그의 집에 가니 처음에는 문을 내다보다가 곧 일어나서 新婦禮로 納拜(절하다)하는지라 相火治法을 施하여 미처 침을 다 빼기 전에 因하여 누워서 잠이 포근히 들더니 오래도록 補·瀉를 하였더니 언어와 行步가 조금 平人보다 다를 뿐이다가 또 침을 준 지 하루에 병이 완쾌되었다.

2) 한 부인이 50세에 그 며느리와 언어투쟁이 있으므로 해서 其父가 간단히 때렸는데 손목의 한쪽에 작은 상처가 있었다. 그날 저녁 깊고 깊은 밤중에 其父와 같이 잠을 잘 때 相合의 뜻을 암시하나 기부가 괴이쩍게 여겨서 여기에 따르지 않더니, 갑자기 크게 大狂하여 꾸짖고 욕을 하며, 무릎에 앉아서 붙들어 말리기를 數십 일이 지난지라 相火治法으로 治한 지 3~4차(次)에 병이 완쾌되었다.

3) 한 남자가 30세에 狂症이 大作하여 깜짝깜짝 놀라고 미쳐 달아나기를 數月에 君火治法이 조금도 효험이 없으며 인사불성과 언어가 거칠고 어려우며 소변을 아무 곳에나 누며 회피할 줄 모르며 아무리 때려도 마음이 변동이 없는 지 벌써 10년이라 相火本方을 사용하기 수일에 사람을 대할 때 예절과 언어가 조금 덜 나고 愛憎이 분명하더라.

참고: 인체에는 오행의 배당이 각 臟器에 하나씩밖에 배당이 안

되나 오직 火만이 두 개가 있어 君火는 心에 해당이 되고 相火는 心包에 해당이 된다. 君火의 腑는 小腸이요, 相火의 腑는 三焦에 속한다. 心·小腸은 실질적인 장기이며 心包와 三焦는 무형의 장기로서 정신작용과 관계가 된다.

옛 고전적으로는 心을 君에, 心包를 相火에 귀속시키고, 心包絡은 命門에서 나온다고 하였다. 命門은 右腎이며 心包락이므로 左腎과 짝이 되고 左右腎은 眞陰과 眞陽 또는 眞水·眞火 또는 原陰과 原陽 또는 原精과 原氣로 나눈다.(의학입문)

사암의 本情神은 狂에 치중하여 君火로서 大狂에 相火(肝·腎火)로서 陽狂에 장열(壯熱: 小腸熱)로서 平狂에 귀속을 시켰다.

필자는 위의 이론에 약간의 의심과 과연 옛 고전의 말들이 몇 %의 확률이 있는 것인가에 대해서이다. 이것뿐만이 아니라 많은 이론들에 대해서 의문을 가지고 있는데, 머리는 간으로 생각을 하고 있다. 그러나 머리는 정신 작용에 관계가 깊은 것이다. 정신이라 함은 무형의 사고를 유형의 사고로 만드는 아주 중요한 기능을 하고 있는 것이다. 이 반대로 유형의 사물을 무형의 사고방식으로 생각을 할 수도 있는 것이 인간이 가진 능력이고 동물과 다른 점이라 할 수가 있는데, 동양의학에서는 이러한 능력을 사람마다 풀이를 하는 것이 달라서 누구의 말이 옳다고 결론을 내리기가 어렵다. 즉 상황에 따라서 환자의 병을 호전시키면 되는 것이다. 서양에서는 정신의 작용은 머리에서 나온다고 하였고, 동양에서는 정신의 작용은 心包(相火)에서 나온다고 필자는 생각을 하고 있다.(이 말은 새로운 말인 것이다) 많은 것이 부족하지만 현재까지 생각하는 것들을 적어 보면 요추 1번은 命門穴과 三焦兪가 관계를 하고 있다. 膀胱經과 腎經도 관계를 하고 胃經도 관계를 하고 있는데, 이런 식으로 나가다 보면 관계가 되지 않은 경락이 없는 것이 동양철학인 것이다. 인체를 삼등분으로 나눈다면 상체, 몸통, 하체로 나눌 수 있다. 상체(上焦)를 태양 · 하늘 · 양으로 분류를 한다면 몸통(중초)은 중성이요, 하체(下焦)는 대지, 음으로 나눌 수가 있는 것이다. 이러한 이유로 화문(火門)에 대한 것은 陽氣에 한 이상으로 보고 싶다. 즉 相火 · 君火의 부작용으로 인하여 陰氣의 부족 현상인 것이다.

心의 반대가 되는 것은 腎으로 분류를 할 수가 있고, 木의 반대가 되는 것은 金으로 분류할 수 있다. 土의 반대가 되는 것은 무엇일까? 그것은 다름이 아닌 心包인 것이다. 필자는 어느 새부터인가 음양오행을 이러한 식으로 생각하여 환자를 치료하게 되었다. 평상시에 술을 안 먹으면 조용하던 사람이 술을 많이 먹으면 무섭게 돌변하는 사람은 간에 열이 지나치게 차면 그러할 수가 있는 것이다.

第8章

울문(鬱門)

鬱이란? 머무름 막힘, 막음, 맺어짐 등 순환장애 질병을 말함. 五鬱은 간·심·비·폐·신의 五臟 내의 鬱. 육울은 氣·血·疾·濕·熱·食의 6종, 예컨대 氣鬱과 血鬱은 같다. 鬱은 輕하고, 績(滯)은 中等度, 結은 가장 重하다.

1. 목울(木鬱)

① 견증: 肋脇作痛, 寒·熱 학질과 같이 잘 나타나며 맥은 반드시 沈·澁하다(加味逍遙散證).

② 요법: 木鬱은 虛인지라 達해야 하나니 陰谷·曲泉 補하고, 中封·經渠 瀉.

2. 화울(火鬱)

① 견증: 눈이 희미하고 소변이 붉으며 五心(손바닥 발바닥이 煩熱. 번거로운 신체의 온열감 때문에 번민하는 것으로서 心中手掌足心이 뜨거워서 心胸間이 찌듯이, 굽듯이 열기는 비울(痞鬱)하고 번은 어떻게 할 수도 없는 상태를 말한다.)하고 몸이 더우며 권태감을

나타내고 있다. 맥은 반드시 沈·數하다.(火鬱湯證)

② 요법: 火鬱은 實인지라 發해야 하나니 陰谷·曲泉 補, 丹田·大敦·少衝 瀉.

③ 참고: 이런 경우는 이곳 스페인에서 수없이 많은 경험해 보았는데, 오심 번열이 나면서 스트레스가 있고 명치끝이 답답하면서 어쩔줄을 몰라 하는 사람들이 많은데, 그런데 이상한 것은 위와 같은 증상으로서 필자의 병원을 찾지를 않는다는 것이다. 아마도 인식 부족과 스트레스를 많이 받아서 쉬면 날 것이라고 생각을 해서 그럴 것이다. 그러나 이러한 것도 아주 나쁜 증상이니 치료를 해야 한다.

相火 君火에 열이 차면 꼭 왼쪽 견갑간부의 膏肓穴 부근이 딱딱하게 굳으면서 융기가 되어 있으며 통증을 수반하거나 눌러보면 엄청나게 아프다. "고황혈의 부근이 아프면 뜸을 천장을 뜨되 뜸을 뜰 때는 혼자서 잠을 자게 하라. 陽氣가 발생한다."라고 되어 있는데 아주 간단하게 효과를 보고 참으로 잘 낫는다. 사암 선생은 실제 이론이 틀려서 변칙처방을 쓴 것이다.

心勝格: 陰谷·少衝 補, 太白·神門 瀉.

心包熱格: 陰谷·中衝 補, 大都·間使 瀉.

3. 토울(土鬱)

① 견증: 周身關節이 流注作痛하되 陰寒을 만나면 더욱 심하며 맥은 반드시 沈 緩하다.(神朮散證)

② 요법: 토울은 實인지라 奪(빼앗을)해야 하나니 大敦·陷谷 補하고 中脘正, 陽谷·解谿 瀉.(전신 류머티즘과 같은 증상이다.)

③ 참고: 이곳 스페인의 TV에서 류머티즘 관절염에 관한 약이 상

태를 더욱 악화시킨다고 뉴스에 나오고 이 병에 관한 약들이 손가락 발가락의 변형을 더욱 악화시킨다고 경고의 뉴스 방송을 했는데, 아마도 근대의학의 한계일 것이다. 지금까지 나온 약으로는 절대로 나을 수가 없고, 아예 이러한 병은 안 낫는 것이라고 보통들 생각을 하는데 그러나 그렇지가 않다. 아주 많은 환자를 해 본 것은 아니나 관절염의 진단을 받은 사람들은 전부 고쳤기에 몇 자 적어 보면, 비·위·心包·三焦에 이상을 생각해야 되고 흉추 11번 근처의 意舍穴 부근에 觸診을 해 보아 많이 아픈 사람은 시간이 많이 경과가 된 것이다. 이 부근의 통증이 없어지면 웬만한 통증은 저절로 없어진다.

　脾勝格: 大敦 · 隱白 補, 魚際 · 商丘 瀉.

4. 금울(金鬱)

　① 견증: 咳嗽氣逆, 心脇脹滿과 함께 小腹이 아프고 땅기며 혀가 마르고 목구멍이 건조하고 面塵(흙먼지) 色白하고 喘不能臥(숨이 차서 누울 수 없고), 吐痰稠粘(끈끈한 가래) 등의 증상을 호소한다.(善泄湯證)

　② 요법: 금울은 實인지라 泄해야 하나니 少府 · 魚際 補, 復溜 · 經渠 瀉.

　肺勝格: 靈道 · 經渠 補, 陰谷 · 少商 瀉.

5. 수울(水鬱)

　① 견증: 날씨가 차가우면 가슴이 아프고 허리가 무겁고 관절이

불편하고 屈伸하기가 어렵고 때로는 厥逆(사지 말단에서 중심부로 향하여 역으로 냉각하는 것)이 있으며 배가 더부룩하고 그득하며 얼굴 色澤이 黃·黑 등의 증상을 나타내는 것. 맥은 반드시 細·遲(느리다)하다.(補火解鬱湯證)

② 요법: 수울은 實인지라 折해야 하나니 三里·委中 補, 束骨· 三間 瀉.

③ 참고: 膀胱勝格의 처방이다.

膀胱勝格: 厲兌·至陰 補, 臨泣·束骨 瀉.

6. 기울(氣鬱)

① 견증: 胸脇이 그득히 아프고 寒·熱학질과 같고 맥이 沈·澁한 증상을 나타낸다.(木香調氣散證)

② 요법: 기울은 실인지라 散해야 하나니 少府·魚際 補하고, 經渠·三里 瀉.

③ 참고: 원래 肺勝格은 少府·魚際 補하고, 陰谷·尺澤 瀉해야 맞는 것인데, 다른 처방이 나온 것이다. 필자도 누차 경험을 하는 것이지만, 우측 肺의 募穴인 中府의 통증은 분명히 실을 나타내서 전에 이론대로 肺勝格을 환자에게 적용시켜 보면 중부의 통증은 잘 없어지지 않는다. 그러면 필자는 당황하게 된다. 한국 같으면 그냥 넘어갈 텐데 이곳 타국에서는 그렇지가 못하다. 그래서 그런지 환자 진료기록부에다 환자의 신상과 치료 소감 등을 적어 놓고 시간이 날 때마다 환자의 증상에 대해서 연구를 하다 보면 나중에는 음양오행의 방법을 떠나서 좋다는 방법과 혈 자리를 선택하다 보니 나중에는 저 환자를 어떤 방법을 써서 좋아지게 했는지 아니면 자연치유로서

좋아진 것인지 어리둥절할 때가 많다. 지금은 그러한 시행착오가 많이 없어지고 오행침을 많이 쓰고 있다. 폐의 이상은 膀胱經 2행선상의 있는 風門穴을 상당히 많이 애용을 하고 있다. 이 혈로 폐의 진단을 해도 별 무리는 없을 것이다. 고전에 따르면 모든 병의 시초는 風邪로부터 시작이 된다는 말이 생각이 나서 폐를 다스리려면 다른 이론들은 접어두고 풍문의 통증을 없애려 많은 노력을 했었다. 이 풍문혈의 통증이 격감이 되면 호흡기 질환의 모든 것이 격감이 되나 80% 이상의 만족할 만한 답을 주지는 못하였던 것 같다. 오행침법을 쓰는 모든 사람이 이러한 의문을 가졌으리라 생각이 든다. 그야말로 좌병우치·상병하치·남좌여우 등의 이론으로 뱅글뱅글 음양오행으로 생각했을 것이 뻔한 생각이다. 필자도 그랬으니까! 옛날 이론대로 오행침을 쓰면 환자가 좋아져야 할 텐데 좋아지질 않고 더 악화가 된다. 즉 좋아지는 환자보다는 악화가 되는 환자가 많은 것이다. 믿기가 힘든 이야기이지만 사실이다. 사암 선생도 그랬을 것이다. 이론은 기가 막히게 좋은 것인데, 실제에 가서는 전혀 엉뚱한 처방전이 나오는 것이다. 그도 침을 놓기 전에 맥을 만졌을 것이고, 刺鍼을 한 후에도 맥이 변하기를 기다렸을 것이다. 그리고 맥이 변하지를 않는다면, 과연 무슨 생각을 했을까? 시간이 가면 좋아진다고, 내가 진단을 잘못했는가, 내일은 다른 방법으로 침을 놓아야지, 약을 안 써서 그런가? 一針·二灸·三藥이라는 생각을 했을 것이 사실이다.

肺勝格: 靈道·經渠 補, 陰谷·少商 瀉.

7. 습울(濕鬱)

① 견증: 周身關節에 流走痛을 호소하며 머리에 물건을 뒤집어쓴 것 같고 맥이 沈 · 澁하고도 緩하며 陰雨 시에 卽發하는 것이 특징이다.(滲濕湯證)

② 요법: 습울은 脾虛인지라 泄하여야 하나니 少府 · 大都 補, 大敦 · 隱白 瀉.

③ 참고: 脾는 濕을 주관하기에 脾正格을 쓴 것임. 한국에 있을 때 어떤 약품을 선전을 하는데 할아버지가 나와서 등을 톡톡 두드리면서 "비가 오려나?" 하면서 약 선전을 하는 것이 생각이 난다. 이곳 스페인에서도 날씨 때문에 몸이 더 아프다고 호소하는 사람이 생각 의외로 많다. 그러한 환자를 살펴보면 비위로 인한 질병들이 상당히 많았다.

脾正格: 靈道 · 大都 補, 隱白 · 大敦 瀉.

8. 열울(熱鬱)

① 견증: 즉 火鬱이니 소변이 赤澁하고 五心(손 · 발 · 가슴)이 煩熱하여 口苦舌乾하고 맥은 沈 · 數 등을 나타낸다.

② 요법: 虛인지라 消해야 하나니 陽谷 · 解谿 補, 臨泣 · 陷谷 瀉.

③ 참고: 앞의 火鬱은 심실로 보고 있으며 여기의 熱鬱은 胃正格을 쓰고 있다. 위의 처방을 그대로 바꾼다면 內庭 · 陽谷 補, 臨泣 · 解谿 瀉가 맞는 것이고 心은 熱은 주관을 하니 心勝格이나 熱格을 선택하는 이론이 옳은 것이다.

心熱格: 陰谷 · 少衝 補, 靈道 · 大都 瀉.

9. 담울(痰鬱)

① 견증: 가슴이 그득하고 천식이 심하여 일어나고 눕는 것이 권태로운 증상을 나타내며 寸脈이 沈滑한 것이 특징이다.(升發二陳湯證)

② 요법: 담울은 虛인지라 化하여야 하므로 陰谷 · 曲泉 補, 經渠 · 中封 瀉.

③ 참고: 肝正格의 처방이나 폐를 함께 다스리는 것이 더욱 현명하리라고 생각이 든다. 간은 足闕陰經이나 그와 짝이 되는 것은 手闕陰心包經이다. 그렇다면 心包經을 함께 다스렸어야 하나 폐가 더 좋은 이유는 復의 관계가 있어서 그런 것이다. 해당증상에 따라서 진단을 하는 것이 가장 좋은 방법이다.

肝正格: 陰谷 · 曲泉 補, 魚際 · 中封 瀉.

10. 식울(食鬱)

① 견증: 噯酸(신트림 · 위산 과다증) 밥을 싫어하며(惡食) (黃疸) · 鼓脹(복부가 팽창을 하는 병), 痞塊(가슴이 막히는 듯한 느낌) 및 氣口脈盛 등의 증상을 나타낸다.(香砂平胃散證)

② 요법: 食鬱은 虛인지라 降해야 하나니 丹田 · 中脘 迎 正, 陽谷 · 少府 補.

③ 참고: 위의 증상들을 종합해서 생각해 보면 흉추 7 · 8번이 고장이 난 것 같다. 이 자리는 膈兪와 膈關穴이 있어, 上焦와 중초의 기능조절을 해야 되는데 이 혈들이 막혀서 위와 같은 증상이 일어나는 것이다. 이 혈이 조절이 되지를 않으면 위와 같은 증상이 호전이

되지를 않지만은 오행침에서는 胃經을 조정하면 된다. 그렇다면 胃 正格을 놓아야 할지 勝格을 놓아야 할지 망설여지게 되나 필자는 대부분이 瀉해야 할 혈을 觸診해 보아 유난히 통증을 호소하는 쪽 에 正格이나 勝格을 놓는다. 또 한 가지 임상경험상 아주 잘 들었던 방법은 伏兎穴을 觸診해 보는 방법도 자주 애용을 하는 방법 중의 하나이다.

胃正格: 內庭·陽谷 補, 臨泣·陷谷 瀉.

11. 사암 鬱症 경험 예

1) 한 남자가 30세에 살빛이 노랗게 일그러지고 눈동자 주위가 조금 부었으며 아랫배가 붓고 뜬뜬하며 양쪽 옆구리 章門穴 아래가 아파서 손을 댈 수 없으며 사지가 또한 적은 부종이 있어서 氣色이 오래 지탱하기 불능한 것 같은지라, 처음에는 脹症인가 의심을 하여 감히 침을 못 놓다가 강한 요청에 못 이겨 木鬱治法에 二度에 見效 하였다. 생각건대 木鬱은 협하에 손을 가까이하면 아픈 것인데 治하 여 쾌거한 것은 나의 본의가 아니다.

2) 한 부인이 좌측 턱밑에 연주창이 생기어 缺盆에 이르기까지 번 졌으며 左脇 上下로 땅기고 아프고 좌측 고관절에 伏兎穴 내에 瘡 (부스럼)이 생긴 지 이미 17년이 되었다. 이것은 모두 肝經의 증후 인 고로 木鬱治法을 써서 효과를 보았다. 듣건대 이 증상으로 인해 서 침과 약에 虛費된 것이 2만의 巨材에 달한다고 한다.

참고: 연주창과 복토혈 주위의 이상은 陽明의 증상이 가까운데, 肝正格을 쓴 것은 옆구리가 아파서 肝正格으로 놓은 것이다.

3) 한 부인이 30여 세에 배꼽에서 心下에 이르기까지 脹滿(복수로 인해 복부가 팽창해 있는 것)한 것 같으며 冷氣가 부채질을 하는 것 같아서, 이불을 감싸도 항시 배가 차갑게 느껴지거늘 脹滿의 기운은 모두 脾虛에 속하였으므로 寒은 虛인지라 肺正格을 써서 완치되었다고 한다.

참고: 위의 예는 太陰의 부조화로 보고 肺正格을 쓴 것이다. 그렇다면 脾勝格의 증상이었을까?

4) 한 남자가 전신에 부종이 생기고 해소가 심한지라 生冷物을 多食하여 체했다 하므로 脾正格을 쓰기 3도에 부종이 빠지고 해소가 점점 나아졌으니 濕鬱이었다.

5) 한 남자가 40여 세에 耳鳴의 고통을 느꼈는데 그 소리가 膀胱으로부터 복중에 들어와 腦後를 찌르는 것 같으며 혹은 眼疾, 혹은 胸中이 답답함을 느끼고 또는 등에 모닥불을 담아 붙는 것 같으며 재치기를 잘하고 혹은 腹中이 증기로 찌는 것같이 답답하고 어지러우면 좀 나아지는 것 같으며, 또는 부종이 생겨서 항시 부어 있는지라 한쪽 손이 더 심하므로 時人이 혹은 血症이라 하나 한쪽 손이 더 위중하므로 병들지 않은 쪽에 胃正格을 쓰기 6~7도에 병이 완쾌하였다. 이것은 30년 전 宿疾이어서 熱鬱이었다.

참고: 여기에서 6~7도라 함은 6회에서 7회 시술을 했다는 뜻으로 해석이 된다. 오행침은 참으로 모르는 사람이 생각하기에 기적과 같은 효과를 나타내기도 하지만 기적이란 것은 이 세상에는 없는 것이고, 사람의 병은 경락의 부조화로 인하여 병이 오고 그 부조화를 바로잡으면 기적과 같은 효과가 나온다고 보아야 할 것이다.

사암 선생의 처방은 胃正格을 쓴 것인데 열울이면 火를 다스렸어야 한다. 胃正格의 처방을 써서 그 환자가 좋아진 것은 胃經의 문제가 있는 사람이 위를 다스리니 당연히 좋아진 것으로 보아야 한다. 열울의 증상을 보인 환자를 胃正格만을 쓰면 되지를 않는 것이다.

第9章

담음문(痰飮門)

痰飮이란? 체액이 위장에 머물러 소리를 내는 것. 胃內停水(위하수)로 振水音을 내는 것을 말함. 이 證 때문에 때로는 잠깐 동안 살이 찌거나 여윌 때가 있다. 水毒을 말한다.

1. 현음(懸飮)

① 견증: 心腹에 기가 체하여 양쪽 갈비뼈에 痛感을 나타내는 증상이다.

② 요법: 현음은 心火인지라 단전 迎, 少府 · 太白 補, 少海 · 陰谷 瀉.(抑官補身의 뜻)

③ 참고: 현음이란? 담음의 일종, 또는 늑간에서 물소리가 나면서 땅기고 아프기도 하며 기침을 하는 것, 心下(명치부)가 불편하여 그득한 것 같고 脇下에서 켕기어 아프며 손가락으로 이 부위를 눌러보면 깜짝 놀라 아프거나 기침이 나며 몸을 움직여 손을 올리는 순간 뜨끔하게 숨이 밭여 아픈 것으로 胸間心下에 水飮이 걸려 내려가지 않기 때문에 생기는 것이다. 또한 수음이 腋下(겨드랑이)에 걸려 있고 기침을 하거나 痰을 뱉을 때 아픔을 느끼는 것을 流飮이라 하여 체액이 液間에 있어 동요하여 땅기어 아프거나 기침을 하면

肋腹에 격통이 일어나는데 이것은 胸間에 水毒이 현(縣: 매달)해진 것이며 濕性肋膜炎과 같고 흉늑부에 괴인 수독 때문이다. 外邪內陷하여 胃中의 水를 가슴으로 올려서 수음을 저장을 한 것이므로 외표 쪽으로 뻗는 느낌이 있어 땀이 나와 발열두통의 증상을 겸하게 된다. 四飮의 하나다.

복부를 시계로 놓고 본다면 11·12·1시 방향의 통증이다. 즉 肝의 募穴인 期門穴과 巨厥穴의 통증인데, 心에 火가 차서 화를 제거하는 처방을 쓴 것이다. 사암 선생의 처방을 그대로 직역을 한다면 少府의 補는 더욱 악화가 될 것이다. 그러나 현재의 처방으로 바꾼다면 心의 金穴인 少府를 택한 것은 옳은 처방이었다. 太白을 補한 것은 子穴을 강하게 함으로써 모를 견제하기 위한 처방이었고 少海穴의 瀉는 심의 水穴로서 瀉를 해버리면 절대로 안 되는 혈이지만 맞는 처방이었다. 왜냐하면 소해는 심의 木穴로서 木을 사함으로써 子가 심을 더 도와주지 못하게 함이었다. 陰谷의 瀉는 陰谷을 補했어야 했다. 위의 처방은 80% 이상 맞는 처방이었으나 다시금 그대로 바꾸어 본다면 단전 영·少府·陰谷 補, 太白·少海 瀉로 바꾸어야 한다.

心勝格: 陰谷·少衝 補, 太白·神門 瀉.

2. 유음(留飮)

① 견증: 몹시 숨이 가쁜 증상하고 갈증을 나타내고 사지의 관절이 모두 아프며 맥이 沈細하다.

② 요법: 胃淸인지라 陽谷·三里 補, 臨泣·陷谷 瀉.(補身抑官의 뜻)

③ 참고: 留飮이란? 胃內停水라고도 한다. 胃液 分泌過多症을 말함·痰飮이 한곳에 留停하는 것. 만성 카타르성 위염·수분이 심하

부에 留함으로 인하여 變調를 일으켜 수족관절에 통증을 느끼는 것.(水毒의 총칭으로 칠 때가 있다.)

　胃正格: 內庭·陽谷 補, 臨泣·陷谷 瀉.

3. 지음(支飮)

　① 견증: 風寒濕이 痰涎과 宿飮을 끼고 난 병으로서 수족이 뻣뻣하여 팔이 아파서 들 수가 없고 잠이 많고 어지러우며 소변이 막혀서 잘나오지 않으며 변비증이 심하여 무릎이 차고 뻣뻣한 증을 나타내며 맥이 빠르다.(小淸龍湯證)

　② 요법: 肝虛인지라 陰谷·曲泉 補, 中封·經渠 瀉.

　③ 참고: 支飮이란? 수독이 흉부 또는 심하부에 정체하는 것으로 증상으로는 咳嗽頻發하여 호흡이 촉박하므로 물체에 기대어 호흡하며 橫臥할 수 없게 된다. 신체는 微腫狀(작은 부스럼)이 있는 것. 수분이 많으므로 해소가 激烈하고 신체를 엎드릴 수 없으며 호흡은 짧고 息苦)한 것. "金匱要略에 咳逆倚息하며 短氣하여 臥할 수 없고 그 형은 腫과 같은 것"이라 했다. 즉 심장기능부전·심장성천식·폐수종·胸水 등이 해당되며 心臟性浮腫을 말한다.

　肝正格: 陰谷·曲泉 補, 魚際·中封 瀉.

4. 담음(痰飮)

　① 견증: 건강하던 체격이 갑자기 파리하게 마르고 腸間에 물이 滯해서 꿀꿀 소리가 나고 가슴이 더부룩하며 눈이 아물거리는 증상

을 나타낸다.

② 요법: 肺濁인지라 少府 · 魚際 補, 尺澤 · 陰谷 瀉.

③ 참고: 肺勝格: 靈道 · 經渠 補, 少商 · 陰谷 瀉.

5. 열담(熱痰)

① 견증: 즉 火痰을 말하는 것으로서 煩熱 · 燥結 · 얼굴의 烘熱과 함께 눈이 짓무르고 목이 막히며 癲狂(미치는 병과 간질병) · 嘈雜(가슴앓이) · 煩惱(괴로워하는) · 怔忡(두려워하고 걱정을 하는) 등의 증상을 나타내는 것.(小調中湯證)

② 요법: 心勝인지라 大敦 · 隱白 補, 神門 · 太白 瀉.

③ 참고: 熱痰이란? 熱邪로 인한 體液障碍.

心勝格: 陰谷 · 少衝 補, 神門 · 太白 瀉.

6. 주담(酒痰)

① 견증: 술 먹은 것이 소화되지 않으며 酸水를 구토하는 증상을 말한다.(瑞竹堂化痰丸證)

② 요법: 脾虛인지라 太白 · 太淵 補, 大敦 · 隱白 瀉.

③ 참고: 酒痰이란? 酒害로 인하여 일어난 것. 술에 의해서 담이 생긴 것. 술을 마시고는 토하고 음식이나 술을 보기도 싫고 酸水를 토하거나 구토증이 생긴다. 이러한 증을 가진 사람들은 우리들 주위에 많이 있다.

脾正格: 靈道 · 大都 補, 大敦 · 隱白 瀉.

7. 습담(濕痰)

① 견증: 몸이 무겁고 휘청거리고 권태감을 느낀다.(山精丸證)

② 요법: 肺傷인지라 尺澤·陰陵泉 補, 太白·太淵 瀉.

③ 참고: 濕痰이란? 濕邪로 인한 體液障碍를 말한다. 위의 처방은 太陰經의 이상으로 보고 태음의 水穴들을 補하고, 土穴들을 瀉한 처방이다. 이를 다시금 바꾼다면 少商·陰陵泉 補, 太白·太淵 瀉 의 처방이 맞는 처방이다.

8. 적담(積痰)

① 견증: 腸胃間에 痰涎이 蓄積한 증상.

② 요법: 丹田 迎·中脘·三里·太白 補, 大敦·隱白 瀉.

③ 참고: 필자가 어느 날 하루는 피내침으로 脾正格을 좌측에 놓고 잠을 잤는데 그 이튿날 배꼽 주위로 접시 모양만큼으로 아픈 통증도 아니고 복근 운동을 약 10~15회 한 사람처럼 느낌이 아주 이상한 것을 경 험을 한 적이 있다. 위의 처방을 보면 脾·胃土를 補한 처방인 것이다.

脾正格: 靈道·大都 補, 大敦·隱白 瀉.

9. 풍담(風痰)

① 견증: 어지럽고 현란하며 혹은 사지가 무력하며 마비증이 있는 이상한 증상을 나타내게 되는데 痰이 맑고 거품이 많은 것이 특징 이며 맥은 강한 게 보통이다.(導痰湯證)

② 요법: 三里 · 曲池 補, 魚際 · 陷谷 瀉.

③ 참고: 이곳 스페인에서 이러한 환자를 두 명을 시술해 보았으나 결국은 둘 다 고치지를 못하였다는 것이 옳은 말일 것이다. 맨 마지막의 처방은 胃寒格이었다.

한 여성은 15년 전부터 몸이 이상하여 병원에 가서 X - RAY를 찍어 보니 경추 3 · 4번 부위와 흉추 10 · 11번 부위가 많이 삭아서 칼슘을 보충하는 약을 長服을 하고 있고, 일 년 사시사철 안 아픈 곳이 없을 정도로 몸 전체가 돌아가면서 아프다는 여성인데, 항상 입에 거품이 나와 코와 입을 닦고 가래를 뱉기 때문에 항상 휴지를 가지고 다니고 있는데, 그 병들이 자꾸 진행이 되어서 유방주위 胃經상에 작은 혹이 생겨 수술을 하니 체격은 배짝 마르고 눈은 퀭하니 들어가 완전히 병자의 얼굴인데 너무나 아프다는 데가 많아 아픈 부위를 따라다니며 치료를 하다 보니 관련된 부위의 통증은 임시적으로 해결을 보았으나 근본적으로 고치지를 못하였다.

10. 담화(痰火)

① 견증: 노동과 생각을 지나치게 해서 정신을 상하게 하고 色慾을 지나치게 좋아해서 정력을 손상하여 精水가 下에서 고갈이 나고 음식 부절제로 인하여 濃厚의 맛이 담화를 양성해 가지고 上에서는 형체 있는 담과 형체가 없는 火가 서로 교차가 되어 뭉쳐 가지고 평상시에는 주머니 속에 가만히 있다가 혹 갑자기 발작이 되면 막 쏟아져 나오기가 호수의 범람 같아서 그 나타내는 증상이 기관지 천식과 비슷한 증상이다.(玉竹飲子證)

② 요법: 肺經 先補 後 勝格을 병용한다.

③ 참고: 각 경락상에 邪가 들어오면 들어온 쪽 해당경락의 募穴에 통증이 생기는 것이 보통이다.(觸診 시에) 통증이 있는 募穴 쪽에 勝格을 놓고 통증이 없는 쪽에 正格을 놓으면 무리가 없다.

肺勝格: 靈道 · 經渠 補, 陰谷 · 少商 瀉.

11. 사암 선생 痰飮 경험 예

呑酸(위산과다증: 가슴에 酸味가 올라와서 심장을 자극하는 증상) · 구홰(嘔噦: 게우고 욕지기질을 하는 것), 嘈雜은 각각 所治가 있으나 만일 한 사람으로서 이 三證을 겸하였으면 반듯이 肺濁이 틀림이 없는 것이니 少府 · 魚際 補하고, 尺澤 · 陰谷 瀉한다. 여러 번 경험을 하였다. 여자가 더욱 많더라.

1) 한 남자가 50세에 우늑하에 肺積과 같은 것이 있었는데 그 사람이 술을 너무 좋아하였으므로 太淵 · 太白 補, 大敦 · 隱白 瀉함으로써 見效하였다.

참고: 위와 같은 증상에는 肝勝格이나 肺正格을 우측 편에 놓으면 위와 같은 증상들이 없어진다.

2) 한 남자가 40세에 냉수에 체하여 오랫동안 낫지를 않은지라 肝正格을 써서 지음(支飮)으로 治하였더니 有效하더라.

第10章

咳嗽門(급성 기관지염)

1. 열담해(熱痰咳)

① 견증: 濕이 心에 在한 것이니 咳하면 가슴이 아프며 목에서 "객객" 소리가 나고 목구멍이 깔깔하여 甚하면 咽腫喉痺(인후염)를 함께 나타낸다.(結梗湯證)

② 요법: 虛인지라 天突 瀉, 大敦・少衝 補, 太白・太谿 瀉.

③ 참고: 風寒暑는 暴性的으로 사람을 傷害하므로 곧 感覺할 수 있으나 습기는 불편한 틈을, 따라서 마치 무슨 약한 김을 쐬는 것같이 侵해오므로 사람이 감각을 하지 못하는 수가 많다. 濕이 外의 자연으로부터 침입을 하는 것이 있으니 長夏時에 후덥지근한 열과 산과 늪의 蒸氣와, 비를 무릅쓰고 습한 곳을 강행을 하거나 땀이 의복에 흠뻑 밴 것으로부터 침입을 한 것이니 이런 경우에는 흔히 腰脚(허리와 다리)의 腫痛으로 나타나는 수가 많다. 습이 인체 내에서 얻어진 것이 있으니 生冷物과 주면을 무리하게 섭취를 하여 비의 기능을 鬱滯시켜 습이 발생을 하거나 그것이 열을 울체시키는 결과로 발생을 하는 것이니 이런 경우에는 흔히 위장이나 腹의 腫脹으로 나타나는 수가 많다 하나 오장육부 각 경락에 침입을 하는 수도 있다.

위의 처방은 脾土가 心에 머물러 心正格 · 脾勝格과 대증 요법을 합친 처방이다.

心正格: 大敦 · 少海 補, 陰谷 · 少衝 瀉.

2. 간풍수(肝風嗽)

① 견증: 濕이 간에 在한 것이니 기침을 하면 양쪽 옆구리가 아파서 옮길 수가 없는 증상을 나타냄.

② 요법: 膝關 · 曲泉-橫 · 大敦 · 湧泉 補, 太白 · 太衝 瀉.

③ 참고: 원래 木剋土를 해야 하나 肝木이 너무 虛하여 土가 木을 이겨 버린 상태로서 사암 선생의 처방을 보면 肝 · 腎의 木穴을 補하고, 木脾의 土혈을 斜한 처방이다. 필자가 이 처방을 가만히 살펴보면 위의 처방으로 효과 있었을 것이라는 생각이 든다. 하긴 효과가 있었으니까 그의 처방이 지금까지 내려오는 것이지만, 아마도 曲泉穴을 선택을 안 했으면 필자는 그의 처방을 약간은 의심을 했을 텐데 그 곡천혈이 들어감으로써 효과가 있었으리라고 생각이 드는 것이다. 肝이 너무 虛해서 脾濕이 침범을 한 것이라면 肝寒格이나 脾勝格을 써도 무난한 처방이지만은 필자는 肝寒格을 권하고 싶다.

肝寒格: 行間 · 然谷 補, 曲泉 · 少商 瀉.

3. 폐기해(肺氣咳)

① 견증: 濕이 폐에 있는 것이니 기침을 하면 가쁜 소리가 나고 심하면 피를 내뱉는 증을 나타낸다.

② 요법: 天突 · 陰谷 · 經渠 補, 尺澤, 陰陵泉 瀉.

③ 참고: 비는 습을 주관하고 있다. 脾土가 너무 강하니 脾의 子인 肺는 그 氣가 너무 강할 수밖에 없는 것이다. 그렇다면 이론적으로 肺勝格이나 肺熱格을 써야 하니 變方이 나온 것이다. 사암 선생의 처방을 보면 天突의 사용은 대증 처방에 해당이 되는 것이고 陰谷 · 經渠의 보는 脾濕을 견제하기 위한 처방으로 보여지나 이 처방대로 쓰려면 陰谷 · 魚際 補를 해야 하고 尺澤 · 陰陵泉의 瀉는 역시 脾濕을 견제하기 위한 처방으로 보여지나 少商 · 陰陵泉의 瀉로 써야 한다.

4. 신한천(腎寒喘)

① 견증: 濕이 腎에 在한 것이니 기침을 하면 背腰가 땅기고 아프고 심하면 해연(咳涎)이 많은 증상.(麻黃附子辛湯證)

② 요법: 經渠 · 復溜 補, 太白 · 太谿 瀉.

③ 참고: 脾濕이 너무 심하여 土克水가 심한 상태로 보고 腎正格을 쓰고 있다. 환자의 상태를 보아가며 혈의 선택을 해야 하나 너무나 약한 상태이거나 虛弱한 상태이면 腎正格도 좋지만은 腎寒格이 더 효과적이다.

5. 사암 선생 咳嗽 경험 예

1) 한 남자가 60세에 外腎이 항상 뻣뻣하여 每夜에 應色하기 6~7회를 하여도 도로 매 한가지여서 成寢이 불능하며 兩足도 절룩거

리고 손도 또한 不利한지라 心腎虛에 相關이 아닌가 하여 大敦 · 少衝 補, 太白 · 太谿 瀉하기 數度에 병이 나아졌다.

참고: 고전에는 左腎을 원기를 納入하며 收血을 하며 정기로 변화시키는 것을 주관하며, 右腎은 心包락이라고 했다. 필자가 경험하여 보니 右腎 쪽이 아픈 환자에게 心包正格인 大敦 · 曲澤 補, 陰谷 · 中衝 瀉하니 정말로 一度에 효과가 난적이 있었다.

2) 한 남자가 50세에 때때로 답답한 기운이 있으며 혹은 冷物을 좋아하므로 처음에는 心證인가 하고 의심을 했으나 효험이 없더니 중년에 많은 傷處가 있었던 것을 알고 瘀血治法을 施한 결과 완치하였다.

참고: 옛날식 心勝格을 쓰면 효과가 없다.(正格도 마찬가지) 냉물을 좋아한다고 하였으니 속에 열이 있었을 것이다. 心勝格이 좋다.

心勝格: 陰谷 · 少衝 補, 太白 · 神門 瀉.

第11章

효천문(哮喘門)

1. 효천(哮喘: 기관지 천식)

① 견증: 痰喘(가래와 기침)이 심하여 喉中에 水鷄聲이 있는 증상.(千金湯證)

② 요법: 天突 瀉, 丹田 迎, 液門·解谿 補, 中渚·陽谷 瀉.(雙方 大敦·太白 瀉)

③ 참고: 哮喘이란? 천식 발작을 말함. 기침이 나와 喘하며 胸中이 火와 같아 氣逆涎朝하고, 太息呻吟(신음을 하며 끙끙거리는)하며 소리는 물건을 켜는 톱 소리와 같고 코에서 콧물을 흘리며 거리의 動奔馬(달리는 말)같은 것.

鳴을 수반하는 호흡곤란을 말한다.

필자의 경험으로 보면 위와 같은 증상들을 보면 경추 7번에서 흉추 1·2·3번들 변형들이 많았다. 경추 7번의 이상은 手三陽經의 虛實을 보아야 하고 흉추 1·2·3번의 우측이 융기되어 있으면 肺勝格이나 肺熱格을 사용하면 효과가 있고 흉추 1·2·3번의 우측이 들어가 있는 것처럼 느껴지면 正格이나 寒格이 상당히 좋았던 것을 경험하였다.

다른 한 가지의 경험은 필자가 직접 경험을 한 것으로서 86년도경으로 기억이 나는데 친구에게 경추 7번 교정을 DROP교정해 보라고 하였다. 일반적인 觸診의 방법으로서 극돌기가 전위된 쪽 반대편으로 미는 방법을 교정테이블을 이용하여 교정을 했었는데 그 친구가 워낙 힘이 세서 그런지 교정이 정확하게 되어서 그런지 교정을 한 후 눈물콧물이 아주 못 참을 정도로 쏟아지고 코로 숨을 못 쉴 정도로 갑자기 코가 막히는데 이거 큰일 났다 싶어서 반대쪽으로 교정을 해 보라고 하였는데 그 친구도 당황하였는지 처음과 같이 못하다가 20분 이상을 교정을 한 후에야 어떤 한번이 제대로 들어맞아서 그런 증상이 없어진 적이 있었다. 그 뒤로 필자가 애용을 하는 방법이 코가 막혔을 때는 경추 7번 교정을 약간만 해 주면 교정을 한 즉시 코가 시원해짐을 호소하는 환자들이 많은데 위의 처방을 보면 사암 선생은 三焦의 열이 胃土에 있기에 이를 제거하려는 처방을 썼다.

다른 경험은 IGNACIO(이그나시오)라는 35세의 환자는 9년간 허리가 아파서 필자가 太陽經을 조절을 해서 났게 한 환자인데 1년이 지나서 다시 방문을 했다. 흉골 상부 쪽으로 기침을 하면 쓰리는 통증이 일주일 전부터 와서 有備無患격으로 방문을 했는데 이곳저곳 觸診하여 보니 三焦에 병이 들은 것이 틀림이 없었고 그 괴롭히던 요통의 증상들은 싹없어져서 그가 아주 상당히 좋아했는데 왼쪽 편으로 三焦勝格의 증상이 심한지라 열격을 놓을까 勝格을 놓을까 생각을 하다가 勝格을 놓았다. 왜냐하면 勝格과 熱格은 효과 면에서 완전히 다르다는 것을 경험을 했기에 조심하는 마음에서 勝格부터 놓은 것이다. 5개의 침을 刺鍼한 즉시 그가 말을 하였다. 지금은 가슴이 아픈 것이 덜하다고, 나중에 하는 말이 한 달에 한 번씩 자기 건강도 체크할 겸 예방도 할 겸 꼭 들리겠다는 말을 하였다.

肺正格: 太淵 · 太白, 靈道 · 經渠 瀉.

2. 사암 선생 哮喘 경험 예

1) 한 사람이 暑濕한 여름에 吐瀉를 한 후 기관지 천식을 하여 소리가 사방을 진동하는지라 듣는 사람이 위험을 느끼거늘 液門·解谿 補, 中渚·陷谷 瀉하기를 1次에 見效하였다. 당장에 神效한 효과를 본 것이다.

참고: 위와 같은 증상은 여름에 병이 들었기에 위의 처방으로 효과가 있었을 것이라고 생각할 수가 있을 것이다. 만약에 가을이나 겨울에 그러한 증상들이 온다고 하면 위의 처방은 바뀌어져야 하지 않을까? 우리 한국 사람들은 옛날부터의 풍습이나 습관이 人乃天·陰陽五行·五運六氣·동양철학의 사상들이 사회생활에 젖어 있어서 病을 고치는 데 있어서도 위와 같은 증상들이 있으면 음양오행으로 오운육기로 哮喘의 증상들을 해결하려 했을 것이다. 이 말들을 곰곰이 생각해 보면 哮喘의 증상은 어떠한 정확한 처방이 없다는 말이 나온다. 즉 모든 병명들이 이러한 식으로 처방이 나오기에 참으로 아리송한 처방들이 나오는 것이다. 누구 말이 옳은 것인지 분간을 못하는 것이다. 전부 다 옳은 말인 것이 동양의학의 맹점이라 할 수 있다고 해도 틀린 말이 아닌 것이다.

필자가 경험한 것은 계절에 상관이 없이 두 환자를 鍼으로 해 보았는데, 바짝 마른 사람은 三焦正格 1회에 효과를 보았고, 체격이 건장한 사람은 三焦勝格 1회에 효과를 보았다는 것이다. 해부생리학적으로 본다면 경추하부의 이상인 것이고 목의 이상인데 경락학으로 보면 三焦와 胃의 고장인 것이다. 사암 선생도 결국은 三焦와 胃의 조절로서 효과를 본 것이라 말할 수 있다.

第12章

학질문(瘧疾門: 말라리아)

1. 瘧疾(寒·熱이 交作)

① 견증: 寒·熱이 교차하여 小便不利가 그 증상이다.(加味五令散證)

② 요법: 三里·後谿 補, 支溝·崑崙 瀉.

③ 참고: 제2장 寒門 手·足太陰病을 참조

2. 장학(瘴瘧: 但熱不寒: 열은 있으나 寒하지 않는 것)

① 견증: (山鷄蒸毒 산골짜기 독가스)의 氣가 사람을 迷因(원인을 알 수 없이 헤메는)케 하여 發狂 등의 증상을 호소하는 것.

② 요법: 中脘 迎, 臨泣·陷谷 補, 俠谿·解谿 瀉.

③ 참고: 제2장 寒門 陽明病을 참조.

瘧이 간헐열(間歇熱)학질·말라리아 등으로 일정한 시간을 간격으로 寒·熱 발작을 하는 것.

온(溫瘧): 먼저 발열을 하고 後에 寒이 오는 것.

한(寒瘧): 惡寒戰慄가 심하고 牙關緊急하는 것.

학(癉瘧): 다만 熱하고 寒하지 않는 것.

해학(痎瘧): 間日瘧이라고도 하며 三日瘧이라고도 함.
노학(勞瘧): 만성 말라리아를 말함.
모학(牡瘧): 寒이 있고 熱이 나지 않는 것.

3. 소음학(少陰瘧)

① 견증: 子午(卯) 酉日에 발생하는 瘧.
② 요법: 腕骨·束骨 補, 中脘 迎, 三里 補.
③ 참고: 寒門 少陰病 참조.

4. 궐음학(厥陰瘧)

① 견증: 寅·申·甲·巳·亥日에 발생하는 瘧.
② 요법: 陽池·丘墟 補, 合谷·太衝 瀉.
③ 참고: 寒門 厥陰病 참조.

5. 태음학(太陰瘧)

① 견증: 辰·戊·丑. 未日에 발생하는 瘧.
② 요법: 衝陽·合谷 補, 承山·曲池 瀉.
③ 참고: 寒門 太陰病 참조.

6. 사암 선생 瘧疾 경험 예

1) 한 사람이 瘧疾 3년 후부터 항시 客症을 兼發하여 이러한 지가 7~8년이라 병이 시작된 날의 日辰으로 치료를 하였더니 병이 낫더라. 風·寒·熱 등의 3瘧을 잘 구별을 하여 치료를 하는 것이 日辰요법이 가장 神效하더라.

2) 한 남자가 30여 세에 2日 瘧이 걸린 지 이미 일 년이라 得病 日辰은 알 수 없으나 子午卯酉日에 앓게 되었으므로 少陰瘧으로 治하였더니 一度에 有效하더라.

3) 한 남자가 20여 세에 瘧疾에 걸린 지 수년이라 또한 시작된 병은 알 수가 없으나 方痛日(아픈 날)이 辰戌丑未인지라 太陰方을 써서 治하였더니 一度에 병이 낫더라.

4) 한 남자가 38세에 2일 瘧에 걸린 지 3~4도에 日辰이 寅日이 므로 闕陰方을 썼더니 2次에 病快하더라. (草瘧·婦瘧 며느리 곰보) 도 또한 日辰요법 1~2차에 快差하지 않은 것이 없더라.

第13章

이질문(痢疾門)

1. 허리(虛痢)

① 견증: 피곤하여 힘이 없으며 음식을 소화시키기 어려운 증상을 호소한다.(六味丸證)

② 요법: 腎虛인지라 經渠 · 復溜 補, 太谿 · 太白 瀉.

③ 참고: 虛痢란? 전신에 권태감이 있으며 음식물이 소화되지 않고 복통이 있으며 노책(怒責)은 없는 것. 痢疾이란? 전염성 세균성 下痢를 말함.

腎正格: 魚際 · 復溜 補, 太白 · 太谿 瀉.

2. 열리(熱痢)

① 견증: 身熱口渴 大便急痛 등의 증상을 호소함.

② 요법: 脾虛인지라 少府 · 大都 補, 大敦 · 隱白 瀉.

　※ 膽弱屬脾實: 陽谷 · 隱白 補, 神門 · 太白 瀉. 經渠 正. 瀉.

　※ 脾傳 腎賊: 少府 · 經渠 補, 大都 · 太白 瀉.

③ 참고: 열리란? 有熱性 炎衝性病變이 腸에 있기 때문에 생기는 下痢 · 肛門에 灼熱感을 느끼는 것을 말한다.

脾正格: 靈道 · 大都 補, 大敦 · 隱白 瀉.

第14章

일격문(噎膈門)

1. 일격(噎膈: 만성구토·위암의 종류)

① 견증: 膈(명치격)이 막히고 통하지 않아서 음식이 내려가지 않고 혹 먹어도 도로 토하는 증상.(丁香透膈湯證)

② 요법: 丹田의 迎, 中脘 正, 三里·陽陵泉 瀉.

③ 참고: 위와 같은 증상의 환자를 상당히 많이 경험을 해 보았다. 이곳 스페인에서도 점차적으로 침술에 대한 인식이 점점 높아져서 많은 사람들이 針의 신비에 대해서 많이 느끼고 있는데 이런 문제에 대해서 또 다른 문제점이 생기는 것이 무엇이냐 하면 어떤 병이든지 1·2·3회에 효과를 보려고 한다는 것이 문제점인 것이다. 내가 보기에 중증의 환자이고 낫기가 어려운 것인데 그런 환자는 단시간 내에 효과를 보려고 한다는 것이 문제점인 것이다. 그러한 환자를 만났을 때는 너무나 괴로운 것이 사실이며 언어구사능력에 중요함을 다시금 생각을 하게 되는데, 이곳의 의사들도 펑펑 노는 사람들이 많아서 무언가를 새로운 치료법으로 환자를 고치기 위해서, 동양의술인 針에 대한 관심을 많이 가지고 있는 의사들도 상당히 있으나, 침술 배우기가 어디 그렇게 쉬운 것인가? 그러나 단순하게 생각을 하는 의사들도 상당히 있어서 침을 배우려고 아니면 누군가

에게 무의식적인 인정을 받으려고 외국으로 나가고 있는 것이다. 그중 선호하는 나라는 대한민국이 아니라 스리랑카 · 베트남 · 중국 등을 많이 선호하고 있는 것이다. 이 말은 무슨 뜻이냐 하면 침술하면 중국을 알아주지 한국을 알아주지 않는다는 것이고 베트남, 스리랑카 등은 워낙 물가도 싸고 수료증이나 자격증을 취득하기가 너무 쉽기에 그러한 나라들을 선호하는 것이다. 필자가 들은 이야기로는 스리랑카의 어떤 침구사가 스페인에서 활동을 하고 있는데 그 의사가 아주 어렵다는 병을 침으로 고쳐서 이곳 신문이고 의사들 간에 소문이 나서 스리랑카를 선호한다고 어떤 사람이 말을 해 주어서 알고 있는 것이다. 이 말을 해 준 사람은 필자가 살고 있는 도시의 종합병원에서 남자 간호원으로 일을 하고 있는데 그도 환자를 많이 고치고 싶어서 오래전부터 침에 관한 책을 사서 모으고 대도시에서 침술에 관한 세미나가 있으면 관심을 가지고 참석도 하고 공부를 많이 한 사람으로 기억을 하고 있는데, 어느 날 하루는 필자의 사무실에 연락이 와서 시간을 내어 그와 대화를 하는 시간을 가졌었는데 위와 같은 이야기를 필자에게 이야기를 해 주고 자기가 침에 관심이 많으니 한국식으로 말하자면 스터디 그룹(STUDY GROUP)을 열자는 것이었다. 이것저것 많은 생각 끝에 그에게 말하기를 "내가 아직 스페인 말을 못하기에, 다음에 하자."라는 말을 하니 그가 말하기를 "같이 공부를 하면서 당신은 나에게 침술에 대한 것을 이야기하고 나는 당신에게 스페인 말하면 자연적으로 스페인 말이 느니 별걱정이 없을 것이다."라고 이야기를 하였고 이야기를 하던 도중에 "침으로 마취를 시킬 수가 있습니까?"라고 나에게 물어왔다. 대답은 "나는 할 수 없습니다."였다. 그랬더니 다시 이야기를 하는 것이 "중국에서는 침으로 마취를 시키는 것을 성공한 것을 알고 있습니까?"였다. 대답은 "알고 있습니다!"였다. 그리고 "合谷穴의 중요성에 대해서 알고 있습니까?"는 질문을 했다. "알고 있습니다!"라고 대답을 했다. 그는 정경침과 중국식 침법에 대해서만 생각하고 있는 것이었다. 合谷은 치통이 있을 때나 열을 조절하는 혈로 알고 있는데 당신은 어떻게 생각을 하느냐고 다시 물어 왔다. "나는 합곡을 大腸經의 반응점으로 생각을 하지 합곡을 많이 쓰지를 않는다"라고 답변을 했더니 이상한 눈으로 필자를 쳐다보았다. 지금 그때의 상황을 생각해 보면 그가 생각하기에 얼굴만 동양 사람이지 완전한 돌팔이로 생각했을 것 같다. 합곡혈을 잘 쓰지를 않는다니? 침 마취를 하는 방법을 모르고 있다니 하는 등등은 그러한 상상을 하기에 무리가 없는 생각들인 것이다. 여하튼 그 뒤로 그를 만나 보지를 못하였는데 그가 필자에게 베트남과 스리랑카 이야기를 해 준 것이었다. 여하튼 위와 같은 증상은 침술로서 잘 안 날 것 같은데 호전이 되는 것을 보면 침술이 신비한 면은 있는 것이다.

胃正格: 內庭 · 陽谷 補, 臨泣 · 陷谷 瀉.

2. 대장일(大腸噎)

① 견증: 열이 大腸에 막혀서 음식이 胃에 들어가면 곧 토하고 대변이 不能한 증상

② 요법: 肺濁인지라 三里 · 曲池 補, 通谷 · 後谿 瀉.

③ 참고: 필자는 폐에 대한 이상이라 해놓고 다른 처방을 쓴 것에 대해서 이해를 하지만은 외국에 사는 필자로서는 답답함을 금할 길이 없다. 외국에 나가서 사는 수많은 한국 사람들이 과거의 문헌을 가지고 시행착오를 할 것을 생각하면 어떠한 말들이 이러한 시행착

오에 대해 위안의 말을 해 주리요? 무어라고 말을 할 길이 없다. 필자는 수도인 마드리드에서 서남쪽(포르투갈 쪽)으로 400Km 떨어진 EXTREMADURA(엑스트레마두라)라는 도의 도청소재지인 BADAJOZ(바다호스)라는 인구 15만의 도시에서 살고 있다. 이곳 역시 좋은 소문은 천천히 퍼지고 나쁜 소문은 화살과 같이 빨라서 매사에 아주 조심조심하며 살아온 시간들이 많은데, 과거에는 순순히 오행만을 쓰지는 않았으나 지금은 거의 80% 이상을 오행침을 쓴다. 그야말로 책에서 보아 왔던 神針에 가까워진 것이다. 위의 증상은 陽明經을 조절하면 되는 것이다.

3. 소장일(小腸噎)

① 견증: 大腸噎과 같고 다만 血脈이 燥할 뿐이다.
② 요법: 心燥인지라 後谿·臨泣 補, 通谷·前谷 瀉.
③ 참고: 小腸熱格: 前谷·崑崙 補, 陽谷·內庭 瀉.

4. 삼양일(三陽噎)

① 견증: 三陽에 熱이 막혀서 맥이 洪數하고 有力하고 대소변이 불통하고 음식이 들어가지 않으며 혹은 들어갔다 할지라도 다시 吐하는 증세.(三一承氣湯證)
② 요법: 膀胱虛冷인지라 商陽·至陰 補, 三里·委中 瀉.
③ 참고: 手三陽에 이상인지 足三陽에 이상이 왔는지 먼저 판단을 해야 할 것이다. 上病인지 下病인지도 구별해야 한다면, 좌측인

지 우측의 병인지도 구별해야 하나, 이렇게 되면 너무나 아리송한 상태가 되는지라 권하고 싶지는 않다.

三陽의 교회혈은 경추 7번의 大椎에 해당이 되고 足三陽의 교회혈은 요추 1번에 해당이 된다. 직접 사진을 해 보아야 더욱 정확한 것이지만 위와 같은 증상을 본다면 足三陽의 이상으로 왔을 것이다. 사암 선생도 足三陽의 이상으로 보고 足三陽의 井穴들을 선택한 것이다.

三焦經의 募穴인 石門에 통증을 느끼면 三焦經을, 膀胱의 母穴인 中極에 통증을 느끼면 膀胱經을, 이렇게 각 母穴을 觸診해 보아 이상이 있는 經을 선택해 치료를 하는 것이 바람직한 방법이다.

5. 사암 噎膈 경험 예

1) 氣結胸膈을 噎膈이라 하는데 한 남자가 20세에 얼굴색이 노랗게 여위고 약간 부종이 있고 肌膚(근육과 피부)가 肥大하며 항상 食滯로 고통을 받고 목옆에 結核이 있어 연주창과 같은지라 大腸噎로 治하였더니 有效하더라.

2) 한 남자가 항상 구토를 일으키고 고생하므로 脾正格을 써도 효험이 없을 뿐 아니라 오랜 뒤에 背腫이 많으므로 비로소 三陽噎인줄 알고 膀胱正格을 썼더니 병이 낫더라. 대체로 부인은 血虛症이라 腹痛·心下가 답답하고 그득한 사람에게 小腸噎法(小腸正格)으로 치료하여 효과를 본적이 적지 않다.

第15章

애역문(呃逆門: 딸꾹질)

1. 애역(呃逆)

1) 폐애(肺呃)라고도 하며 氣逆上沖으로 인하여 일어나는 증상이
니 딸꾹질의 증상이다. 이것은 肺氣不暢에서 오는 것이다.

① 요법: 肺濁인지라 三里 · 曲池 補, 陽谷 · 陽谿 瀉.

② 참고: 방광경상에 제7 흉추 근처에 膈兪라는 혈이 있는데 그 뜻
은 臟腑와 복부의 칸막이가 된다는 뜻인데 上焦와 중초의 경계가 되
기 때문에 上焦와 중초의 기능조절을 하고 호흡 · 순환 · 소화 · 흡수작
용과 횡격막의 경련(딸꾹질) 시 이곳의 자극은 효과가 있다는 것은 누
구나 다 알고 있다. 또한 이곳에는 肺와 大腸의 별지맥이 이곳을 지나
고 있어서 음양의 이치에 따라 허실조절하면 되는 것인데 사암 선생
은 肺勝格을 지침하지를 않고 大腸正格을 刺鍼하였다.

2) 心包(心咆): 心氣不順으로 인하여 오는 포역(咆逆)을 지칭하는
것이니 大敦 · 少海 補, 陰谷 · 少衝 瀉.

참고: 애역이란? 딸꾹질 · 吐함.(吐氣가 있으나 토해지지 않음)

濁이란? 복강 내에 가스가 차 있는 증상.

2. 냉애(冷呃)

① 견증: 입을 벌릴 때 陽氣가 적당히 상승하였다가 한기의 침입으로 인하여 양기가 올라가지 못하여 일으키는 딸꾹질이다.

② 요법: 經渠・復溜 補, 太谿・太白 瀉.

③ 참고: 腎正格의 처방이다.

腎正格: 魚際・復溜 補, 太白・太谿.

3. 습애(濕呃)

① 견증: 脾・胃虛寒에서 유발되는 딸꾹질이다.

② 요법: 土敗인지라 少府・大都 補, 大敦・隱白 瀉.

③ 참고: 脾正格의 처방이다.

脾正格: 靈道・大都 補, 大敦・隱白 瀉.

第16章

구토문(嘔吐門)

1. 구(嘔)

① 견증: 왝왝 소리와 함께 음식물을 토하는 증상.

② 요법: 火에 속한지라 陰谷·少海·大敦·少衝 瀉.

③ 참고: 구토란? 嘔는 토하는 소리는 나나 吐泄物이 없는 것.

吐는 토설물이 나오나 吐하는 소리가 없는 것이나 嘔는 心實에서 오는 것이다.

心勝格: 陰谷·少衝 補, 太白·神門 瀉.

2. 토(吐)

① 견증: 울컥 토하면서도 '왝왝' 소리가 없는 증상.

② 요법: 脾弱인지라 少府·大都 補, 大敦·隱白 瀉.

③ 참고: 吐는 脾虛에서 오는 것이다.

脾正格: 靈道·大都 補, 大敦·隱白 瀉.

3. 홰(噦: 새소리)

① 견증: '왝왝' 소리를 내면서도 아무것도 토하지를 않는 증상.
② 요법: 胃虛인지라 陽谷·解谿 補, 臨泣·陷谷 瀉.
③ 참고: 噦란? 嘔吐·딸꾹질·呃逆과 같다.
胃正格: 內庭·陽谷 補, 臨泣·陷谷 瀉.

4. 사암 선생 嘔吐 경험 예

1) 한 여자가 항상 구역질 기운이 있고 두어 달에 만큼씩 胃脘이 아프기 시작하게 되면 10여 일간을 꺼벅 죽었다가 살아나는지라 胃噦法(胃正格)으로 治하였더니 수도에 병이 낫더라.

2) 한 남자가 매년 여름이면 吐瀉를 자주 일으켜서 죽을 지경에 이르는지라 脾正格을 썼더니 數度에 낫더라.

第17章

탄산문(呑酸門)

1. 심열산(心熱酸)

① 견증: 가슴에 酸味가 떠올라서 심장을 자극하여 赤色을 나타내는 증상.(생목이 오르는 것)

② 요법: 大敦 · 少衝 補, 曲泉 · 少海 瀉.

③ 참고: 탄산이란? 酸味가 가슴으로 刺出되어 입으로 나오지 않는 것 가슴앓이 胃酸過多의 트림.(吐酸)

2. 간열산(肝熱酸)

① 견증: 위의 증상과 같으나 다만 청색을 나타내는 증.

② 요법: 陰谷 · 曲泉 補, 中封 · 經渠 瀉.

③ 참고: 모든 병은 병명은 비슷하나 증상과 체질이 달라서 진단 · 처방 · 치료의 중요성이 강조가 되는데 위의 제목에서 肝熱酸이라 했으니 간에 열이 있어서 酸味가 있는 것이라고 보아야 타당한데 肝熱格을 쓰지를 않고 肝正格의 처방인 것이다. 이러한 것을 생각해 보면 이론과 실제가 다른 것을 상당히 많이 느끼는데,(그래서 診脈의 중요성이 높다) 필자의 경험을 볼 때 열이 찬 것은 척추 부위가

융기가 되어 있고 한이 찬 것은 함몰이 된 환자가 많았다.

肝熱格: 少商·曲泉 補, 靈道·行間 瀉.

3. 식열산(食熱酸)

① 견증: 食熱酸.

② 요법: 中脘 正, 丹田 迎, 氣海 瀉.

③ 참고: 食熱酸도 胃에 열이 있어서, 신트림이 나오는 것이므로 背部의 觸診과 瀉하는 穴에 壓診하여 보면 깜짝 놀라게 하는 통증이 나타나게 된다. 胃熱格의 처방은 옛날식으로 하면 內庭·通谷 補, 解谿·陽谷 瀉인데 이 혈들의 사용으로는 되지를 않는다. 胃熱格인 解谿·陽輔 補, 內庭·陽谿 瀉로 해야 된다.

第18章

嘈雜과 噯氣門

1. 조잡(嘈雜: 가슴앓이)

① 견증: 배가 고픈 것 같기도 하고 쓰린 것 같아서 名狀할 수 없으며 속이 더부룩한 증상.(消食淸鬱湯證)

② 요법: 脾傷인지라 少府 · 大都 補, 大敦 · 隱白 瀉.

③ 참고: 嘈雜이란 주린 것 같으나 주린 것도 아니고 아픈 것 같으나 아프지도 아니하고 痞滿과 惡心 및 트림을 겸한 증상.

그 원인은 음식의 부조절과 신경과용으로 위산 과다가 되어 이루어진 것을 말한다. 또 가슴앓이라고 한다.

2. 애기(噯氣)

① 견증: 트림을 하는 증이니 목에서 '계액' 소리가 나면서 胃에서 기체가 입으로 올라오는 증상.

② 요법: 反胃인지라 中脘 · 陽谷 補, 臨泣 · 陷谷 瀉.

③ 참고: 噯氣란 트림 · 食臭가 나고 음식물이 나오지 않는 것. 먹은 음식이 잘 삭지를 아니하고 괴어서 생긴, 가스가 입으로 복 받혀서 오르는 것을 말한다.

필자가 한국에 있을 때 TV를 본다거나, 음식점에서 식사를 하고 나서 트림을 하는 장면이 가끔 목격을 하는데 이러한 것은 상대방에 대한 잘 먹었다는 無言의 표시일 것이다. 그리고 한국에 있을 적에도 어떤 한 분이 말씀하시길 소싯적부터 몸이 하도 허약하여 각종 보약에다 온갖 좋다는 곳도 많이 다니다가 성장이 되어서도 몸이 안 좋은지라 온갖 민간요법에 좋다는 곳은 시간이 날 때마다 오랜 세월을 이것저것 배우러 다니다가 급기야는 그분 주위에 있는 난치병 불치병의 환자를 많이 고쳐주었다는 분을 만났었다. 그리고 그분은 (1980년 말경)필자에게 차트 한 장을 주었다. 그것은 五行針도 아니고 正經針도 아니고 手指針도 아닌데 그분이 자주 애용을 하시던 방법은 絡穴요법이었다 한다. 그분은 침의 전문가가 아니었다. 지금도 사회의 저명인사이시고 침을 안 쓰고 많은 絡穴요법이 그렇게 잘 났었다고 말씀을 하신 것이 기억이 난다. 그리고 그분은 "트림은 내 마음대로 할 수가 있다"라고 하시면서 트림을 시작하는데, 듣기가 괴로울 정도로 트림을 했었다. 필자에게 트림은 왜 나오는 것이냐고 물어 왔을 때, "脾·胃에 대한 이상으로 오는 것이죠. 또한 횡격막의 불안정으로 인해서 트림이 오는 것입니다."라고 대답을 하고 指壓·活法·교정요법을 시술을 했었는데, 조금은 좋아졌으나, 실제적으로는 膈兪穴인 胸椎 7·8번 주위를 압진하여 보면 푹 꺼져 들어가 있거나 융기가 되어 있는 경우가 많다. 증상에 따라서 시술을 해야겠지만 신체의 병명 중에 허·실·한·열을 조절하는 방법은 針, 즉 刺鍼요법 이상 빠른 게 없다.

이곳에서 환자에게 허·실·한·열이 어쩌고, 七情이 어떻고, 五行이 어떻고, 암만 설명해 보아야 소귀에 경 읽기 식이다. 환자는 전문가가 아니니 빨리 좋아지기를 원하고 있기 때문이다. 그 대개의 진단 법 중에서 필자가 상당히 많이 애용을 하는 것이 熱格이나 寒格을 애용하고 있고 특히 熱格을 많이 사용을 하고 있다. 이곳 스페인 사람들의 熱症이 많이 나타나서 그런 것도 있지만은 肝・心・脾・肺・腎의 熱格은 독자 여러분도 증을 잘 살펴서 이의 熱格을 刺鍼해 보면 탄복할 만큼 잘 들음을 느낄 수 있을 것이다. 예를 들면 肩井穴 부위의 硬結感이다. 이 肩井穴은 너무도 유명하고 아주 중요한 진단 점이기도 한데(필자는 肩井穴에 刺鍼을 한 적은 10번이면 2~3회 정도) 간단하게 說하면 左側肩井의 통증은 心熱格이 상당히 잘 들고 右側肩井의 통증은 肺熱格이 상당히 잘 들었다.

"인체를 수학 공식에 비유를 할 수가 없다고 많은 사람들이 이야기를 하지만은 인체 역시 수학 공식에 비유를 할 수가 있는 것이다."라고 생각을 한다. 背部역시 아주 중요한 진단 처의 하나이다. 오행침에서의 배부의 자극은 무의미한 것이라고도 이야기를 할 수가 있지만 현재의 상황들에서는 아주 주요한 부분들을 차지하는 것이다. 膏肓穴의 통증은 이야기가 달라진다. 다시 결론적으로 이야기를 하면은 좌측 膏肓혈의 통증은 心包의 이상으로 오는 것이다. 우측 膏肓穴의 통증을 호소하는 사람은 우측 고황혈 부위의 통증이 있는 사람들은 간의 이상이거나 心包의 이상이 상당히 많은 것이다. 즉 厥陰의 이상인 것이다. 음양오행에서는 心과 心包를 같이 묶어서 생각을 했지만은 필자의 생각은 心包와 三焦를 따로 분리시켜야 된다고 생각을 한다. 이것에 대한 자세한 내용은 더욱 연구해야 하는 과제이지만, 고전의 말씀들은 절대적인 것이 아닌 것 같으며, 인체의 신비가 경이롭다고 하는 것은 현재까지 그러한 경이를 풀지를 못해서 그렇지 수학공식처럼 들어맞으면서도 자꾸 변하는 것이 인체의 신비인 것 같은 생각이 자꾸 드는 것은 왜일까? 여하튼 위와 같은 증상은 陽明에 이상을 다스리면 될 것이다.

3. 사암 선생 경험 예

1) 한 남자가 밥 먹고 난 조금 뒤에는 먹은 것이 도로 나와서 입에 가득하며 이러한 지 벌써 몇 년이 되었다고 한다. 少府, 大都 補, 大敦・隱白 瀉했더니 一度에 병이 낫더라.(脾正格)

2) 한 부인이 茱毒에 걸린 지 근 10년에 몸이 빼빼 마르고 얼굴빛이 노랗고 수척하여졌다. 脾正格을 썼더니 神效하게 낫더라.

3) 한 남자가 40세에 6月의 똥으로 재배한 소채를 먹고 부종이 생기고 또는 泄瀉를 하였다. 脾正格을 썼더니 한 번에 병이 낫더라.

4) 한 남자가 20여 세에 항상 복통과 上沖을 일으켜서 음식 후 조금 있다가는 도로 吐하여 입에 가득히 물어 가지고 혹은 다시 삼키며, 혹은 배타 버리기를 5~6년을 계속하였다. 脾正格을 1도 하였더니 完差하더라.

第19章

종창(腫脹)

1. 습창(濕脹: 胃脹)

① 견증: 배가 더부룩하고 胃脘이 아프며, 코에서 焦臭(단내)가 나서 음식에 방해가 되며, 변비증을 나타내는 증상이다.(藿香正氣散 또는 木香調氣散證)

② 요법: 胃敗인지라 氣海 迎, 陽谷 補, 臨泣·陽谷 瀉.

③ 참고: 腫脹이란 곪거나 종기 같은 것이 생겨서 부어오르는 것. 熱이 내에서 氣鬱하면 腫한다. 胃正格을 쓰고 있다.

胃正格: 內庭·陽谷 補, 臨泣·陷谷 瀉.

2. 열창(熱脹: 實脹·飮水面紅)

① 견증: 내부에서 脹症이 시작이 되어 외부에까지 번진 것으로 소변이 赤澁하고 대변이 秘結되며 氣色이 紅亮하고 음성이 높으며, 맥도 數·滑하고 유력한 증상.(七物厚朴湯)

② 요법: 心實인지라 丹田·陰谷·曲泉 補, 太白·神門 瀉.

③ 참고: 위의 상황에서 曲泉을 補한 것은 心勝格의 공식에 어긋나는 처방이었으나 少海혈을 선택한 것보다는 曲泉혈을 補한 것은

현명한 판단이었다.

3. 기창(氣脹)

① 견증: 물먹기를 싫어하고, 얼굴빛이 희며, 배가 크고 사지가 바싹 마르는 증상.(分心氣飮證)

② 요법: 肺實인지라 膏肓 補, 少府 · 勞宮 迎 · 湧泉 · 然谷 瀉.

③ 참고: 원래 肺勝格은 少府 · 魚際 補, 陰谷 · 尺澤 瀉이나 이 格하고 전혀 다른 처방을 쓰고 있다. 사암 선생도 肺實일 때 어느 혈을 補하고, 瀉하는지를 기본적으로 알고 있었으리라 그러나 효과가 나타나지를 않는 것이다.

이곳 스페인에 살면서 하루는 이러한 이야기를 들었다. 한국의 어느 사람이 있고 스페인에서 어느 중소 도시에서 침을 놓으며 8년을 지냈다고 한다. 그분도 굉장한 꿈을 가지고 스페인에 정착을 했으리라 그러나 그는 한국으로 다시 돌아가려 한다. 여러 가지 원인이야 많겠지만 그 신비의 침으로 알려진 침법인 오행침을 많이 썼다고 한다. 그리고 환자들에게 오행침을 놓고 맥이 변할 때까지 1시간이고 2시간이고 꽂아두는 방법을 가끔 썼다는 것이었다. 그런데 刺鍼을 해 놓고 어느 정도 시간이 지나면 맥이 변해야 되는데 변하지를 않는 것이다. 왜 변하지가 않을까? 필자도 그러한 상황들은 여러 번 생각을 많이 했었다. 틀림없이 변해야 되는데 변하지가 않는 것이다. 맥이 변하지를 않으면 그것은 효과가 없는 것이다.(針은 氣를 다스리는 요법이라 더욱 그런 것이다.) 더군다나 중소도시 5~8만 되는 소도시에서는 그 사람들이 생각을 하기에 정말 기적과 같이 났다는 소문이 나야 하는 것인데 그러하지 않고 시간이 지나서 낫다는 소문이 나면 그것은 외국 사람이 생활을 하기에는 치명타적인 소문인 것이다. 외국에 사는 치료사들로서는 한국에서처럼 火가 많아서 그렇습니다. 스트레스를 줄이세요! 등의 신경성인 것처럼 환자들에게 이야기를 했다가는 양심상 찔리는 이야기임에는 틀림이 없다. 또 그러한 이야기를 할 수도 없는 것이 사실이다. 왜냐하면 보험 제도가 한국보다 월등 잘되어 있어서 아무리 중대한 수술이 있어도 담당의사의 SIGN만 있으면 거의 많은 부분이 보험 처리되기 때문이다. 그러니 누가 비싼 돈을 내고 개인 병원에 가려고 할까? 침이나 물리치료를 받으러 오는 환자들은 3~7회 안으로 어떠한 변화가 있어야 한다. 그리고 10회가 넘어 가면 "일주일에 한 번씩 오세요! 2주일에 한 번씩 오세요! 한 달에 한 번씩 오세요!"라고 이야기를 해야 한다. 만약에 일주일에 3회씩 오라고 하면은 침 맞으러 올 환자들은 거의 없다고 보아야 한다. 이곳 사람들의 병원을 생각하는 인식이 그런 것이니 그렇게 밖에 할 수가 없는 것이다. 여하튼 외국 사람인 침쟁이로서 이곳의 사람들에게 병을 고쳐 준다는 것은 불리한 조건이 아주 많다.(빨리 고치면 조금은 문제가 덜하다.)

침구사인데 중국 사람이다. 약 20회를 거쳐서 만성요통환자를 완치시켰다고 대단한 자부심을 드러내 보이는 사람을 이곳 TV에서 본 적이 있다. 그 20회라는 횟수도 중요한 것이지만은 "아니 저 사람은 어떠한 재주가 있기에 요통 환자를 20회씩이나 진료비를 받아 챙겼나? 그런 수단을 배우고 싶네." 하는 생각도 가진 적이 있었다. 그 사람은 중국 사람으로서 중국 침이나 아마 정경침을 補 · 瀉하는 방법을 썼을 것이다. 지금 생각해 보면 조그마한 중소도시에서 7~8년간 살다가 간 사람이나 중국 사람이 TV에 나와서 요통을 쉽게 고친다는 사람이나 사암 선생이 음양補 · 瀉의 원칙대로 놓지를 않고 자꾸 이론에 맞지를 않는 혈 자리에 刺鍼을 한다는 것이 이해가 되는 대목이 된다. 반대로 肺實이면 肺勝格을 놓아서 고쳤다는 책을 후손에게 남겼으면 그는 우리 대한민국의 오행침의 창시자가 아니라 후손들에게 어두운 구렁텅이로 몰고 가는 사람이었을 것이라고 생각을 한다.

이 氣脹편에서도 보듯이 肺實로 처방을 내렸으면 당연히 肺勝格을 써야 되는데 전혀 엉뚱한 처방을 내리고 있는 것이다. 그러나 그의 처방을 이제 와서 다시금 생각한다면 효과가 있었을 것이라고 생각을 한다.

少府와 勞宮을 瀉한 것은 心經과 心包經의 金穴을 瀉한 것이 된다.(옛 이론대로 하면 補가 된다) 湧泉(腎의 木)과 然谷(腎의 火)을 사한 것은 폐의 子인 腎을 瀉해 버린 것이다. 불완전하기는 하지만은 현재의 이론에 맞는 처방인 것이다.

肺勝格: 靈道 · 經渠 補, 陰谷 · 少商 瀉.

4. 수창(水脹)

① 견증: 물이 腸胃에 잠겨 가지고 피부에 流溢되어 가지고 꾸르륵 꾸르륵 소리가 나며 가슴이 두근거리고 숨이 찬 증상.(大半夏湯 또는 消飮丸湯)

② 요법: 腎溢인지라 水分 瀉, 太白 · 太谿 補, 經渠 · 復溜 瀉.

③ 참고: 水脹이란? 부종으로 인하여 배가 불러서 가만히 있어도 물소리가 흐르는 진수음이 들리는 것인데, 腎勝格을 쓴 것은 틀림이 없지만 經渠는 폐의 金穴이었지만 肺火로 바뀌어야 한다. 復溜는 腎金穴이 되는 것이다. 12경맥을 허 · 실 · 한 · 열의 4분류로 나누어

서 전체적으로 48가지의 처방이 나온다. 그중에서 맞는 처방은 딱 한 가지 腎勝格밖에 없다. 나머지 47가지 처방은 전부가 틀린 처방인 것이다.

腎勝格: 太白 · 太谿 補, 大敦 · 湧泉 瀉.

5. 곡창(穀脹)

① 견증: 피부가 팽팽하여 비만증이 있고 신물이 넘어 오며 아침을 먹을 수 있으나 저녁을 먹을 수 없고 臍中(배꼽) 돌출을 한 증상.

② 요법: 肺虛인지라 中脘 迎 · 神門 · 太淵 補, 魚際 · 大都 瀉.

③ 참고: 비만증의 치료, 비만증의 치료에 대해서는 필자는 할 말이 너무 많다. 비만증에 대한 자료를 수집한 것만 해도 거의 20년에 가깝다. 처방만을 해도 30여 가지가 넘고 나의 일기장에는 비만증에 대한 것만 해도 소설책 한 권은 나오리라. 스페인에 올 적만 해도 생각을 엄청 많이 했었고 이곳에 4년을 살았어도 비만증제거에 대해서도 약 10여 사람을 침놓으면서도 연구를 많이 했었다. 그러나 80%의 이상이 실패였다.(10명의 환자가 왔었는데, 8명은 실패를 하고 2명은 단 4회 시술에 몸의 기가 조절이 되어 살이 빠진 예가 있다. 두 환자 전부 간정격과 간한격을 썼었다) 전화 문의나 다른 환자들이 비만증도 해결이 되느냐고 상담을 하면은 초창기에는 된다고 이야기를 했었으나 99년도까지는 비만을 제거를 하려면 시간이 많이 걸리기 때문에 비만 한 가지 증상으로는 시술을 안 한다고 변명 아닌 변명을 했다. 왜냐하면 당연히 먹지를 않으면 살이 빠진다. 식단 계획표를 잘 짜서 시행에 옮겨도 살이 빠진다. 귀에다 침을 놓아도 살이 빠진다. 그러나 그 후엔 살이 더 찐다. 침을 40개~100개씩 刺

鍼을 해도 살이 빠지고 이론적으로는 안 되는 것이 없다. 필자도 전부가 아는 사실이고 비만환자도 전부가 아는 사실일 것이다. 누구나가 느끼는 사실인 것이다. 그러나 환자는 그러한 것을 원하지를 않는 것이다. 먹을 것을 다 먹으면서 편안하게 하루 생활들을 지내면서 자연적으로 살이 빠지고 무리한 것(식이요법)을 원하지를 않는 것이다. 필자도 비만증 환자와 같이 자연적으로 살이 빠지기를 원하는 치료 방법을 찾으려고 노력을 했었다. 대망의 2000년도 1월 1일이 왔다. 어느 나라든지 마찬가지여서 이곳 TV에서도 길을 지나가는 사람들이나 저명인사들에게 새해의 소망이 무엇이냐고 아나운서가 사람들에게 인터뷰를 하였다. 그중에 살을 많이 빼고 싶다는 사람들이 많아서인지 살을 빼는 세계 각국의 진풍경들이 나왔는데 韓國에서 長針으로 살을 빼는 시술하는 장면이 TV 전파를 타고 이곳 스페인에 방영이 되었다. 몇몇 환자들이 필자에게 와서는 그저께 한국 대통령이 나오고 한국의 정초의 풍습과 살을 빼는 시술 장면이 나온 것을 보았느냐고 말을 하였다. 그래서 알게 되었으나, 그동안 필자가 수집을 하고 연구하던 것을 몇 가지를 열거해 보면,

첫째, 살이 찐 사람들은 흉추 7~8번을 기준으로 해서 극돌기가 왼쪽으로 휘면 비만인 사람이 많고 오른쪽으로 휘면 아무리 먹어도 살이 안 찐다. 그러기 때문에 흉추 7·8번이 肌肉 관리를 담당을 하고 있는 것은 가능성이 아주 많은 것이다.

둘째, 모든 오장육부를 다스리는 신경, 즉 자율신경은 경추 부위에 미주신경이 많이 분포가 되어 있기에 목뼈를 정열을 시키면 영양분 조절을 할 수가 있다.(이론적으로는 쉬운데 실제적으로는 너무 힘들었음)

셋째, 手·足太陰經의 이상으로 비만이 온다는 것.(이것은 옛날

이론이나, 필자는 아무리 생각을 해도 足太陰 脾經과의 짝은 手厥陰 心包經으로 생각을 하고 있다. 사실 脾經과 心包경을 짝으로 생각하여 치료를 해 보니 효과가 아주 좋은 환자가 있었다.

넷째, 보통 숙변이 장에 끼어 있어서 숙변 청소를 하면 살이 빠진다고 생각을 하는 사람들이 많은데, 복직근의 이상으로서 뱃살이 나오고 배가 커 보인다. 그러기에 복직근을 다스리면 된다는 이론이다. 실제적으로 복직근을 컨트롤하는 경락은 小腸경이다. 즉 小腸경을 다스리면 되는 것이다. TRIGGER POINT라는 책에서는 복직근이 고장이 났을 적에는 그 근육의 통증처 부위를 실제적으로 흉추 7·8번 부위와 腰仙관절 주위에 통증이 나타난다고 되어 있다. 이렇게 생각을 한 것이 지난 시간들의 생각들이었다.

6. 사암 선생 腫脹 경험 예

腫脹은 가장 치료하기 어려운 증이므로 잘 응수를 하지 않으려 했으나 부득이한 관계로 환자를 치료하여 보면 鍼治後에 극히 약간의 효과가 있는 자도 있고 또는 鍼治後에 재발이 되는 자가 있어 완치를 기대하기 어려우니 소문에 말하는 未病이라 함이 틀림없다.

1) 여름철에 20살 먹은 남자아이가 전신에 脹滿한지라 大敦·少沖·補, 陰谷을 瀉한 지 불과 數 3次에 병이 났었는데 이러한 것은 불과 몇 되지 않았다. 남자음경과 음낭이 함께 부은 者는 本方 이외의 것일 것이나 傷署한 것은 心經이 受邪한지라 이 方을 이용한 것이다.

2) 한 남자가 40세에 원기가 장대하여 술 종류를 多食하였는데

갑자기 食滯와 같이 수일 동안 불편하더니 그로 인하여 腹脹이 되고 頭·面·四肢가 모드 부어서 앉고 일어서는데 轉側이 不能한지라 처음에 食滯인가 하고 의심을 해서 內庭을 瀉하기를 數次에 효과가 없거늘 穀脹方을 사용하기 神門·太淵·補, 魚際·大都 瀉하였더니 1도에 病快하였다.

3) 한 남자가 전신이 腹脹하였다가 그 후에 조금 나아졌는데 陰莖만은 마찬가지요 여름인지라 心虛와 같은 證인데다가 바야흐로 痢疾의 餘症으로 腎水가 泛溢하였으므로 太白·太淵 補, 經渠·復溜 瀉하였더니 1度에 병이 감소하고 2度에 快差하더라.

참고: 필자가 한국에 있을 적에 주위에 침을 잘 놓는 사람이 있어서 항상 주위에 만원을 이루었는데, 배에 복수가 가득 차서 온몸이 풀빵처럼 띵띵 부은 환자가 찾아왔다는 것이었다. 그 사람도 아무리 유명하다고 하지만은 속으로는 걱정이 심해서 죽어도 좋다는 언약을 받고 針을 놓아주었다는데, 상태가 더 나빠져서 일주일 만에 환자가 저 세상을 떠났다는 것이었다. 그 환자의 형제도 같은 증상으로 같은 사람에게 침을 맞았는데 또 저 세상으로 떠났다고 한다. 나중에 이야기를 들으니 각종 좋다는 要穴과 水字 들어가는 穴(水構·水道·水分·水泉 등) 刺鍼을 하고 간경화라는 진단이 나와서 肝絡이나 腎을 다스리는 처방을 썼었다는 것이었다. 종합병원에서 포기한 환자였고 각서도 받은 상태라서 별 문제 없이 해결이 되었지만, 그 침구사도 많은 생각을 했었다고 한다. 경험 예 1)을 보면 傷署한 것은 心經이 병을 받아들인 것이라 하여 心正格을 썼다. 大敦·少海 補, 陰谷·少沖 瀉해야 되는데, 陰囊이 부은 것은 肝經을 자극을 해야 한다. 오른쪽 왼쪽이 다르다.

하루는 한국에서 필자에게 안부인사차 전화가 왔었다. "오 선생님! 환자 중에 음낭이 참외 조그만 것처럼 크게 되어서 매일 그 사람은 한복만을 입고 다니는 사람이 있는데 그것은 어떻게 하면 좋겠습니까?"라고 물어 왔다. 물론 간에 대한 이상이 있다는 것을 알고 있었겠지만 과연 간에 허·실·한·열과 轉病 등 아주 복잡한 상황들이 있어서 그것을 진단하기가 쉬운 일은 아닌 것이다. 답을 하기를 "간에 열이 차 있으면 토산 불알이 되는 것이야"라고 전제를 하고 "肝熱格을 써보세요"라고 이야기를 했다. 옛날 처방은 틀린 것이 있으니 少商·曲泉 補하고, 靈道·行間 瀉해 보라고 일러주었다. 그래도 잘못 알아들은 것 같아서 다시 이야기를 하였다. "아마도 등의 오른쪽이 불쑥 튀어 나왔을 거야. 그 등이 나온 것을 들어가게 하면은 되는데, 지압이나 교정은 힘들어, 그리고 行間穴을 눌러보면 아픈 통증이 있으면 肝에 열이 차서 아픈 것이고 그 혈이 안 아파지면은 토산 불알이 좋아질 거야"라고 하였다. 그런데 行間穴만을 눌러서는 안돼요! 陰谷·曲泉 주위를 補하는 방향 쪽으로 지압을 하고 行間·靈道를 瀉하는 방향 쪽으로 강하게 지압을 해 주면 많이 좋아질 것이라고 이야기를 하였다. 그 뒤 점차로 좋아졌다는 이야기를 들었으나, 刺針은 번개와 같이 빠르다.

독자 여러분도 잘 아시겠지만 肝膽의 經絡만을 잘 다스려 주면은 각종 병들을 50% 이상 고친 것이나 다름이 없다. 다른 장기의 기능도 상당히 중요하지만은 이곳 스페인의 사람은 肝膽의 이상이 50%가 넘는 사람이 참으로 많다. 간담의 허·실·한·열을 잘 구별을 해서 쓰면 1·2·3회 방문 시까지는 참으로 좋아하는 환자를 많이 상대를 해보았다. 左側 右側의 이상이 약간씩 다르므로 연구를 많이 해야 한다.

第20章

적취문(積聚門)

1. 비기(肥氣: 肝積)

① 견증: 左肋下에 □□ 또는 覆杯狀에 硬物이 생겨 가지고 오래되면 發咳嘔逆하여 脈이 弦細한 症狀.(肝臟의 逆氣로 인하여 어혈과 합하는 까닭·肥氣丸證)

② 요법: 陰谷·曲泉 補, 中封·經渠 瀉.

③ 참고: 일명 肥氣라고 한다. 肝氣가 울적하여 소통이 되지를 못하여 발병한다. 증상은 적 덩어리가 左肋下에 생기는데 그 모양이 술잔을 거꾸로 엎어놓은 것과 같으며 어떻게 보면 거북이 모양처럼 생겼다. 大怒한 일이 있어서 上氣하여 그 氣가 下降하지 못하거나 기가 상으로 逆하면 頭痛·眩暈하고 肋部에 쌓이면 肥氣가 되는 것이다. '難經'에 "간의 積은 肥氣라 명칭을 하며 좌늑하에 있으니 그 모양이 마치 술잔에 頭足이 있는 것과 같다. 오래 낫지 않으면 사람으로 하여금 딸꾹질을 하며 하루 걸이 학질을 몇 해를 거치지 않고 앓게 될 것이니 이것은 음력 6월인 季夏 戊己日에 성립을 한 것이 아니라 어떠한 까닭으로 그렇게 말하느냐? 폐병이 간으로 이전을 하면은 간은 이것을 받아들이니 당연히 비로 轉移하려고 할 것이니 비가 마침 季夏에 왕성하게 된 旺者는 受邪를 하려 들지를 않으므

로 간이 이것을 다시 폐로 돌려보내고자 하나 金克木하기에 마침
强者인 폐가 이를 받으려 하지를 않으므로 할 수 없이 留結하여 積
이 되기 때문이다."

간의 기능은 동양적 사고방식이나 서양적 사고방식으로 생각을 해
보아도 굉장히 중요한 장기인데 옛날 사람들은 左肝 右肺라 하여
左肋下의 肥氣가 생긴 것을 肝積이라 생각을 했음이 틀림이 없는
것이다. 현대적인 용어로 다시 말을 붙이면 脾臟腫大라고 해야 말이
맞을 것이다. 그러나 사암 선생은 肝正格을 썼다. 좌측에 병이 있지
만은 우측에 肝正格을 썼으리라 木剋土하기 위함이었을 것이리라,
그러나 肝正格의 처방도 약간 틀린 것이다. 陰谷·曲泉 補, 魚際·
中封 瀉를 해야 맞는 것이고 좌측에 刺鍼할 시에는 脾勝格이나 脾
熱格을 써야 (陰陵泉·陰谷 補, 大都·靈道 瀉)를 써야 한다.

實例: 필자의 친척 중에도 좌늑하가 띵띵하게 부어서 약 두 달을
고생하다가 비장종대라는 진단을 받고 온갖 잡병으로 계속 시달리고
있는 친척이 있었다. 그 당시에 침이나 지압으로 "이거 고칠 수 있
니?"라는 질문을 해 왔지만, 필자는 어정쩡하게 대답을 했던 것으로
기억이 난다. 지금 상황 같으면 "어디 한번 해봅시다."라고 이야기를
했을 것이다.

또 하나의 예는 기관지 천식으로 20년 이상 고생을 해서 매일 코
에다가 spray를 뿌리고 일 년에 한 번씩 감기 예방주사를 맞는
FRANCISCO를 고쳐 준 적이 있는데 그가 쿠바 여행을 다녀와서 왼
쪽 옆구리 쪽이 아프다고 하여 다시 방문을 하였다. 1차 시술 때에
는 肺勝格을 刺鍼하였다. 치료가 끝난 후 "조금 어때요?"라고 물으
니 "괜찮은 것 같은데, 아직도 옆구리가 아프다"고 하였다. 속으로
"비장에 이상이 있네"라고 생각을 하고 다음을 기약하였다. 몸조리

잘하시고 병원에 한번 다녀오시라고 했다. "2차 방문 시에 어떠세요?"라고 다시 물으니 조금 좋아진 것 같은데 아직도 많이 아프다고 하였다. "병원에서는 왜 그러느냐고 말을 하나요?"라고 물어보니 의사가 말하기를 "비장에 염증이상이 있는 것 같으니 조금 더 상황을 지켜보고 이 약을 먹어보고 안 되면 입원을 하라고 권하데요!"라고 이야기를 하였다고 한다. "그런데 나는 입원을 하기가 싫습니다." 둘째 날에도 각종 要穴에다 나중에는 피내침을 붙여주고 어성초와 죽염을 주고 2주일 있다가 와 보시라고 이야기를 하였다. 그런데 1주일도 되지 않아서 전화가 와서 시간 약속을 하고 또다시 방문을 하였다. "이거 정말 큰일 났네." 하면서, 대변이 그렇게 좋았는데 대변도 안 나온다 하기에, 좌측에 大腸勝格(陽谿·陽谷 補, 通谷·二間 瀉)에 冷積針과 左 復結·大赫·巨骨 등에 장침을 놓고 補·瀉방법을 썼다. 가슴 쪽으로 하복부 쪽으로 氣感을 느끼면서 몸이 저리다고 호소를 해 왔다. 그리고 2주 뒤에 다시 오시라고 하였는데, 아픈 것은 70% 이상 없어졌지만 아직도 하루 종일 아픈 것이 떠날 날이 없이 아프다고 설명을 해 왔다. 이 시점에서는 필자는 井·榮·俞·經·合의 배열이 틀렸다는 것을 알고 있었기에 좌측에 脾熱格 우측에 心包熱格을 刺鍼하였다. 그리고 약 5분 후에 통증 처의 부위를 다시 觸診하여 보니 통증이 거의 없어졌다 한다. 필자가 어떻게 거의 2년간 스페인 환자들을 치료하며 살았는지 의문이 가는 것이 한두 가지가 아니다.

2. 복양(伏梁: 心積·心下積)

① 견증: 배꼽의 반이나 배꼽 위에 팔뚝과 같은 것이 명치에 걸려

서 움직이지 않기를 집의 대들보와 같고 오래되면 배꼽 주위가 아프며, 心煩 夜眼不安과 함께 身體脛股가 부어서 이동이 不能하고 맥이 沈·細한 症狀.(伏梁丸證)

② 요법: 大敦·少沖 補, 陰谷·少海 瀉.

③ 참고: 腎病이 심으로 전달이 되면 심은 이것을 받아들여서 마땅해 肺로 보내야 하는데 마침 폐가 가을을 만나서 왕성하게 되면 旺한 者는 邪를 받지 않으므로 心이 이것을 다시 신으로 돌려보내려 하나 신이 도로 받으려 하지 않기 때문에 留結하여 심적이 되는 것이다. 그러므로 伏梁이라는 心積은 가을 庚辛日에 걸린 병임을 유지할 수 있는 것이니, 그積의 현상이 팔뚝만 하고, 울적하다.

필자도 이곳에서도 이러한 복양의 환자를 여러 명 대했었다. 그리고 아주 확률이 높게 치료도 해 보았었다. 과거에는 心正格과 腎正格을 많이 썼었다. 다른 환자들도 心正格과 腎勝格의 처방이 많이 들어가 있는데, 그런데 꼭 위와 같은 증상으로 오지를 않는다. 초창기에는 엄청난 실수도 많이 했었다. 치료하는 데 무슨 말이 필요하겠느냐고 생각을 할 수도 있겠지만, 시간이 지나니 잘 고친다는 소문이 이 마을 저 마을에 나서 한국에서 같으면 "병원에 가보세요!"라고 말을 하겠지만 여기에서의 생활은 결코 만만치가 않다.

5년간 집 밖을 못 나가는 환자가 왔다. 머리 관자놀이의 심한 통증과 두통을 고쳐 달라는 것이었다. 일상적인 질문을 하였다. "잠은 잘 주무세요? 스트레스는 업어요? 대소변은 괜찮습니까? 어데 수술은 한데는 없습니까? 식사는 잘하세요?" 등의 질문을, 그다음 맥도 짚어보고 손의 모양도 보고 누구나 다 하는 식으로 視診·問診·觸診·切診·관형찰색 등 필자가 아는 것들은 다 해본다. 지금은 조금 자만해져서 그런지, 생략되는 것이 많아짐을 느낀다. 그런데 그 환자가 5년 전에 명치 밑에 계란알만 한 혹이 생겨서 제거 수술을 했다는 것이었다. 수술한 뒤로 머리 관자놀이의 부근이 아프고 무서워서 밖을 못나간다는 것이었다. 과거에는 굉장히 활동적이었는데 지금은 겁부터 나고, 피곤이 빨리 오고, 일하고 싶은 생각도 없고, 첫날에는 양 관자놀이의 통증을 없애려 좌우측에 三焦 勝格(通谷 · 液門 補, 三里 · 天井 · 委陽 · 石門 · 陽池) 등에 놨다. 첫날 좋아졌다. "정말 신기하게 통증이 없어졌네." 하며 목소리도 크게 하면서, 다음날 약속을 하면서, 이차 방문 때에는 양미간의 통증, 속 골치의 아픔 등을 경락의 流注에 따라 補 · 瀉침을 놓고 腎正格과 腎勝格 등을 놓았는데 약 10회 정도 왔을 것이다. 환자는 처음보다는 많이 좋아졌다고 이야기를 하나 필자의 마음에는 썩 들지를 않았다. 心正格인 大敦 · 少海 補, 陰谷 · 少沖 瀉로 針法을 바꾸었더니 2~3회 시술 후부터는 상당히 자신감이 생겼더라고 한다.

또 다른 환자는 명치부위가 항상 막힌 것 같고 답답하고 하는 증상의 여자인데 명치부위가 답답해서 (필자의 침의원(CLINICA ORIENTAL ACUPUNTURA)동양 침의원으로 등록)찾아온 것이 아니라 대맥의 줄기를 따라서 좌골신경통의 증상들이 나타났기 때문에 찾아온 것이었다. 小腸經과 膀胱經과 膽經을 잘 섞어서 3회 시술을 했더니 약 90% 이상이 호전되었다. 그 역시 남편을 여위고 20년간을 아들과 오래 살다 보니 명치에서 배꼽까지 아주 딱딱한 적이 있었다. 刺鍼을 할까 부항을 쓸까 하다가 부항 발포요법을 생각을 하고 부항에 대해 설명하였다. 20분간을 강하게 붙여 놓았다. 간장을 따라서 붙이고 거궐혈 주위에도 붙여보았다. 색깔이 변한 부위를 다음날 1시간 정도 붙여야 된다고 설명한 다음 그다음에 왔을 적에 그 환자가 이야기하기를 명치부위의 답답함이 많이 없어졌더라고 하면서 약간

겁이 난다며 부항으로 생긴 멍든 자국을 동네 사람에게 신나게 이야기를 하였다. 동네 사람들이 누구에게 맞은 것 같다며 그날 올 때는 동네 사람 친구들도 데리고 왔다. 침놓는 것도 보고 부항, 뜸뜨는 것 등등을 구경하러 온 것이었다. 부항을 약 한 시간 정도 붙여 놓았는데 탁물이 나오지를 않는 곳은 떼어놓고 물집이 생긴 부위는 계속 붙여 놓았으나 그 환자가 친구에게 하는 말이 "네도 아프니? 한번 해보아라! 하하!" "아이구야! 나는 아파서 죽어도 그런 거 못해! 하하!"라고 말을 하니 필자의 입장에서는 한 사람의 환자라도 더 와야 할 텐데, 병이 낫는 것은 좋지만 부항을 부쳐서 혐오감을 주고 무섭다는 인상을 주면은 올 사람도 오지를 않는 것이 뻔한 일이다. 너무나 많은 일들이 있으나 그 여 환자는 그 이후로 부항 발포 요법을 거부했고 조금 좋아진 상태의 자기 몸에 대해서 만족을 하였다.

3. 비기(痞氣: 脾氣)

① 견증: 胃脘에 쟁반 같은 硬物이 생겨서 사지를 不收하여 황달을 일으키고 음식이 살로 가지 않는 증상.(痞氣丸證)

② 요법: 少府 · 大都 補, 大敦 · 隱白 瀉.

③ 참고: 脾氣가 울적하면 上腹部가 땅기고 아프며 膨脹하여 부으며 아프고 水腫이 발생한다. 痞란? 痞塞不通한다는 뜻이다. 脾의 積을 痞氣라고 말을 한다. 胃脘에 있으니 크기가 마치 엎어 놓은 술잔과 같고 겨울 壬癸日에 이 적이 성립을 한 것이다. 왜냐하면 肝病이 脾로 전이를 하면 비는 마땅히 신에게로 轉移를 해 줄 것인데 腎이 마침 겨울을 만나 왕성하게 되니 왕성한 자는 受邪를 하려 하지 않으려 하므로 脾가 다시 이것을 肝에게로 돌려보내려 하나 緊

이 받아들이지를 않으므로 留結하여 積이 되는 것이다. 오래되면 四肢를 늘어뜨리고 收束하지 못하며 황달을 발생하거나 中消病이 음식을 잘 먹어도 살이 찌지를 않는 것이다.

脾正格: 靈道 · 大都 補, 大敦 · 隱白 瀉.

4. 식분(息賁: 肺積)

① 견증: 右肋下에 硬物이 생겨 가지고 喘이 上憤하여 寒 · 熱과 등성마루가 꼿꼿하며 嘔逆이 나오고 喘咳가 자주 일어나는 증상.(息賁丸證)

② 요법: 太白 · 太淵 補, 勞宮 · 魚際 瀉.

③ 참고: 息賁이란 肺積의 명칭이니 그것이 어떠한 때에는 잠복하고 어떤 때는 賁起하여 발병하므로 그렇게 명칭을 한 것이니 우늑하에 크기가 엎어 놓은 술잔만 하다. 이것은 봄의 甲己日에 성립한 것이니 왜냐하면 心病이 폐로 전이하면 폐는 마땅히 간으로 이것을 전해야 하는데 간이 마침 봄에 왕성하게 되어 왕성 자는 병을 받아들이려 하지를 않으므로 폐가 이것을 心으로 도로 돌려보내고자 하나 心이 즐겨 받으려 하지 않으므로 유결하여 積이 되기 때문이다. 오래도록 낫지를 않으면 사람으로 하여금 마치 물을 끼얹는 것처럼 으쓱으쓱 오한 發熱이 나며 喘咳하며 폐옹(肺癰: 폐의 화농 증으로 폐농양 폐결핵을 포함한 화농성 기관지염의 총칭)이 생긴다.

우늑하에 실질적인 臟은 肝이 있다. 金克木을 하기를 위한 것인데 肺積이 아니라 肝積으로 명칭을 써야 옳은 말이 아닐까?

이 폐적에 대한 내용을 적다 보니, 벤하민(BENJAMIN)이라는 암 환자가 생각이 난다.

지금은 뱃속에 硬物덩어리가 있으면 동양에서는 積이라 했고 서양에서는 암이라고 해도 틀린 말은 아니리라 그런데 서양의술은 아직까지 암의 증상들을 고쳤다는 보고는 들어오지를 않고 있다. 그러나 동양 의술은 고쳤을 것이라고 생각을 해 본다. 여하튼 벤하민이라는 환자는 간 주위에 암이 퍼져서 2달밖에 못산다는 진단을 받고온 집안이 슬픔에 잠겨 있는데, 필자의 병원을 찾아왔다. 우늑하에술잔을 엎어놓은 정도가 아니라 바가지를 엎어놓은 것처럼 딴딴한것이 우측 배를 덮어져 있었고 배에 1원 짜리 동전크기로 상 단전·우 천추 하(맹장부위)에 피부가 헐어서 고름이 질질 흘러 거즈로 덮고 그 진물을 받아내는 거즈를 매일 하고 있었다. 그때는 살구씨 기름이나 호두 기름이 좋다 하여 주사기로 俞穴과 募穴부위에다가 소위 약침 요법이라는 것을 시술하였다. 생각하여 보니, 호두 기름이그에게 상당히 잘 들었던 것 같다. 2개월을 선고받은 사람이 6개월을 더 살았었다.

벤하민의 첫째 딸은 종합병원의 수간호원쯤 되다 보니 자기 아버지가 아프다고 하면 암에 좋다는 몰핀 주사를 쏙쏙 잘 놓아주면서진통을 하루하루 없애고 있었다. 그러나 그 주사가 치료제는 아닌것이다. 암 환자가 그 암을 고치려고 침을 맞으러 다닌다고 하니 그사람 주위에서는 얼마나 많은 관심의 대상이랴? 그래서 많은 사람들이 관심을 가지고 환자가 방문을 할 때면 꼭 새로운 사람이 보호자로 따라 오는데, 그 딸이 가끔 자기 아버지와 같이 방문을 했다. 같이 올 때마다 이것저것 꼬치꼬치 캐묻는데, 이건 사람을 완전히 미치게 질문을 던지는 통에 아주 기분이 잡쳐 버렸다. 침보다는 약물요법이 효과가 있는 것 같았으므로 약물 주사요법을 하면 더 좋았을텐데 그녀가 훼방을 놓는다고 생각을 하는 바람에 필자도 몸조심을 하게 된 것이었다. 결국은 그 밴하민이 더 이상 오지를 않게 된 것이었다. 그가 필자의 병원에 다닐 적에는 바(BAR)에 가서 포도주도 먹고 웃으면서 아주 좋아했었는데, 어느 날 전화가 왔다. 벤하민이 혼수상태에 빠져 있고 가끔 가다 정신이 들면 오 선생을 찾는다는 전화가 온 것이었다. 한번 자기 집에 출장을 와 주지 않겠느냐는 전화가 온 것이었다. 그의 집에 찾아갔다. 그의 안색은 황달 기운이 역력했으며 며칠간 식사를 못하여 얼굴이 수척했는데, 필자가 왔으니 그의 부인이 자기의 남편을 위하여 좋아한다는 생선 요리를 맛있게 하여 필자와 같이 식사를 하려고 하니 그는 포크를 잡고 먹으려다 도저히 못 먹겠다고 하며 포크를 놓았다. 그는 필자가 먹고 있는 것을 보고 있겠다고 하고, 2~3분 앉아 있더니 도저히 못 앉아 있겠다고 하면서 자기 침대로 가서 누웠다. 식사를 다 하고 그의 방에 들어가서, 나는 그의 상태가 어떤지를 보았다. 도저히 자신이 없었다. 그리곤 부인과 그가 침을 놓아주길 원했으므로 형식적인 침을 놓아주었다. 그는 트럭 운전사로서 63살까지 일을 하다가 어느 날 맹장 부위가 아파서 병원에 갔더니 맹장염을 진단을 하여 수술을 하려고 배를 갈라 보니 암과 같은 종양이 상행 결장까지 전이가 되어 수술을 못하고 다시 봉합수술을 하고 1개월이 있더니 배가 점점 더 커져서 우측 배 전체가 고체 덩어릴 변하면서 간 주위까지 올라오니 2개월의 진단을 받은 것이었다. 배를 가르기 전에는 통증만이 있었는데, 배를 갈라 보고 나니 더 상태가 나빠진 것이었다.(판도라의 상자와 같은 것이었다.) 그동안에 호두 기름·들기름·오행침을 많이 써서 그런지 상당히 효과가 좋았었는데, 어느 날 깜짝 놀랄 일이 있었다. 그의 고추를 볼 기회가 있었던 것이다. 고환주위에 팥알 크기만 한 하얀 사마귀 같은 것이 15개 정도가 그의 고환에 있어서 아니 이건 언제부터 생겼느냐고 물어보았더니, 20세 때부터 있었다고 하였다. 그런 그는 시거 담배를 피운 지가 30년 이상이 되었다고 한다. "아! 지금 생각해 보면 小腸과 간과 폐가 균형을 맺지를 못하여 그런 병이 온 것이었는데, 그것을 치료를 하려면 小腸經을 다스리면 효과가 더 많이 있었을 것이었을 텐데 ……."라는 생각을 하였다.

고추 이야기가 나오니 몇 가지가 더 생각이 나는 것이 있다. 필자가 안산의 현대 아파트에 살 적에, 하루는 집사람이 질문을 해왔다. "아기들 고추는 어떤 색깔이 좋은 거예요?" "아니 왜 그러는데?" "5층에 사는 ○○ 엄마의 아들 고추는 그 주위가 시커메서 이다음에 정력이 좋을 거래요. 현석이 고추는 무슨 색깔이냐고 물어 와서요, 그냥 살색이지요!"라고 대답을 했더니, "아유, 그러면 이다음에 우리 애가 정력이 더 좋겠다! 호호!" 그날 필자에게 점심나절에 있었던 이야기를 하면서 물어 왔다. "혹시? 그 아기 안경을 썼니?" 다시 아내에게 물어 보았다. "○○이는 안경을 썼어요." "어휴 그러면 그렇지!" 또 몇 년이 더 흘러서 아내가 "누구아기 고추는 까맣데요!" 아내가 친한 친구네 집에 갔다가 친구와 이것저것 이야기하다가 아기 이야기가 나와서 신체에 대한 이야기를 했나 보다. 집에 돌아와서는 그날의 있었던 이야기를 필자에게 이야기를 해준 것이었다. 아기가 3세 밖에 안됐기 때문에 '혹시 우측 갈비뼈가 이상하지 않니?'라고 만나거든 물어보아라 했다. 나중에 그 집에 갔다 와서 하는 말이 "우측 갈비뼈 하나가 다른 애들과는 달리 툭 불거져 나와 있데요." 전문가들은 어떻게 돌아가는 상황인지를 알지만은 일반인들은 전혀 모르는 현상들인 것이다. 그 아기는 2~3년 뒤에 유행성 뇌막염이란 진단이 나와서 병원에서 약을 먹고는 그러한 증상은 없어졌지마는 늑골은 계속 삐뚤어져 있으므로 나중에는 어떤 증상이 올지는 모르는 것이다.

肺正格: 太淵 · 太白 補, 靈道 · 經渠 瀉.

5. 분돈(奔豚)

① 견증: 小腸에서 생겨 가지고 심을 상승하며, 혹은 咽喉를 上沖함이 돼지가 쳐 받드는 것 같은 증상.(奔豚丸證)

② 요법: 經渠 · 復溜 補, 太白 · 太衝 瀉. 雙方 天應 穴(病所, 즉 병의 當處이니 阿是穴이다.) 中脘 正, 丹田 迎, 氣海 · 天樞, 三里 · 三陰交, 或 瀉, 或 正.

③ 참고: 분돈이란? 腎積을 말하며 小腹에서 발생하여 心下로 상충을 함이 돼지를 쳐 받드는 증상이고 여름 丙丁日에 이 積이 발생을 한 것이다. 왜냐하면 脾病이 腎으로 轉移를 하면은 당연히 심으로 轉移하여 줄 것인데 마침 心이 여름철을 만나 旺盛하게 되니 旺者는 受邪를 하지 않으므로 腎이 다시 脾로 돌려보내려 하나 脾가 받아들이려 하지를 않으므로 留結하여 積이 되는 것이다. 오래되면 咳逆 · 少氣하고 骨髓가 메말라지며 발작성으로 나타나는 神經性心悸抗進의 종류로서, 대개는 하복부에서 심흉으로 향하여 氣가 衝逆되는 듯한 느낌을 수반을 하는 것. 發作性 上衝神經症의 격렬한 것으로서 氣가 하복부에서 올라와 심장을 衝하고 숨 가쁘고 혹은 찌르는 것 같이 아픈 것. 子宮痙攣 흔히 疝痛 또는 '持病의 癖'이라고 하는 것이 이 病이다. 魂狀物이 하복에서 일어나 심하부로 치밀어 오르는 간이 느껴져, 돼지가 달아나는 것처럼 저돌적이라는 뜻으로 氣息이 바야흐로 끊어지려는 證이다.

분돈을 腎積이라 한다. 그런데 腎은 해부학적으로 좌우 양쪽에 두 개가 있지만 고전에 보면 左腎만을 腎이라 한다. 그리고 한결같이 물을 아끼는 일만을 生理로 삼고 五臟이다. 補·瀉가 있으나 오직 좌측의 腎은 補만 있고 瀉는 없다고 한다. 그렇다면 우측의 腎은 무엇인가? 고전에 보면 命門은 右腎이며 心包絡이므로 左腎과 짝이 되어 선천의 天賦와 後天의 참된 精氣를 간직을 하는 곳이니 남자의 陽性인 것과 여자의 陰性인 까닭이 여기에서 분별되는 바이고, 명문(右腎)은 左腎과 짝이 되어 무엇을 성립하는 작용을 하고 있다. (이하생략)

그렇다면 분돈이라는 증상들은 左右腎의 부조화로서 나타나는 증상이므로 무조건 막연하게 신의 이상으로만 생각을 할 것이 아니라 相火인 心包 三焦도 당연히 염두에 두고 치료를 해야 할 것이다.

이전에도 실제적으로 아랫배의 통증이나 자궁염증 자궁 혹 등을 三焦經·小腸經을 다스려서 효과를 본적이 많으며 氣海·丹田·關元·石門 등 배꼽 아래의 任脈上의 혈들을 長針을 사용하여 積을 많이 없앴었다. 사암 선생도 복부의 아시혈은 刺鍼을 했으리라 생각이 든다.

腎正格: 魚際·復溜 補, 太白·太谿 瀉.

6. 사암 선생 **積聚** 경험 예

1) 한 남자가 30여 세에 左積이 있어서 胸腹이 붓고 열 달 된 산모와 같고 겸하여 雀目(밤눈 어두운 것)이 있었는데 時醫들이 脹症이라 하였다. 백 번을 다스려도 효과가 없더니 肝積方으로 이용을 하기 수회에 효과를 보았다.

간적방은 肝正格이다. 陰谷·曲泉 補, 魚際·中封 瀉.

2) 한 남자가 30세에 中脘에 적이 있어서 누르면 痛惡하고 2~3 개월 간격으로 或 血便을 일으키는지라 비적방을 썼더니 有效하드라. 그러면 血便은 脾病으로 해서 그런 것일까?

참고: 脾正格: 靈道·大都 補, 大敦·隱白 瀉.

3) 한 남자가 40세에 명치끝에 積氣가 있어서 좌측 옆구리에 뻗혔으므로 사람들은 肝積으로 치료하여도 효험이 없더니 반년 후에 나(사암)에게 올 때는 눈이 노랗고 소변이 赤黃하고 매일 2차씩 泄瀉를 하는지라 伏梁方으로 치료하기를 1度에 4~5차례 泄瀉하는 증상이 없어지더라.

참고: 복양방(心正格) 大敦·少海, 補, 陰谷·少沖 瀉.

4) 한 남자가 10여 세에 心積이 배꼽 위를 가득 찼으되 가운데가 가장 길었다. 心正格으로 다스렸더니 3~4도에 병이 快하드라 그런데 그 아버지가 여섯 자식을 두었는데 모두 이 증상으로 죽었다고 한다.

5) 한 남자가 15~16세에 늦여름을 만나 갑자기 부종이 생겨 가지고 面目과 四肢陰囊 胸腹·陰莖이 부어 가지고 양 눈을 감고서 뜰 수가 없었다. 때는 여름인지라 처음에는 夏邪를 의심을 하여 心正格을 썼더니 1차에 양 눈이 조금 떠지고 4~5차에 부기가 빠졌는지라 心下에 伏梁이 있으므로 다시 계속 침을 한 지 수일에 낫고 소생을 하였다.

6) 한 남자가 14세에 통증이 학질과 같은 것이 이미 4~5개월이 되었다. 혀가 바싹 말라 명치끝 배꼽 근처에 積이 있는지라 伏梁治法으로 다스렸더니 4도에 병이 낫더라.

7) 한 남자가 20여 세에 양쪽 발 내측 복사뼈 앞에 골이 있어 삔 것 같았으나 그 연유를 알 수가 없었는데 알고 보니 그 사람의 성격이 고약하다 하므로 명치를 만져 보니 心積이 있어 심히 큰지라 本方으로 치료를 하였더니 3도에 有效하드라.

第21章

허로문(虛勞門)

1. 심허(心虛)

① 견증: 안면에 精光이 없으며 驚悸盜汗夢遺 등의 증상을 나타내고, 심하면 가슴이 아프고 목구멍이 붓는 증상.(天王補心丹 또는 古庵心腎丸證)

② 요법: 大敦·少沖 補, 陰谷·少海 瀉.

③ 참고: 心虛로 오는 勞證·虛勞란 과로로 인하여 육체가 虛弱해지고 기력이 없는 상태.

心正格: 大敦·少海 補, 陰谷·少沖 瀉.

2. 간허(肝虛)

① 견증: 面目이 건조하고 검으며 눈이 맑지 못하고 자주 눈물을 흘리며 筋骨이 땅기며 極하면 頭目이 昏眩한 증상.(雙和湯·歸茸元 또는 拱辰丹證)

② 요법: 陰谷·曲泉 補, 經渠·中封 瀉.

③ 참고: 위와 같은 증상은 아주 허탈한 마음이 드는 그러한 증상인 것이다. 매사에 기운이 없고 바닥에 누워도 근육들이 저리고 땅

기고 힘이 하나도 없는 것 같은 상태에 있는 증상인 것이다. 보통 갱년기 장애라고들 생각을 하는데, 병원에 가도 병명은 나오지를 않은 것이 많으나 여성들이 남성들보다도 위와 같은 증상에 취약한 것만은 사실이다. 왜냐하면 여성은 한 달에 한 번씩 생리를 하고 임신을 하기에 그런 것이다. 그러므로 인해서 小腸經과 肝經에 상당한 부담을 받음으로써 위와 관련된 증상들이 올 수가 있는 것이다. 남성들은 과다한 운동이나 술을 많이 먹는 사람 지나친 섹스를 하는 사람들이 이러한 증상들이 많이 올 수가 있는 것이다.

肝正格: 陰谷 · 曲泉 補, 經渠 · 中封 瀉.

3. 신허(腎虛)

① 견증: 허리가 아프고 遺精(정액이 저절로 흐르는 것) 白濁(소변이 희고 탁한 病)을 나타내며 極하면 얼굴이 지저분해지고 등성마루가 아픈 것.(六味丸三一腎氣丸證)

② 요법: 經渠 · 復溜 補, 太白 · 太谿 瀉.

③ 참고: 腎虛란 허리 이하의 倦重 · 痿弱 · 視力減退 · 黑髮白化 · 脫毛 · 陰痿 등의 증상이 있고 下焦의 虛로서 정력 감퇴를 일으키는 것을 옛사람들은 腎虛라고 불렀다.

腎正格: 魚際 · 復溜 補, 太白 · 太谿 瀉.

4. 폐허(肺虛)

① 견증: 咳嗽 · 痰盛(기침과 가래가 많다) 숨이 가쁘며 피를 뱉으

며 극하면 毛가 焦해지고 津液이 마르는 증상.(獨蔘湯 · 人蔘膏證)

② 요법: 太白 · 太淵 · 補, 少府 · 魚際 瀉.

③ 참고: 肺虛로 인한 勞證.

肺正格: 太淵 · 太白 補, 靈道 · 經渠 瀉.

5. 비허(脾虛)

① 견증: 속이 더부룩하고 먹지를 못하며 極하면 위로 吐하고 아래로 泄瀉를 하며, 살이 빠지고 사지가 나른하며 관절과 어깨가 아픈 증상.(參苓白朮散 · 天眞元證)

② 요법: 少府 · 大都 補, 大敦 · 隱白 瀉.

③ 참고: 脾虛로 인한 勞證.

脾正格: 靈道 · 大都 補, 大敦 · 隱白 瀉.

6. 상정(傷精)

① 견증: 七情의 손상으로 해서 潮汗(때를 맞추어 땀이 나는 것) 痰嗽(가래가 많은 상태)와 함께 먹지를 못하고 정신이 혼미하며 눕기를 좋아하며 遺精이 되며 뼈마디가 저리고 아픈 증상.

② 요법: 大敦 · 陰谷 · 經渠 · 太白 · 少府 補, 三里 · 陽池 瀉.

③ 참고: 인간의 七情(喜: 心, 努: 肝, 憂: 肺, 思: 脾, 悲: 心包, 恐: 腎經: 膽)은 각 장기로 분류를 하면은 위와 같이 7정이 나온다고 하나, 격심하면 도리어 해당 장기의 소속 혈을 補하는 방법을 썼다. 즉 喜心火穴: 靈道, 努肝木穴: 大敦, 憂肺金穴: 魚際, 思脾土穴:

太白, 悲心包相火穴: 間使, 恐腎水穴: 陰谷, 驚膽木穴: 臨泣이 된다.

足三里는 胃經의 合穴, 즉 겨울에 배당을 시킨 것은 빨리 봄이 오라고 瀉하는 처방인 것이다. 현대식으로 바꾼다면 足三里는 井穴, 즉 봄에 해당이 되기에 補를 했어야 한다.

陽池를 瀉하여 相火를 瀉하였다. 다시 현대식으로 바꾼다면, 大敦·陰谷·魚際·太白·靈道 補, 厲兌·陽池 瀉가 된다.

7. 노욕(勞慾)

① 견증: 嗜慾無常으로 해서 위와 같은 증상을 초래하는 것.

② 요법: 經渠·太白·少府 補·氣海·心兪 瀉.

③ 참고: 肺金穴인 經渠, 脾土穴인 太白, 心火穴인 少府를 補한 것이다. 肺脾心의 氣가 왕성하게 돌아가라는 처방이나 이것도 魚際·太白·靈道 補로 바꾸어야 맞는 것이다.

8. 진원고갈(眞元枯渴)

① 견증: 虛勞日久로 인하여 眞元이 고갈된 상태.

② 요법: 經渠·通谷 補, 中脘 正, 陽谷·陽池 瀉.

③ 참고: 經渠는 魚際로, 通谷도 膀胱의 水穴이기에 사암 선생이 선택을 하였으나 崑崙으로 바꾸어야 한다. 즉 魚際·崑崙 補, 中脘 正, 陽谷·陽池 瀉.

9. 원기쇠약(元氣衰弱)

① 견증: 위와 같은 증상에 원기가 극도로 쇠약한 것.

② 요법: 太白·太淵 補, 支溝·然谷 瀉.

③ 참고: 폐는 氣를 주관을 하기에 肺正格을 써야 하는데 變方을 썼다. 12경락 중 6개 경락의 井·榮·兪·經·合의 배열이 틀린 것을 모르는 사람은 도저히 이해가 안 되는 사항이다. 그렇다면 사암 선생은 井·榮·兪·經·合의 배열이 틀리다는 것을 알고 있었을까? 그분도 모르고 있었을 것이다. 사암 선생은 주역과 運氣·脈診·傷寒 온갖 고전은 현재의 사람들보다도 많이 알고 있었으면 있었지 못하진 않았으리라 생각이 든다. 肺正格인 太白·太淵 補, 少府·魚際 瀉라는 처방으로 좌우측을 아무 쪽으로 刺鍼을 하여도 맥은 변하지를 않는다. 오히려 더 나빠지지 않으면 다행인 것이다. 위의 처방은 틀리지를 않는다.

사암 선생도 陰陽脈診法의 補·瀉를 너무나 잘 알아서 환자에게 침을 刺針 후 맥의 변화를 기다렸으리라, 그런데 맥이 변하지를 않으니 이상하다고 생각했을 것이다. 그리고는 다시 오행으로 변화를 시켜 다른 穴處를 찾아 다른 穴處를 찾아 침을 놓다 보니 지금의 후손들이 그의 처방전을 보았을 때 완전히 엉뚱한 처방이 나왔다고 비판을 하는 것이다. 그분은 침과 탕약을 같이 썼을까? 아니면 침 하나만 가지고 병들을 치료했을까 하는 의문이 들지만은 침으로 안 되면 약으로, 약으로 안 되면 침으로 대체를 했으리라는 생각이 드는 것이다.

肺正格: 太淵·太白 補, 靈道·經渠 瀉.

10. 유정(遺精)

① 견증: 위와 같은 증상에 遺精을 나타내는 것.

② 요법: 復溜·經渠 補, 太白·太谿 瀉.

③ 참고: 遺精이란? 早期에 精液을 배설을 하는 것, 腎虛症으로서 잠자는 도중에 자신도 모르는 사이에 정액이 배설이 되는 것.

腎正格: 魚際·復溜 補, 太白·太谿 瀉.

11. 신염(神魘: 가위눌리는 것. 혹은 꿈에 신이 찍어 누르는 것)

① 견증: 虛勞와 같은 증상에 神魘이 잦아지는 것.

② 요법: 臨泣·後谿 補, 通谷·前谷 瀉.

③ 참고: 필자도 30대 초에 결혼을 하고 얼마 안 있어서 위와 같은 증상이 경험을 하였었다. 피곤했던지 아니면 과음을 했었던지, 기억은 안 나지만은, 잠을 자다가 꿈인지 생시인지 분간이 안 되는 상태에서 무거운 것이 내리 누르고, 몸을 움직이려 해도 움직이지를 못하고 가슴을 압박해 왔다. 꿈속에서 '아! 이러다 사람이 저 세상으로 가는 거구나'라고 생각을 한 적이 있었다. 여하간 지금도 그 생각을 하면 무서운 생각이 든다.

사암 선생은 小腸經을 선택했다. 참고로 필자는 환자를 問診을 할 적에 잠은 잘 자느냐? 꿈은 많이 꾸지 않느냐는 질문을 단골로 물어본다. 선추와 후두골의 고장을 알아보기 위해서이다. 즉 太陽經 (小腸·膀胱)의 상태를 알아보기 위한 것이며, 꿈을 많이 꾸는 사람은 경락학적으로 小腸·膀胱의 이상이 많은 것을 경험으로 알고 있는 것이다.

　小腸正格: 臨泣 · 後谿 補, 崑崙 · 前谷 瀉.

12. 신혼교(神鬼交: 꿈에 신(神)과 서로 접하는 것)

① 견증: 虛勞와 같은 증상으로 밤중 꿈에 귀신과 설 交接하는 것.
② 요법: 期門 · 日月 · 壇中 補, 太白 · 太谿 瀉.
③ 참고: 위와 같은 증상의 사람을 한 명을 진료를 해 보았다.

MARIA ANTONIA(마리아 안토니아)라는 39세의 여성인데, 다른
환자의 소개로 필자의 병원을 방문하였다. 그녀의 말인즉 밤에 잠을
자려고 하면 귀신같은 것을 자꾸 만나서 무서워서 날밤을 샌다는 것
이었다. 상체에서는 땀이 비 오듯이 쏟아지고 몸은 차갑고 잠을 못
이루니 매사에 의욕이 없어진다는 것이었다. 이것저것 問診을 해 보
니 결혼 전에는 명랑하고 매사에 의욕이 있었는데 첫애를 낳고부터
몸이 메말라가며 이곳저곳 아프기 시작을 하더니 하루가 다르게 몸
무게가 빠지면서 식욕도 없어져 변비 생기고 대변을 염소 똥처럼 가
늘게 똑똑 떨어뜨리는 변을 본다는 것이었다. 식사는 어떻게 하느냐
고 물어보니 아침에는 부드러운 커피 한 잔 그리고 과자, 점심에는
요구르트, 저녁에는 아주 조금, 이런 식으로 거의 10년을 살다 보니
몸이 마르고 식욕도 생겨나지를 않는다는 것이었다. 또한 몇 달 전
부터 좌측 유방 胃經上에 혹이 생겨서 그것을 떼어내는 수술을 했
다는 것이었다. 이것저것 問診을 하고 가만히 생각하여 보니 위에서
오는 질환 같았다. 胃正格을 놓을까? 胃寒格을 놓을까 고민을 하다
가 胃寒格에 반응이 나타나기에 胃寒格을 놓았다. 그 뒤로 방문하지
를 않았다. 나중에 이야기를 들으니 그 뒤로 귀신을 만나는 일도 없

고 잠도 잘 자고 식은땀을 흘리는 증세도 없어졌다 한다. 필자가 보기에 그 환자는 虛勞가 극심하여 胃經의 이상으로 오는 환자였는데, 질병의 원인이 되는 것이 너무나 많은 것 같다고 생각은 들지만은 위와 大腸의 이상으로 온갖 잡병이 다 나오는 것 같았다. 계속 치료를 못한 것이 서운하기는 하지만은 그 환자가 여러 가지 사정이 있어 더 이상 방문을 못한 것은 내가 어쩌지도 못하는 상황인 것이다. 벌써 1년 반이 지났지만 잠을 못 잔다거나 귀신을 만났다거나 하는 이야기가 들려오지 않는 것을 보면 귀신을 본다는 증세는 없어진 것으로 생각이 든다.

13. 황홀(恍惚: 神知가 명료하지 못한 것)

① 견증: 虛勞와 같은 증상이 오래되어 정신이 명랑하지 못한 증상.
② 요법: 丹田 迎, 氣海 瀉, 陽谿 補, 太白 瀉.
③ 참고: 위와 같은 증상은 君火·相火의 불균형으로 인해서 오는 것이다. 心包와 三焦를 잘 살펴보아야 할 것이다.

14. 노채(勞瘵: 서양 병명 폐결핵)

① 견증: 허로와 같은 증상이 오래감으로써 충(虫)이 생겨 주로 폐를 침식을 하는 것이니 咯血·痰嗽·遺精·泄瀉·潮熱·盜汗·뼈마디의 쑤심·피곤 등을 나타내며 꿈에 신과 교접을 함이 자주 일어나고 전세인(前世人)을 만나게 되며 항시 감정이 예민하고 평상시 아침에는 덜하나 오후에는 더욱 악화하여 발열 心煩, 口燥·身乾·

瞼紅 · 脣赤 · 骨蒸 · 肺疾 · 咽痛하게 되는데 만약 泄瀉가 그치지 아니하면 치료할 수가 없다.

② 요법: 腰眼 · 四髎 補, 膏肓 瀉.

③ 참고: 肺浸潤 또는 폐결핵을 말하는 것으로서 아침저녁으로 폐와 심으로 寒熱往來 · 오한하며 오한이 멎으면 곧 발열을 하는 증으로 간헐적 발작과 같은 것이다. 어떠한 병명의 환자이고 간에 배부의 俞穴이나 膀胱經의 2행선 쪽으로 두툼하게 살이 쪄 보인다거나 해당 관련 부위를 압진하여 보면 격심한 통증을 호소를 하게 되는데 2행선상으로 아프면 조금 만성 증에 해당이 된다. 虛實의 관계도 살펴보아야 하겠지만 폐는 우측으로 치우쳐 있기 때문에 우측의 背面을 보면 風門穴 주위로 통증을 호소하면은 肺勝格이나 肺熱格을 刺鍼하면 될 것이고 우측 膏肓穴에 통증이 있으면 우측으로 心包 熱格이나 心包勝格을 놓으면 효과가 대단한 것이다.

좌측 견갑골 膀胱經 2횡선인 魄戶 · 膏肓 · 神堂 · 心俞 · 闕陰俞에 격심한 통증이 있으면 心勝格 · 心熱格 心包 勝格 熱格 등을 그 사람 증상에 맞게끔 잘 적용해서 쓰면 정말 신기하게 호전이 됨을 여러 번 경험을 하는 것이다. 그런데 이 膏肓의 통증을 없애기가 과거엔 그렇게 힘이 들었나 보다. 필자는 이 膏肓穴의 통증을 제거하는 방법을 수년 전부터 알고 있었으며 어렵지 않게 생각을 했었는데, 이 책 저 책을 보면 "고황혈에 灸를 수백 장에서 천 장을 뜨고 뜸을 뜬 후 가슴이 답답하면 氣海와 足三里에 뜸을 뜨면 충분히 瀉火가 되니 뜸을 한 후 양기가 왕성하여지니 잠을 잘 때 꼭 혼자 자라고 한 말들이 있다. 여하튼 다른 서적들을 보면 腰眼穴은 鬼眼穴의 腰門에 있는 것이다.

心包熱格: 陰谷 · 中衝 補, 大都 · 間使 瀉.

15. 사암 선생 *虛勞* 경험 예

虛勞는 俗間에서 말하기를 한 가정을 멸망시키는 질병으로 醫者가 반드시 주위를 하지 않으면 안 될 중요한 병이니, 그 경과를 묻고 그 속을 알아서 진찰을 자세히 하고 조심스레 치료를 해야 한다.

1) 한 남자가 20여 세에 항상 虛汗을 일으키고 원기가 탕진되어 行步는 10里를 못 가며 肉脫이 심한지라 肺正格을 섰더니 有效하드라.

2) 한 남자가 30여 세에 혹은 꿈을 구면서 정액을 흘리며 혹은 잠을 자면서 정액을 흘리기 벌써 10년이라 腎虛로 보고 腎正格을 섰더니 有效하드라.

第22章

곽란문(霍亂門)

1. 霍亂(급성중독성 위염)

① 견증: 별안간에 아랫배가 脹痛·구토·泄瀉하며 점점 추워지면서 頭痛·眩暈·壯熱 병으로 인한 매우 높은 신열 등의 증상을 나타내더니 혹은 심통이 이 뒤에 吐하거나 혹은 心腹이 함께 아프며 吐瀉가 교차한다.(霍亂香正氣散, 不換金正氣散)

② 요법: 陰谷·少海 補, 中脘 正, 陽谷·少府 瀉.

③ 참고: 霍亂이란 급성위장 카타르 歐洲 콜레라·아시아의 콜레라의 총칭으로서 嘔吐 下痢가 격심한 것을 말한다. 사암 선생의 처방을 그대로 바꾼다면 前谷·崑崙 補, 陽谷·內庭 瀉로 바꾸어야 한다.

2. 곽란전근(霍亂轉筋: 쥐나는 증상)

① 견증: 위의 증상을 모두 나타내고 根脈이 펄펄 뛰고 땅기면서 뒤틀리는 증상이다.(木果散)

② 요법: 心熱인지라 丹田 正, 四關 迎, 十宣 瀉한다. 또는 崑崙·委中·陰谷 補한다.

③ 참고: 崑崙은 膀胱 火穴이였고 委中은 膀胱土穴이었기에 이론

상으로는 절대 맞지를 않는 처방이었으나 다시 바꾸어 놓고 생각해보면 崑崙은 膀胱 水穴이 되고 委中은 膀胱 金穴이 된다. 崑崙 · 委中 · 陰谷 補는 실제적으로 사암 선생이 실제적으로 경험을 해 본 처방이라고 생각이 든다.

3. 심흉만토혈장명(心胸滿吐血腸鳴)

① 견증: 문자 그대로 가슴이 답답하고 피를 토하면서 腸鳴이 되는 것이다.

② 요법: 中脘正 · 三里 補, 氣海 瀉.

③ 참고: 위의 처방은 胃正格의 처방이다.

胃正格: 內庭 · 陽谷 補, 臨泣 · 陷谷 瀉.

4. 폭설(暴泄)

① 견증: 문자 그대로 별안간 泄瀉하는 증세이다.

② 요법: 三里 · 少府 補, 大敦 · 隱白 瀉.

③ 참고: 급성 泄瀉에는 脾正格이 가장 좋다.

足三里(胃土穴)를 사용을 한 것은 토를 돕기 위함이고 少府 補는 心火穴로서 子에 해당하는 土를 돕기 위한 처방이나 사암 선생의 처방을 다시 바꾼다면 厲兌 · 靈道 補, 大敦 · 隱白 瀉로 바꾸어야 하는 것이다.

5. 두통호흡천명(頭痛呼吸喘鳴)

① 견증: 문자 그대로 두통과 함께 호흡이 천급한 증상.

② 요법: 天突 · 丹田 迎 · 三里 瀉.

③ 참고: 필자가 생각을 하기에 金克木을 하지를 못해 두통과 함께 호흡이 급박한 것 같다. 머리의 혈액의 양은 많은데 호흡이 뒤따라 주지를 못해서 일어나는 증상이다. 상황에 따라서 肺正格이나 肝勝格을 쓴다.

肺正格: 太淵 · 太白 補, 靈道 · 經渠 瀉.

肝勝格: 魚際 · 中封 補, 靈道 · 行間 瀉.

6. 사암 선생 霍亂 경험 예

診證이 만일 미숙하다면 먼저 四關을 通하고 음식에 傷한 者는 脾正格을 쓴다. 暑濕에 傷한 자는 胃正格을 사용할지라.

第23章

설사문(泄瀉門 急·慢性)

1. 유설(濡泄)

① 견증: 脾土가 虛하여 制濕을 못하므로 消化가 되지를 않아서 몸이 무겁고 힘이 없으며 배에서 꾸르륵 꾸르륵 소리가 나며 맥이 지완(遲緩)한 증상.(胃令湯加草豆久證)

② 요법: 腎傷인지라 經渠·陰谷 補, 太白·太谿 瀉.

③ 참고: 濡泄이란 非傳染 非細菌性 下痢·水樣不消化性 下痢·脾泄·濕泄泄瀉와 같다.

대체적으로는 泄瀉에는 脾正格이 좋다. 위의 처방은 腎正格의 처방이다.

2. 폭설(暴泄)

① 견증: 여름에 물을 내 쏟으며 泄瀉 面垢(얼굴이 지저분한 것) 自汗 등의 증세를 나타내는 것. 暑泄이라 한다.(加味香薷散證)

② 요법: 脾傷인지라 少府·大都 補, 大敦·隱白 瀉.

③ 참고: 脾正格: 靈道·大都 補, 大敦·隱白 瀉.

3. 습설(濕泄)

① 견증: 胃土가 濕을 받아들여서 몸이 무겁고 가슴이 더부룩하며 음식 맛이 없으나 입은 마르지 않고 맥이 濡·細하고 물을 내쏘나 배는 아프지 않은 증상.(升陽除濕湯證)

② 요법: 胃傷인지라 陽谷·解谿 補, 臨泣·陷谷 瀉.

③ 참고: 胃虛로 보고 胃正格을 썼다.

胃正格: 內庭·陽谷 補, 臨泣·陷谷 瀉.

4. 열설(熱泄: 火泄)

① 견증: 熱로 因하여 泄瀉를 하는 것으로 입이 마르고 찬 것을 좋아하며 대변의 색깔이 黃赤하고 배에서 소리가 나며 한 번 아프면 한 번 泄瀉를 하고 그 증세가 매우 빠르며 끈적끈적하고 後重(大腸炎) 脈數等證을 호소하는 것.(萬病四令散證)

② 요법: 心燥인지라 少府·行間 補, 大敦·少衝 瀉.

③ 참고: 心이 메말라서 心經과 肝經의 火穴을 補하는 방법을 썼다. 그리고 心經과 肝經의 木穴을 瀉하는 방법을 쓴 이론적인 방법인 것이다. 다음과 같이 바꾸어서 써보길 기대를 한다. 靈道·行間 補, 大敦·少海 瀉로 바꾸어야 한다.

5. 기설(氣泄: 氣滯로 인한 泄瀉)

① 견증: 배가 울고 氣가 왔다 갔다 하여 胸膈이 痞悶하고 배가

갑자기 아프다가 瀉하면 조금 안정이 되며 조금 있다가 다시 급하게 배가 켕기며 기가 막히고 통하지 못해서 되는 것이다. 이것은 中脘이 停滯하고 氣가 움직이지 못하여 음식이 소화되지 않는 증상. (大七香丸證)

② 요법: 脾傷인지라 太白·太淵 補, 魚際 瀉.

③ 참고: 肺正格이다. 폐의 流注를 다시 살펴보면 중초, 즉 胃의 中脘에서 시작이 되고 아래로 大腸을 연결을 하고 胃口를 돌아 隔에 들어간다. 그리고 폐에 屬하고 폐는 氣를 운반을 하니 당연히 폐가 傷한 것이다.

肺正格: 太淵·太白 補, 靈道·經渠 瀉.

6. 냉설(冷泄: 寒泄)

① 견증: 오한이 나고 몸이 무거우며 배가 더부룩하여 저미는 것처럼 아프고, 靑白色의 不消化物 泄瀉를 하고 脈이 沈한 증상.(附子理中湯證)

② 요법: 肝傷인지라 陰谷·曲泉 補, 經渠·中封 瀉.

肝正格을 쓴 것이다.

肝正格: 陰谷·曲泉 補, 魚際·中封 瀉.

7. 사암 선생 泄瀉 경험 예

1) 한 부인이 産後失攝으로 하루에 5~6회씩 泄瀉를 한 사람이 근 10년 살이 마르고 겨우 戶庭에 出入을 하더니 陰谷·曲泉 補, 經

渠·中封 瀉하기 하루에 그리고 4~5일에 완쾌하였다.

2) 한 부인이 35세에 여름철에 아기를 낳고 당일에 下血을 쉴 새 없이 하여 참기가 어려운 정도로 배가 아프고 눈이 캄캄한지라 三陰交를 補하였더니 止血이 되고 좀 몸을 움직이기가 수일 후에는 복통이 上沖을 하여 泄瀉가 끝이 없고 元氣가 뚝 덜어져 겨우 5~6 발자국 行하는지라 陰谷·曲泉 補, 經渠·中封 瀉하니 食頃에 병이 낫더라.

肝正格을 쓴 것이다.

3) 한 소가 10세 안짝에 항상 泄瀉를 하여 혹은 白濁(소변이 하 얗고) 혹은 濡泄(새게 하다) 등의 증상과 함께 面腹이 조금씩 부었 고 혹은 밤낮을 가리지 않고 半日 간격으로 먼저 濁하고 나중에 淸 物을 瀉하고, 心下에 心積이 있는 것 같아서 大腸 증후를 많이 보 이므로 大腸正格으로 다스렸더니 有效하드라. 그러면 胎熱이 肉에 있는 者가 진액을 막히게 하여 傳道하지 못한 까닭이라 할까? 泄門 에 원래 大腸 治法이 없어서 다스리는 자가 어려운 것이므로 腹痛 門의 寒邪入傷을 인용하여 밝혀 둔다.

第24章

현운문(眩暈門)

1. 眩暈門(어지러운 것)

① 견증: 頭目이 昏眩하고 아찔아찔하고 눈이 아물거리고 정신이 씽씽 돌아 어지러운 증상.(靑雲化痰湯 · 滋陰健脾湯證)

② 요법: 三里 迎, 氣海 瀉, 血會.(膈兪 補, 風池 瀉)

③ 참고: 어지럼증은 이곳 스페인에서 많은 환자를 해 보았다. 어찌 보면 요통을 고치는 것보다 빨리 효과를 보았을 것이다. 이곳의 사람들은 거의 50% 이상이 간담의 질환이 있다고 보아도 과언은 아닐 것이다. 아마도 체질이나 음식물의 영향이 많이 관계를 하고 있으리라 생각이 든다. 여자가 아이를 낳아도 얼굴이 붓는 여자는 거의 없고 산후 조리도 3일이면 내가 언제 아기를 낳느냐는 식으로 신생아를 데리고 공원으로 산보를 나오는 것을 여러 번 목격을 한 것이었다. 그래서 그런지 엉덩이 주위가 항아리가 옆으로 퍼진 것처럼 큰 여자들이 상당히 많이 볼 수가 있다. 남녀 모두 힘이 좋으며 역사적으로 아랍권의 영향을 받아서 그런지 눈도 크고 참으로 예쁘고 잘생기고 예쁜 얼굴들이 참으로 많다. 이와 반대로 이와 관계된 증상들이 참으로 많다. 우울증 데프레이션 알코올중독 · 생식기 질환 손톱을 물어뜯는 것은, 머리의 질환도 상당히 많은 것이다. 간담의

질환을 잘 응용하여 刺鍼을 하니 상당히 효과가 있었다.

膽正格: 崑崙 · 陽輔 補, 商陽 · 陽陵泉 瀉.

2. 풍현(風眩)

① 견증: 어질병이 風熱로 인한 것이며 胸中이 不利하고 어지러워서 넘어질 것 같고 바람을 싫어하고 땀이 저절로 나는 증상(川芎散證).

② 요법: 肝實인지라 經渠 · 中封 補, 少府 · 行間 瀉.

③ 참고: 肝勝格 魚際 · 中封 補, 靈道 · 行間 瀉.

3. 습운(濕雲)

① 견증: 비가 온다든가 습기가 상해서 어지러운 증상을 나타내며 코가 막히고 소리가 무거운 것.

② 요법: 脾實인지라 中脘 正, 大敦 補, 少府 瀉.

③ 참고: 脾勝格: 大敦 · 隱白 補, 魚際 · 商丘 瀉.

4. 담훈(痰暈)

① 견증: 위와 같은 어질병이 나타나고 痰盛하여 구토하며 머리가 무거워서 잘 들지를 못하는 증상.(半夏伏令湯證)

② 요법: 肺實인지라 少府 · 魚際 補, 太白 · 太淵 瀉.

③ 참고: 지나간 시간들과 지나간 환자들이 어떤 질환들로 필자의

병원에서 진료받았나 하고 생각하여 보면 많은 환자들이 머리의 통증이나 어지러운 것이나 명랑하지 못한 증상들을 꼭 하나씩 가지고 있었다. 지금 생각하여 보면 陽의 氣를 손상을 받아 어지러운 증상을 나타내고 있었던 것이다. 머리를 관장하는 陽氣는 六腑經에 해당이 되나 그중에서 수 삼양경이 관장을 맡아 한다고 볼 수가 있는 것이다. 그렇다면 족 삼양경도 다스려야 함이 마땅할 것이다. 여기 필자의 경험담을 소개하여 보면,

　31세의 여자 직업이 간호원이다. 물론 소문을 듣고 심사숙고하여 방문을 한 것이다. 병증을 들어보니 10세 초반부터 변비에다 어지럼증이 겹치고 너무나 많은 질병 차례를 하다 보니 결혼 후에 아기도 안 생겨 이것저것 걱정도 많지만 머리가 너무 아파서 어떤 때는 일도 못할 정도로 직장도 나가지 못하고 두통약을 먹은 지가 10년도 넘었다 한다. 어디가 어떻게 아프냐고 물어보았더니 전·후·측·상 두통이 왔다 갔다 하면서 아프다고 한다는 것이었다. 그중 제일 아픈 곳이 膽經상의 현리혈, 三焦經상의 태양혈, 양미간 사이라고 하였다. 필자가 생각을 하기에 '少陽經에 이상이 왔구나'라고 생각을 하였다. 觸診하여 보니 膽經과 三焦의 각 요혈들의 통증을 호소를 하여 아주 쉽게 생각을 하였다. 그녀는 두통달력을 가지고 다니는 아주 꼼꼼한 여자이었는데, 일주일에 두 번씩 내원을 하라 하고 10회 정도를 시술을 하였는데, 올 때마다 아픈 통처를 다르게 호소를 하는지라, 통증 처의 경락의 주행을 따라 正格·勝格을 배합을 하다 보니 그녀의 두통이 깨끗이 가시질 못하였다.

　하루는 두통과 함께 가슴에 번민이 와서 죽고 싶다는 표현하는 환자가 왔다. 이유를 물어본즉 너무 아픈 것이 오래되었고, 자기의 병을 낫게 하는 이가 없느니, 자기의 인생이 너무 슬프다고 하였다.

그날 필자는 흥민이 왜 왔는지를 생각을 하며 아기가 들어서려나, 생각을 하고 肝正格과 心包 熱格을 刺鍼을 하여 흥민을 진정시켜 주었는데, 다른 하루는 그녀의 두통달력을 보며 처음의 한 달은 아픈 횟수가 상당히 줄었으나 어떤 한 달은 아픈 날이 더 많다 하여 "왜 그렇지요?"라는 질문을 하기에 대충 설명다운 설명을 하지를 못하였으나, 그 뒤 몇 번을 더 방문을 하더니, 하루는 전화가 걸려 와서 더 이상 방문을 할 수가 없다고 하여 필자로 하여금 괴로운 기억으로 남게 하는 환자였는데, 지금 생각하여 보면 胃勝格과 三焦經을 다스렸어야 하는데 膽과 三焦, 膀胱과 小腸을 다스리니 효과가 없었을 법도 있는 것이었다.

또 한 번의 경험은 손목과 발목 무릎의 류머티즘 환자가 소개를 한 환자였는데 머리가 너무 어지러워 학교에도 가지를 못하는 중학교 여 선생의 38세의 여성이 왔다. 이것저것 증상을 물어보니 잘 먹지도 못하고 방광경상의 통증과 태양혈의 통증을 호소하는 환자였는데 방광경상의 통증은 진정을 시켰으나 태양혈의 통증은 10회 내에도 진정을 시키지를 못하였다. 하루는 화장을 하고 예쁘게 하고 왔기에 "오늘 참 예쁘게 하고 오셨습니다?"라고 인사를 하니 그녀의 말이 "집에서 내가 아프고 누워 있으면 자기 딸이 울면서 엄마 아프지 마!"라고 하여서 자기는 아플 시간도 없다는 이야기를 하는 것이다. 자기는 아파도 자기 딸 앞에서는 아픈 것도 보이지를 말아야 하기에 화장을 했노라고 했는데 관자놀이의 통증이 너무나 심해서 울고 싶을 때가 많다고 하더니 진짜로 우는 것이 아닌가? 필자는 더 정성을 다하여 그 증상을 없애 주려고 어떤 經을 선택할까? 고민을 했다. 그렇다고 침을 많이 선택할 수도 없는 상황이었다. 그리고 그녀의 처방혈은 列缺 · 尺澤 · 陽池 · 衝陽穴이었다, 이 처방혈로 관자놀이의 통증이 거짓말처럼 없어졌다. 그 뒤로는 머리 아프다는 말은 하지를 않았는데 지금 다시 생각하여 보면 옆머리가 아프다거나 하는 것은 상당히 잘 고쳤었는데 잘 낫지를 않는다는 것은 胃經과 三焦經을 조절을 해야 효과가 있는 것이다.

5. 사암 선생 眩暈 경험 예

1) 한 남자가 우늑이 항시 아파서 運身이 불편하므로 우늑통이라 하여 太白·太淵 補, 少府·魚際 瀉하였더니 수일 후 돌연 우늑이 땅기어 호흡이 불능하여 점점 암암한지라 다시 병에 대한 것을 물어보았더니 혹 1월 2월 간격으로 어지럽기가 간질과 같다 하므로 비로소 痰眩인지 알고 魚際·少府 補, 太白·太淵 瀉하였더니 수일 내에 좋아지더라.

참고: 우늑이 아픈 사람은 金克木을 못해서 그런 것이다. 옛날 井·榮·兪·經·合이 배열이 틀리니 전부 틀릴 수밖에, 肺正格과 肝勝格을 刺鍼을 하면 좋다. 피내침만 맞아도 통증이 소실이 되어 간다. 필자는 스페인에서 너무나 많은 경험을 해 보았다.

肺正格: 太淵·太白 補, 靈道·渠 瀉.

肝勝格: 魚際·中封 補, 靈道·經渠 瀉.

2) 한 남자가 15세에 우수가 鉤而無力(갈고리처럼 생겨 힘이 없음)하고 안색이 창백하며 겸하여 간질이 있는지라 痰眩方을 썼더니 낫더라.

3) 한 남자가 항상 眩暈을 患하여 1월에 3∼4회 정도 간질을 나

타내고 아플 때는 어지러워 쓰러져 우수의 팔뚝이 땅기고 뒤틀리며 펼 수가 없는지라 痰眩方 4~5도를 썼더니 낫더라.

참고: 肺實에서 오는 것이니 肺勝格.

4) 한 남자가 30세에 어질기가 이상하여 1월에 1~2차씩 일으키는 데 한 번 일어나면 10여 일씩 죽었다 살아나고 吐沫과 함께 半身을 못쓴 지 벌써 20년이라고 한다.

風眩方을 써도 처음에는 3~4개월 동안 효과가 없더니 6~7개월이 지나자 차차 효과가 나서 다시 재발을 않는지라 이미 일 년이니 이것이 점점 나아진 것으로서 다시 재발이 된다 하더라도 계속 치료하면 근심이 없는 줄로 생각을 한다.

第25章

頭痛門

1. 목후두통(沐後頭痛)

① 견증: 문자 그대로 머리를 감고 난 후에 오는 두통.

② 요법: 肺冷인지라 太白·太淵 補, 少府·魚際 瀉.

③ 참고: 필자가 어릴 적만 하더라도 상수도 시설이 별로 안 좋았었다. 대도시에서나 상수도의 시설의 혜택을 보았으리라, 그러니 지방의 도시에서는 더 말할 나위도 없었으리라, 그러니 과거 400년에는 시냇가나 우물을 이용을 했으리라는 생각이 드는 것이다. 필자가 어릴 적만 하더라도 펌프시설과 상수도 이렇게 둘이 있었는데, 펌프물에 머리를 감으면 머리끝이 삐죽 서는 것이 눈앞이 어질하고 머리가 한동안 차가운 물로 씻어서 그런지 한동안 머리가 아팠던 것이 기억이 새롭다. 그러니 그 당시에는 오죽 그랬으랴! 원래 머리 부위는 뜨거운 성질을 가지고 있다. 陽經만이 흐르기 때문이다. 그래서 머리부위는 차가워야 하는 것이다. 그런데 사암은 肺氣가 약한 것으로 보고 肺正格을 쓰고 있다. 心火의 성분으로 보아서 그런 것일까? 아니면 머리는 간으로 보아서 그런 것일까? 원래 폐와 간이 짝인 것이다. 과거의 많은 책들은 폐와 비장이 짝이라고 한다. 그러나 필자는 폐와 간이 짝으로 나름대로 생각을 하고 있는 것이다. 사암 선생

은 肺正格을 쓰신 것이다.

　　肺正格: 太淵 · 太白 補, 靈道 · 經渠 瀉.

　　肺寒格: 太淵 · 大都 補, 少商 · 少衝 瀉.

2. 두항통(頭項痛)

① 견증: 골치와 목뒤(모가지)가 아픈 증상.

② 요법: 肝弱인지라 陰谷 · 曲泉 補, 中封 · 經渠 瀉.

痰厥耳鳴: 風池 · 絶骨(懸鍾) 補, 風府 · 亞門 瀉.

骨痛: 腎傷인지라 經渠 · 復溜 補, 太白 · 太谿 瀉.

③ 참고: 위의 처방을 보면 膽經도 같이 썼음을 엿볼 수가 있다. 아마도 아픈 쪽의 반대편을 風池와 絶骨穴을 刺鍼했으리라, (左病右治의 이론에 의해서)풍부와 아문은 경추 1번의 부위로서 두통의 원인이 경추 1번의 변위로서 두통이 오는 것이라고 해부 생리적으로 널리 알려져 있다. 그리고 목뒤가 아픈 것의 문제인 것인데, 목뒤로는 태양경이 지나기 때문에 太陽經의 이상으로 인한 두통이라 하여도 별 무리가 없는 진단인 것이다. 그러나 사암은 간담의 이상으로 보고 처방을 쓴 것이다.

3. 미릉골통(眉稜骨痛)

① 견증: 눈썹꼬리가 몹시 아픈 것.

② 요법: 三焦實인지라 通谷 · 液門 補, 臨泣 · 中渚 · 陽池 瀉.

③ 참고: 눈썹 꼬리에는 소장경이 流注를 하고 있다. 그러나 胃經

도 관여를 하고 있다. 이러한 말들이 왜 나오는가를 생각하여 보면 지금까지 나온 경락도를 보면 어떤 책은 胃經이 관계를 하고 있다고 쓰여 있고 어떤 책은 三焦經 小腸經이 관여를 한다 하여 제각기 다름을 느낄 수가 있는 것이다. 사암 선생은 三焦로 보고 三焦經을 刺鍼하였다.

필자는 위와 같은 증상을 3회 이상 넘겨본 적이 없다. 필자는 崑崙·液門 補, 天井·厲兌 瀉(三焦勝格) 그리고 膀胱經의 委陽을 刺鍼하는데 이 혈은 三焦의 이상을 판단하는데 필자에게 항상 도움을 주고 있다. 아주 중요한 진단 처인 것이다. 三焦虛의 증상에는 잘 나타나지 않음을 많이 느꼈었다. 그런데 이상한 것은 위장경락을 대상으로 刺鍼을 하여도 위와 같은 증상이 없어진다는 것을 많이 느꼈었다. 그러면 胃와 三焦를 같은 짝으로 보아야 한다는 것인가? 사암 선생의 처방을 본다면 양지혈을 선택해서 효과가 지대했을 것이라는 생각이 든다.

오행침의 井·滎·兪·經·合의 배당이 틀렸다는 것을 알기 전에도 필자는 오행침을 썼었다. 그때의 환자들을 생각하여 본다면 분명히 호전이 되는 사람도 있었다.(낫지 않은 사람도 있었다) 그 당시에도 原穴·郄穴·絡穴·募穴·兪穴 등 좋다는 혈은 다 썼으니까 무엇이라 말을 할 수가 없지만 三焦와 胃를 연결시키는 것이 더 현명한 판단일는지도 모르는 것이다.

4. 편두통(偏頭痛)

① 견증: 문자 그대로 左 또는 右의 한쪽 머리가 아픈 증상이니 소위 쪽 골치가 아픈 것이다.

② 요법: 風池 · 絶骨 瀉.(左痛이면 右를 右痛이면 左를 다스린다.)

③ 참고: 필자는 의문을 가지고 있는 것이 있다.

1) 大腸經의 경우는 商陽에서 시작을 하여(좌측에서 起始를 했다면) 迎香에서 (우측 콧방울에서) 끝난다. 즉 右側영향에 이상이 있는 사람은 좌측 大腸經에서 다스린다.

2) 중풍을 맞을 때도 한쪽 반신불수라 한다면, 우측을 못 쓴다고 한다면 좌측 腦에 이상으로서 온 것이다.

3) 그리고 눈에 있어서, 예를 들면 왼쪽 눈이 다른 쪽보다 짝눈일 때 하는 이상은 우측 膽經상의 이상인 것을 많이 느끼는 상황이다. 실제적으로 後頭痛좌측이 아플 때에도 우측의 膀胱經을 다스려도 효과가 난다는 것이다. 이 글을 쓰기 얼마 전에도 어떤 환자가 소위 말하는 삼차 신경통으로 胃經상의 承泣과 小腸經상의 觀髎가 아픈 사람이 150키로 떨어진 곳에서 우측 손에 지팡이를 짚고 방문을 하였다. 8년 전에 교통사고를 당하여 어깨 늑골 · 대퇴골 · 경골이 골절이 되어 2년 전부터 왼쪽 承泣 · 관료 혈이 항상 땅기고 아파서 찾아온 사람이었다.

첫날에는 좌측에 胃經과 小腸經의 통증이라 胃勝格(內庭 · 陽谷補, 解谿 · 崑崙 瀉)과 小腸勝格(前谷 崑崙 補, 厲兌 · 少海 瀉)을 놓고 몇 분 후에 관련 부위를 다시 만져 보니 통증이 덜해서 다음에 다시 오라 했는데, 2차 방문 시 많이 덜해졌지만 아직도 아프다고 하기에 우측 장골능상과 우측 風市자리에 통증이 있고 머리부위에서는 경락이 교차된다는 생각이 들어 우측에 膽正格과 胃勝格을 刺鍼했었다. 너무 멀리 떨어져 살기 때문에 1주일에 1번 오기도 힘이 들고 크리스마스도 끼고 연말도 끼고 해서, 시간이 날 때 다시 전화를 하고 방문을 한다고 했었다. 필자의 생각에는 1번 2번에 효과가 없다고 생각할지를 모르고 너무 멀리 사니, 이제 오시기 힘이 들겠구나 생각을 했는데, 약 1주일 후에 전화가 왔다. 일주일 동안 몸이 너무 아프더니 지금은 얼굴이 너무 편하고 다 나은 것 같고 안가면 효과가 떨어질까 봐 더 빨리 낳고 싶어서, 다시 한 번 연말이 가기 전에 오겠다는 것이었다. 3회 방문 시 다시 만져 보니 承泣의 통증은 없어졌고 관료 부위의 통증이 아주 조금 (일반적인 통증) 남아 있었다. 필자는 깜짝 놀랐다. 삼차 신경통은 잘 낫지를 않은 것으로 알고 있는데, 어떻게 이렇게 빨리 효과를 볼 수가 있을까 하는 의아감이었다. 여하튼 머리와 목의 아래 몸통 부위는 반대로 생각해야 한다고 생각을 하고 있다. 그래서 좌병우치라는 말들이 나왔을까? 독자 여러분도 깊이 생각해 볼 문제인 것이다.

膽正格: 崑崙·陽輔 補, 商陽·陽陵泉 瀉.

膽勝格: 商陽·陽陵泉, 俠谿·陽谷 瀉.

5. 진두통(眞頭痛)

① 견증: 뇌는 髓의 바다로서 眞氣의 모임처인지라 갑자기 邪氣를 받지 않게 되는데 만일 邪를 받아들이게 되면 不治가 되므로 아침에 일어나면 저녁에 죽고 저녁에 일어나면 아침에 죽게 된다.(洋醫에서는 뇌막염이라 한다.)

② 요법: 中脘 補, 氣海 瀉.

③ 참고: 이러한 것도 경락의 주행에 따라 판별을 해야 하지만, 간담의 부조화, 특히 간의 열로서 보는 것이 확률이 많은 것이다. 그러나 양미간의 통증은 다른 처방을 써야 한다. 다시 곁들여 생각을 한다면 머리는 군주의 제왕이 되는 것이다. 그런데 머리의 이상

은 간으로 많이 보고 있는 실정이다. 필자는 머리를 간으로 보고 싶지가 않은 것이다. 心包로 보고 싶은 것이다. 그러나 옛날에는 대부분이 肝의 이상으로 본 것이다. 肝經을 조절을 해서 좋아진다면 얼마나 좋을까, 마찬가지로 心包를 다스려서 좋아진다면 얼마나 다행스런 일인가, 여하튼 心包도 생각해 보아야 할 것이다.

肝熱格: 少商 · 曲泉 補, 靈道 · 行間 瀉.

6. 사암 선생 頭痛 경험 예

1) 한 남자가 40여 세에 頭面이 모두 아프되 頸頭(목)가 더욱 심하므로 陰谷 · 曲泉 補, 中封 · 經渠 瀉한 지 수일에 반감을 하고 또 수일에 나아졌다. 편두통이라 하는 것은 아프지 않은 쪽 絶骨만 單瀉를 하여도 병이 낫더라.

참고: 필자의 경험상 뒷목이 뻣뻣하고 아픈 것은 胃經과 膀胱經 補 · 瀉가 참으로 잘 들었었다.

2) 한 사람이 한쪽 눈에 眼疾이 大作하고 그쪽 골치가 또한 아픈지라 大敦 · 少沖 補하고, 太白 · 太淵 瀉하였더니 양병이 모두 낳았다.

참고: 이곳 스페인에서도 위와 같이 비슷한 환자를 경험을 한 적이 있다. 52세의 여성 환자인데, 전신의 신경통이 있고 손가락의 마디마디가 아파서 내원을 한 환자였는데, 어느 날 하루는 눈에 다래끼와 같은 것이 생겨서 안대를 하고 왔다, 어찌 된 일이냐고 물어보니, 며칠 전부터 눈이 간지럽더니 다래끼가 생겼다는 것이었다, 그래서 진통소염제를 먹었다고 한다. 필자는 눈병이 난 것도 침으로 빨리 좋아진다고 하니, 정말이냐고 하여, 한 번 해달라고 하기에 隱白

· 大敦에 침을 놓을까? 瀉穴을 할까 하다가, 두 가지 방법을 전부 쓴 적이 있다. 그 후론 당연히 좋아졌다.

3) 한 부인이 40여 세에 오른쪽 편두통이 심한 지 벌써 10년이 되었다고 한다. 그래서 우측 絶骨을 瀉한 지 수일에 병이 낫더라.

4) 한 여자가 頭 혹은 경추에 痛感이 심하고 발작 시에는 깜짝깜짝 놀라며 눈을 뜨고 물건을 볼 수 없는데, 듣건대 10살 전후에 경추통이 있었다고 한다. 비록 간의 증상과 비슷하나 大腸證이 있으므로 正格을 썼더니 효험이 있더라. 두통은 원래 大腸證이 없는데 頭項痛은 병을 치료하는 자가 반드시 肝經인가 의심을 하므로 풍문에 "體氣虛弱風必傷府"의 증을 이용하여 해명을 해둔다.

第26章

위완통문(胃脘痛門)

1. 위완통(胃脘痛)

① 견증: 胃脘혈의 당처가 은은히 아프며 右便이 더 아프다.

② 요법: 陽谷 · 解谿 補, 臨泣 · 陷谷 瀉, 中脘 正.

③ 참고: 세상에는 참으로 복잡한 일이 많다. 그 이유는 지구상의 사람들이 많이 살고 직업도 많고 생각도 전부 달라서 그러리라 이렇듯 인간의 병도 과거보다 엄청나게 복잡해진 것이다. 복잡하게 생각을 하면 풀지를 못하지만 쉽게 생각을 하면 쉬운 것이리라 인간의 마음도 바람과 같아서 도저히 종잡을 수가 없는 때가 많다. 그래서 도덕도 필요하지만 법도 필요한 것이 아닌가 생각을 한다.

필자의 병원에 60여 세의 여 환자가 왔다. 우울증에 명치부위가 아프고 中脘 부위, 좌측 무릎이 아프다면서 온 것이었다. 어떻게 찾아오게 됐느냐고 물어보았더니 어떤 마사지 실에서 어떤 사람이 필자의 의원을 소개하면서 왔노라고 했다. 이것저것 설명을 듣고 침으로서 氣를 조절하면 당신의 병이 좋아질 것이라고 하였다. 아! 그랬더니 환자는 몇 번이면 좋아질 것이냐고 질문을 해 왔다. 필자는 기분이 나빴지만 오죽 고생을 했으면 저런 질문을 할까, 생각을 하며 "환자마다 다르지만 보통 10회 내에 효과를 느낄 수 있을 것입니다"

라고 이야기를 하면서 한번 시험을 해보자고 하고 腹診과 背診하여 보니 골반과 선장관절이 많이 벌어져서 오는 통증인 것 같았다. 선장관절의 이상을 호전시키고 선장관절의 통증이 격감이 된 상태에서 다음날 오라 말을 하였다. 그 환자는 다음날 왔을 때도 전과 똑같고 질문을 하니, 나아진 증상이 하나도 없다고, 말을 하니, 너무 괴로운 심정이 들었다. 그 환자에게, "당신은 이상이 있는 것이 많으니 어떤 곳을 제일 먼저 호전을 시키고 싶으냐"고 물어보았더니, 中脘 부위를 가리키며 이곳을 제일 먼저 고치고 싶다 하였다. 그리곤 환자에게 당부를 하였다. 치료 전이나 치료 후에는 나에게 질문을 할 수 있어도 치료 중간에는 질문을 하지 말아 달라고 당부를 하며, 胃正格과 胃勝格을 잘 선택을 하여 刺鍼을 하였다. 刺鍼 후 다시 觸診하여 보니 胃氣가 잘 통하고 있음을 알 수가 있었다.

3회째 방문 시에도 그 환자는 이야기하기를 쪼끔 좋아졌더라고 이야기를 하며 몇 번을 더 와야 좋아질 수 있느냐는 질문을 또 해 왔다. 나는 점점 좋아질 것이라는 대답을 해 주었으나 복잡한 생각이 교차를 했다.

이곳 스페인의 의료 시설은 99%가 무료이다. 다만 개인이 의사의 처방전이 없이 약을 사 먹는 것은 비싸지만은 처방전이 있으면 거의 무료일 정도로 싸다. 또한 환자가 양질의 치료를 받고 싶어서 개인적으로 의사의 집에 가서 처방이나 진료를 받는 것은 많은 액수의 돈을 지불1야 되는 것이다. 이러한 상황에다가 이곳 서양 사람의 인식이 침을 맞으면 한두 번에 좋아진다고 생각을 하고 있는 것이다. 한두 번에 좋아진다면야 얼마나 좋을까?

사암 선생의 처방은 胃正格을 쓰신 것이다. 胃正格은 상당히 잘 낫는다. 허·실·한·열을 잘 구별을 해서 刺鍼을 해야 할 것이다.

胃正格: 內庭 · 陽谷 補, 臨泣 · 滔谷 瀉.

2. 비통(脾痛)

① 견증: 추(錐: 송곳) 혹은 침으로 心을 찌르는 것처럼 아픈 것이니 심통이 배꼽가지 미치는 것을 말한다.(靈樞厥病篇의 비 심통이다. 訶子散 혹은 復元通氣證)

② 요법: 少府 · 大都 補, 隱白 瀉, 丹田 迎.

③ 참고: 위와 같은 증상을 사암 선생은 脾痛이라 이름을 지었나보다. 다시금 생각하여 보면 명치 부위의 통증이 任脈의 선을 따라 배꼽까지 아픈 것을 이야기하는데, 필자는 확실하게 이야기를 할 수 있다. 왜냐하면 임상을 해 보았기 때문이다.

위와 같은 증상이 별로 없는 것 같지만 황인종 특히 한국 사람에게 많은 것이다. 왠지 명치부근이 묵직하다거나 답답하다거나 하는 자각증상이 있는 사람은 任脈줄을 따라서 손가락으로 눌러보면 아픈 통증을 느낀다. 만약 그러하다 하면 위와 같은 증상을 생각할 수가 있고 그다음에 올 수 있는 증상을 예견할 수가 있는 것이다. 다시 이야기를 해 보면 脾 · 腎 · 心이 조화를 못한다는 것이다.

옛날사람들의 지혜는 상당한 부분이 경이롭고 그러한 것들을 어떻게 생각을 해냈을까 하는 생각이 들지만은 이치나 원리로서 생각을 하기에 틀리면 그것이 이상인 것이다. 필자가 생각하기에 심이나 心包를 조절을 하고 脾를 조정을 해야 한다. 이런 사람들의 일반적인 특징을 열거해 보면 엄지발가락이 안으로 휘어져 있고 얼굴이 기름져 있는 것을 느끼며 감정이 조급해서인지 화를 잘 낸다. 모든 일을 빨리빨리 해야 성미가 풀리는 기질이 있다.

필자가 사는 바다호스(badajoz)에서 약 56킬로미터 떨어진 메리다 (merida)에서 관광열차와 밤에는 가라오케 임대업을 하는 환자가 왔다. 그 사람의 부인이 아파서 경동맥 좌측이 심하게 튀어나오고 심장부위가 항상 두근거리는 부인 때문에 같이 오게 되었는데, 경동맥이 불쑥 튀어나와 있는 것을 단 1회로 진정을 시켰다. 독자들은 믿기 어려운 이야기이지만은 사실이다. 大腸經의 온류혈에 한 치짜리 침을 피부를 따라서 보법으로 꽂은 상태에서 일주일 안으로 침을 띠라고 하였다. 일주일 뒤에 다시 보니 경정맥이 불거져 나와 있던 것이 80% 이상 없어지고 그녀도 말을 하기를 신기하게 없어졌다고 하는 것이었다.

그녀의 남편은 발바닥이 불편하다고 그것을 고쳐 달라는 것이었지만 그의 증상을 들어보면 명치부위가 답답하고 윗배에 항상 무언가 들어 있고 혈압이 높고 당뇨가 있다 하며 웃으며 이야기를 하였는데 첫날 소음인 心勝格과 腎正格을 刺鍼하였다. 둘째 날 이야기를 들으니 발바닥의 통증은 없어지고 명치의 통증이 격감이 되었다고 한다. 둘째 날은 心包勝格과 脾正格을 刺鍼하였다. 셋째 날 이야기를 들으니 몸무게가 약간 줄고 명치 부위와 中脘의 통증은 많이 호전이 되었다. 그리고 연말 연초라는 이유로 더 이상 오지를 않는 것을 보면 일침의 위력은 대단한 것이다. 그 반대적인 상황도 있는데 일침은 대단히 위험한 상황이 연출이 될 수가 있는 것이다. 일반적으로 일침이 별거 아니라고 생각을 할는지는 모르지만 사실은 그렇지가 않다. 정확한 진단만 있으면 몇십 년 된 통증이나 고통도 1회 시술에 많이 없어진다는 것도 여러 번을 경험을 하였다. 사실 刺鍼하는 것보다 진단이 더 중요한 것인데, 그 진단을 하기가 너무 어려운 것이다. 진단이 나와도 그 진단에 결정을 내리기도 쉽지가 않다.

脾正格: 靈道 · 大都 補, 大敦 · 隱白 瀉.
心勝格: 陰谷 · 少沖 補, 太白 · 神門 瀉.

3. 사암 선생 胃脘痛 경험 예

1) 한 남자가 50세에 항상 胃脘痛을 일으켜 心下에 배꼽 위에 이르기까지 作痛하기가 有時無定하여 혹 虫痛과 비슷한지라 陰谷 · 解谿 補, 臨泣 · 陷谷 瀉하였더니 數度에 효과가 있었다.
　참고: 胃正格: 內庭 · 陽谷 補, 臨泣 · 陷谷 瀉.

2) 한 남자가 20세에 胃脘痛이 있어 매양 아프기 시작한 날에는 惡寒 · 頭痛 · 肢節痛 등의 증상과 함께, 사지에 대추씨만 한 것이 수가 없이 많은데 차차 없어지기도 하며 혹은 여러 개가 胃部와 양쪽다리의 上下에 남아 있기도 하였다. 또 10여 일 간격으로 다시 재발하기 여러 해가 지난지라 胃正格 5~6회를 치료를 하였는데 완치되었다. 오른쪽이 더 심하였으므로 좌측을 치료하였더니 가마를 타고 왔다가 걸어갔다.

第27章

복통문(腹痛門)

1. 한통(寒痛)(寒邪入客)

① 견증: 增減이 없이 쌀쌀 아프며 脈이 침지(沈遲)한 것.(厚朴溫中湯證)

② 요법: 大腸虛인지라 三里·曲池 補, 陽谷·陽谿 瀉.

③ 참고: 복통에는 虛와 實이 있다. 이를 按하여 아픈 것을 實이라 하고 按하여 아프지 않은 것을 虛라 한다.

2. 화울통(火鬱痛)

① 견증: 때로 아프고 때로 그치며 痛處가 또한 뜨거운 것인데 부인에게 가장 많다.(黃芩芍藥湯證)

② 요법: 心虛인지라 大敦·少沖 補, 陰谷·少海 瀉.

③ 참고: 心正格: 大敦·少海 補, 陰谷·少沖 瀉.

3. 습복통(濕腹痛)

① 견증: 복통을 나타냄과 함께 소변이 불리하고 대변이 묽은 증상.
② 요법: 胃虛인지라 陽谷 補, 臨泣 · 陷谷 瀉.
③ 참고: 胃正格: 內庭 · 陽谷 補, 臨泣 · 陷谷 瀉.

4. 기복통(氣腹痛)

① 견증: 가슴이 더부룩하고 배꼽 위가 살살 아픈 증상.
② 요법: 肺濁인지라 少府 · 魚際 補, 尺澤 · 陰谷 瀉.
③ 참고: 肺勝格인지라 靈道 · 經渠 補, 少商 · 陰谷 瀉.

5. 울복통(鬱腹痛)

① 견증: 배가 쌀쌀 아픈 증상.
② 요법: 간이 약해서 그런지라 曲泉 · 陰谷 補, 中封 · 經渠 瀉.
③ 참고: 肝正格: 曲泉 · 陰谷 補, 魚際 · 中封 瀉.

6. 혈허복통(血虛腹痛)

① 견증: 은은히 아프기 시작을 하면 細筋을 잡아 뽑고, 가시로 찌르는 듯한 증상.(四物湯加 陳皮木香證)
② 요법: 臨泣 · 三間 補, 通谷 · 前谷 瀉.
③ 참고: 小腸正格의 처방이다.

7. 냉복통(冷腹痛)

① 견증: 배꼽 아래가 쌀쌀 아픈 증상.

② 요법: 經渠·復溜 補, 太白·太谿 瀉.

   * 개고기 먹고 복통이면 少沖 補.

   * 개고기 먹고 체하면 合谷을 瀉.

   * 怪疾腹痛: 먼저 四關(左右 合谷, 左右 太衝 침)

上沖하면 公孫, 吐하면 關衝, 轉筋하면(쥐나는 것) 承山 瀉, 內關 補.

③ 참고: 腎正格의 처방이다.

8. 사암 선생 腹痛 경험 예

腹痛에 대해서 경험한 바는 많으나 우측통의 肺濁, 좌측통의 肝痛, 臍下의 冷痛, 胃虛의 無定處臍部近의 大腸痛, 血虛의 小腸痛에는 많은 이론이 있다고 하겠으나 火鬱心痛에는 胃脘통과 다르지 않는 것이 제일 어렸다고 할 수 있겠다.

1) 한 남자가 처음 복통을 일으키더니 혹 요통도 있으며 후에 풍단(風丹: 水疱性 丹毒)이 있어 좌측 뺨이 모두 뻘겋고 좌측 목의 大腸經 분야에 결핵이 많으므로 大腸正格을 썼더니 낫더라. 동시에 한 여자가 또한 이러한 증상이 있었으나 다만 요통을 일으키고 風丹이 있으므로 목을 진찰한 결과 위와 같은 치료법으로 효과를 보았다.

大腸正格: 厲兌·曲池 補, 陽谿·陽谷 瀉.

2) 부인이 30여 세에 아직도 行經이 안 되고 매양 복통을 일으켜 한참 후에야 조금 낫거늘 血虛로 보고 진단을 하여 臨泣 · 三間 補, 通谷 · 前谷 瀉하였더니 1度에 경이 行하고 복통도 점점 없어지더라.

3) 한 장정 남자가 종일토록 물속에서 일한 끝에 복통이 크게 일어나거늘 壬年을 당한지라 運氣로서 다스리고, 水役은 隆寒한 것임으로 大腸正格으로서 다스려 효과를 보았다. 병을 치료하여 효과를 보는 응용법이 妙하지 않은가?

4) 한 부인이 50세에 배가 아파 죽을 뻔한 지가 수일이더니 조금 덜한 후에 또한 음식이 내리지 아니하며 음식 먹고 체한 것 같으며, 또 복통과 泄瀉가 있으나 좌측이 많으므로 肝鬱로서 다스리니 2度에 有效하였다.

5) 한 부인이 50세에 복통이 극히 심하나 별로 이렇다 할 부분 증후를 확인할 수 없었는데 우늑하에 만져지는 것이 있어서 膽鬱과 같으므로 氣痛方을 썼더니 효과가 있더라.
氣痛은 우늑통과 같으나, 허약한 자는 늑통이 많이 생기고, 氣多한 자는 氣痛을 자주 일으키는 것이 통례이다.

6) 한 남자가 30세에 항상 소복이 아프고 매일 새벽에 泄瀉가 있는지라 腎正格을 썼더니 有效하드라.

7) 한 주인이 50세에 복통을 일으킨 지가 이미 30여 년으로 胸腹이 脹滿하고 이렇다 할 부분적 症候는 없으나 胃脘이 더욱 심하며

발에 땀기가 없고 발등이 또한 부었는지라 胃正格을 썼더니 1度에 발에 땀 기운이 있고 복통이 그치더라.

8) 한 여자가 항상 소복이 아픈데 腎虛인지 大腸의 不足인지 頸部를 진찰하니 結核이 있으므로 병이 없는 쪽에 大腸正格을 썼더니 즉시 그쳤다. 胎熱에도 많이 효과를 보았다.

9) 한 남자가 항상 心下痛이 있었는데 火變方을 썼더니 有效하드라 火鬱이 비록 心下痛과 같으나 진실한 火鬱은 은은히 아플 뿐이다.

10) 한 남자가 10여 세에 배가 아파서 여러 날이 되어도 낫지를 않아 울고 몸부림치고 있는데 耳下 大腸經 분야를 진찰하니 결핵이 있어서 大腸正格이므로 大腸정방을 썼더니 모두 나았다.

11) 한 여자가 15세에 전신에 부종이 생겨서 두 눈을 겨우 뜨며 頭瘡이 있는지 이미 오래되고 목의 大腸經 분야에 결핵이 있는지라 바야흐로 태독인지 알므로 大腸正格을 썼더니 제3회에 부종이 빠지고 태열도 또한 나았다.

12) 한 남자가 14세에 우측 이가 疳瘡을 먹어서 濃汁이 齒間으로부터 솟아나오며 왼뺨이 붓고 추워서 덜덜 떨더니 腫處가 아프고 쑤시며, 頭面 한쪽을 만지지 못하게 하며 좌측으로 돌이킨 채 轉側이 불능하였다. 다시 목을 진찰하여 태독인지 알았으므로 大腸正格을 썼더니 효과가 있었다. 頂上의 태독이 아니었으면 태열인지 어찌 알았으랴.

소아의 頭瘡과 頂核은 모두 大腸의 虛이다.

13) 한 부인이 50여 세에 복통을 간혹 일으킨 지 이미 2~3년인데 아프게 될 때에는 한 달여 동안 眼花가 생기고, 兩 眉骨이 아프고 머리를 들면 빈 것 같고 心下가 막히고 답답한 것 같더니 火鬱方을 써서 1度에 효과를 보았다.

14) 한 남자가 50여 세에 左足이 아프고 陰水가 부족한지 울다가 지나가는 사람의 말을 잘못 듣고 치자 1斤을 다려 계속 먹었더니 鬱腹痛이 생기었다. 치자를 다려서 먹은 것을 생각지 못하는 환자는 두부체(豆腐滯)라 하므로 連하여 內庭을 瀉하기 3~4일을 하여도 효과가 없었다. 더욱 의심을 하여 그 연유를 물은즉 降火劑를 많이 썼다 하므로 心經이 사기를 받아들인 것이므로 少沖을 瀉하였더니 수일에 鬱痛이 나아졌다. 만일 기미를 알아차리지 못하였다면 누가 병중에 병을 얻은 것을 알았을까 보냐?

第28章

요통문(腰痛門)

1. 腰痛門

① 견증: 모가지와 등성마루 **뼈**가 쇳덩어리를 속에 넣고 누르는 것 같은 증상.

② 요법: 膽傷인지라 通谷·俠谿 補, 商陽·竅陰 瀉.

③ 참고: 필자는 현재까지 요통 환자에게 오행침을 써서 효과를 본 것이 거의 없다시피 하다. 오히려 郄혈이나 絡穴을 쓰거나 해당 관련 부위의 지압을 한다거나 교정을 한다거나 해서 효과를 보았다고 하여도 과언은 아니다. 요통에 대해서도 제일 관심이 있고 제일 쉬운 것 같으면서도 잘 낫지를 않았다. 전에는 왜 좋아지지를 않았는가? 그 이유를 필자가 실력이 없어서라고 필자의 탓으로 돌렸었다. 그러나 足 三陽經의 井·榮·兪·經·合의 배열이 잘못됐다고 알고서는 이야기는 달라졌다. 즉 과거보다 쉽게 고칠 수가 있었다. 처음 이러한 사실을 발견했을 때, 30대의 미혼녀가 심한 우울증의 증세로 혼자 바깥에 나가지도 못하고 자살을 할 생각만을 하는 환자가 왔다. 그 환자는 필자가 사는 도시의 아주 절친한 사람이 소개를 했었다. 못 고치면 안 되는 상황이었는데 척추를 觸診하여 보니 흉추 7~8번이 전위가 되어 있었고 선장관절 부근이 호두알만 한 경

결이 느껴졌다. 처음 발견한 대로 膽正格을 썼다. 첫날에 이 환자는 좋아질 것이라는 느낌이 왔다. 왜냐하면 우측의 선장관절의 경결감이 많이 줄었음을 느꼈기 때문이다. 2~3회 시술 후에 심한 우울증과 허리 아픈 것이 거의 없어진 것이었다. 필자는 너무 기뻐서 아내에게 古典이 틀렸다는 이야기를 하였지만 아내가 말하기를, 그건 말이 안 된다는 것이었다. 혹시 잘못 안 것이 아니냐는 것이었다. 필자도 처음에는 내가 혹시 잘못 안 것이 아닌가라고 반문을 했지만, 집사람도 그날 허리가 아프다고 하였다. 그렇다면 내가 한 번에 낫게 할 수가 있다고 장담을 하였다. "에이 그럴 리가 ……." "그렇다면 저기 한번 누워봐, 정말로 한 번에 고칠 수가 있대도." 허리가 방광경상의 선추 부위가 아프다고 하기에 좌·우측의 膀胱正格·勝格을 갈라놓았다. 과거에는 委中을 기준으로 해서 이 현상에 압통이 있으면 그쪽 부위에 膀胱正格인 商陽·至陰 補, 三里·委中 瀉를 썼고 압진해서 臨泣·束骨이 아프다고 하면 그쪽 편에 膀胱勝格을 썼었다. 그러나 발견한 대로 膀胱正格인 商陽·委中 補, 厲兌·至陰 瀉, 膀胱勝格인 厲兌·至陰 補, 臨泣·束骨 瀉를 양쪽으로 갈라놓았다.(郄穴은 쓰지를 않았음·효과를 확인을 하기를 위하여 郄穴을 썼으면 효과는 더 빨랐을 것임) 약 15분 후 70-80% 좋아진 것 같다고 했고 지금까지 아프지가 않다고 이야기를 하는데, 필자는 정말 針灸界의 역사가 바뀔지도 모르는 대단한 것을 발견한 것이었다. 그 뒤로 필자를 거쳐 간 많은 환자들이 생각이 났다. 특히 필자가 못 고쳤던 환자들이 더욱 생각이 났다.

  JUAN COBOS(후안 꼬보스)라는 43세 된 남자인데 10년 동안 허리가 아파서 고생을 하다가 급기야 한쪽다리가 저려서 5M도 못 가는 환자가 왔었다. 처음에는 자신 있게 치료에 임했지만 3~4회 방문 시에도 별 효과가 없다고 하자 그 후론 長針을 많이 사용을 했었다. 그 뒤로 15회 정도 치료를 하자 다리가 저리지도 않고 다리가 하나도 안 아프다고 하여 일도 가고 좋아했는데, 몇 달 뒤에 다리를 질질 끌면서 다시 찾아왔다. 찾아와서 하는 말이 휴일 날 자전거를 격렬하게 탄 후로 그날 저녁부터 몸이 이상하더니 점점 아파져서 지금의 이 지경까지 왔다며 찾아왔는데, 속으로는 쉬운 것이구나 생각을 하며 膀胱正格 勝格을 갈라놓으며 시간을 기다렸는데, 어찌 된 일인지 그 뒤로는 일어나지를 못하였다. 근 5시간을 침대에 누운 채로 조금만 움직이면 아프다고 호소를 했다. 5시간 동안 필자가 알고 있는 방법을 총동원을 하여 일어서서 집을 돌아가게 하려 했지만은 모두가 효과가 없었다. 후안의 아내가 오고 소변도 몇 번씩 받아 내고 주위의 사람들도 오고 다른 병원에 데리고 가야 되지를 않느냐는 둥 이곳저곳에 전화도 하고 앰뷸런스 차를 부르려면 의사의 사인이 필요하다고 하고 필자에게 앰뷸런스 차가와도 되느냐고 물어 오기에 '된다.'라고 이야기를 하였지만 속으로는 '이곳 스페인에서 이젠 다 살고 다시 한국으로 돌아가야 하는 상황이 벌어지겠구나.'라고 생각을 했었다. 하지만 앰뷸런스 차는 오지를 않고 그의 아내가 자동차를 약간 큰 것을 몰고 다녀서, 많은 사람들이 침대를 든 채로 아래 층까지 어렵게 뒷좌석에 누워서 곧장 큰 병원에 실려 갔다. 일주일에 한 번씩 문병을 가서 상태를 물어보고 했는데 그 집식구들은 '오 선생은 걱정을 하지를 마시라고' 오히려 필자를 안심을 시키려고 좋은 말들만을 했다. 다른 사람에게는 나쁜 소문을 내지를 않겠다고 말을 했다. 그 뒤로 많은 것들을 시간이 해결을 해 주었다. 그는 더 이상 오지도 안고 전화도 없었고 필자도 더 이상 전화를 걸지 않았다. 왜냐하면 그는 잘 걸어 다니니까 말이다.

이곳 스페인에서 활동을 하면서 5~6명의 환자가 침 쇼크로 정신을 잃었었다. 그때마다 人中이 필자를 살려 주었지만, 13세 된 소년이 자기 아버지를 따라 필자의 의원을 내원하였다. 환자는 그 소년의 아버지이었는데 아버지 치료가 다 끝날 즈음 자기 아들이 감기에 걸려서 고생을 하고 있기에 필자는 좋아질 것이라고 생각을 하면서 우측 魚際혈(補)에 침을 한 개 꽂아 주었다. 그러더니 10초 후에 옆으로 '픽' 쓰러지는 게 아닌가? 그때 주위에 3명이 있었는데 전부 놀랬었고 침대에 뉘어서 人中에 호침을 놓고 약간의 강 자극을 주니 눈을 꿈질하면서 "donde estaba?"(여기가 어디지?)라고 이야기를 하였다. 잠시지만 저 세상을 갔다 온 것이었다.

오행침은 잘났기도 하지만 상태를 더 안 좋게 만들 수 있는 양면성을 가진 침이다. 그래서 진단이 중요한 것이지만 옛날 방법은 진단의 방법은 거의 완벽에 가까운 것일는지는 모르지만 시행의 과정에서 엄청난 착오가 있는 것이다. 이것을 바로잡아야 할 것이다. 針法을 바꾼 이후로는 경이로운 일들이 많이 생겨났다. 파킨스씨 병이 2~3회 치료 후에 35%가 좋아졌다는 사람이 있었고 명치가 답답한 증상들이 없어지고 협심증 등이 없어지고 고황혈의 통증, 오장의 熱症이 없어지고 肩井혈의 통증이 없어지고 많은 증상의 병들이 2~3회 내에 통증들이 격감이 되었다. 말로만 듣던 一針神針 요법이 필자에게 다가온 것이었다.

침을 아는 사람들은 말을 한다. 365혈의 이름들을 다 알 필요가 없고 66혈만을 알고 오행의 원리만을 알면 침 공부는 끝난다고, 그러나 이제부터 다시 시작일 것이다.

이곳 스페인에서 살다 보면 한국이란 나라는 가난한 나라고 불쌍한 나라라고 인식을 가진 사람들이 적지 않다. 그렇게 생각을 하는 사람들이 무식한 사람이긴 하지만은, 처음에 그러한 말을 들었을 때 그러한 사람들을 대상으로 많은 사람들에게 한국의 자랑을 많이 했었지만 지금은 그러한 상황이 오면 조금 설명을 해 주고 만다. 그리곤 웃고 넘기고 말아 버린다. 침법도 마찬가지인 것이다. 중국침법만이 알려져 있고, 알려진 것이라고는 手指針과 手·足針 등이 알려져 있는 것이다. 이것을 어떻게 아느냐 하면, 필자가 사는 도시에도 이곳 현지 사람들이 針·矯正·지압·마사지·자연식품 등 자연요법에 관한 것들이 있다. 그중에서 침을 취급을 하는 곳만 해도 필자를 포함하여 5-6군데가 되는데, 1~2명이 수지침과 수족침을 많이 설명을 하고 다녀서 아는 상황인 것이다. 이것을 어떻게 생각을 하고 평가를 해야 되는 것인가? 오행침의 이론은 절대적인데, 시행착오가 있었던 것이다. 바로잡아야 하는 것이다. 이것 역시 시간이 해결을 해줄 것이다.

膽正格: 崑崙·陽輔 補, 商陽·陽陵泉 瀉.

2. 근골여절(筋骨如折)

① 견증: 근골이 잡아 쥐고 꺾여지는 것 같이 아픈 증상.
② 요법: 大腸傷인지라 三里·曲池 補, 陽谿·陽谷 瀉.
③ 참고: 허리주위의 근육을 크게 나눈다면,
  1) 복직근(腹直筋): 小腸
  2) 내·외 복사근: 小腸·膽
  3) 대요근: 腎
  4) 요방형근: 大腸
  5) 척추 기립근: 膀胱

6) 상하후거근: 脾 · 肝

7) 대 · 중 · 소둔근: 心包 · 脾

8) 대퇴내전근: 三焦

9) 이상근: 心包 등등의 근육들이 있는데, 이 근육들은 장부에 배당시키면 위와 같이 되는 것이다. 많은 연구와 노력이 있어야 되지만 필자가 생각을 하기에 90%는 맞는 것 같다. 독자 여러분이 참고가 되실 것 같아 적어 보았다.

大腸正格: 厲兌 · 曲池 補, 陽谿 · 陽谷 瀉.

3. 굴신자통(屈伸刺痛)

① 견증: 꾸부리거나 펴면 찌르는 것 같이 아픈 증상.(速效散證)

② 요법: 腎傷인지라 經渠 · 復溜 補, 太白 · 太谿 瀉.

③ 참고: 素問 刺腰痛論에 보면 요통을 다음과 같이 분류를 하고 있다.

1) 太陽의 腰痛(膀胱 · 小腸): 목에서부터 엉덩이까지 땅기고 아파서 前後屈伸이 어렵고 하퇴 후측에 힘이 들어가지를 않으며 腰足이 냉하다.(委中혈사용)

2) 少陽의 요통(三焦 · 膽): 허리의 피부에 침을 찌르는 것처럼 아프고 · 아픈 것이 이동을 하며 전후굴도 어렵고 뒤를 볼 수도 없다.(陽陵泉 사용)

3) 陽明의 腰痛(大腸 · 胃몸을 돌릴 수가 없고 몸을 생각을 하며 슬퍼한다.(좌우로 비틀면 어지럽다. 足三里 · 上巨虛 · 下巨虛 사용)

4) 少陰의 腰痛(心 · 腎): 하복부가 빵빵한 것을 虛滿이라 하며 복부가 가스에 모여 目眩이 있고 또 脊柱가 봉처럼 굳는다. 腰는 腎

의 부로서 노인에게는 腎虛症의 요통이 제일 많다.

　5) 闕陰의 腰痛(肝·心包) 가장 심하게 아픈 요통이며 腰筋이 긴장을 일으켜 하복부에서 서혜부까지 걸쳐 아프고 음낭까지 울린다. 소변이 잘 안 나온다.(활줄을 땅기는 것 같다. 발 경락의 압통이나 경결.(中封사용)

아픈 곳이 확실한 것은 陽實證의 요통이 많고 반대로 주로 病變의 局所가 확실하지 않은 것은 陰虛證이 많다.

4. 장궁노현(張弓弩弦)

① 견증: 머리가 발에 닿을 만큼 구부러진 증상.

② 요법: 肺傷인지라 太淵·太白 補, 少府·魚際 瀉.

③ 참고: 하루는 등이 구부러지고 왼쪽다리가 저려서 아픈 사람이 왔는데 肺正格을 양쪽으로 놓고 오른쪽 귀의 폐점에 침을 하나 꽂았는데, 정말 거짓말처럼 허리가 펴지고 다리가 저린 게 없어졌다. 오행침으로 좋아진 것인지 耳鍼으로 좋아진 것인지는 모르지만, 이 침도 효과가 있는 것으로 생각을 한다.

肺正格: 太淵·太白 補, 靈道·經渠 瀉.

5. 사암 선생 腰痛 경험 예

대체로 요통은 모두 膀胱을 瀉하는 것에 관련이 되는 것이거늘 이의들이(당시의 의사들) 요통을 다스린다는 자가 모두 補·瀉를 알지를 못하고 다만 委中·崑崙을 刺하여 혹 낫기도 하고 혹 안 낫게 되면 모든 허물을 환자의 조리와 가정에서 간호를 잘못한 것에 돌리고 신·담·대장·폐의 구별을 하여 치료할 줄을 알지 못하니 무엇을 할까 보냐? 요통은커녕 연주창이 생겨서 肩前 陷中으로부터 귀밑에까지 염주 알처럼 생긴 것이라고 三里·曲池 補, 陽谿·陽谷 瀉하는 大腸正格을 쓰면 낫지 않는 환자가 없더라.

1) 한 10여 세 되는 동자가 오른 다리를 절고 踝骨(복사뼈)밑이 돌아가면서 저리고 아프며 좌우 귀밑이 결핵의 大者가 10여 개이며 小者는 숫자를 헤아릴 수 없으며 대부분 大腸經 분야에 있었다. 또 양 눈 黑睛에 실 같은 모양이 어지럽게 흩어져 있어 안개와 같거늘 大腸虛로 보아 正格을 썼더니 4~5도에 좋아지더라.

2) 한 남자가 10여 세에 제7~8추(요추)가 꾸부러지기 주먹과 같고 걸을 때에는 양손으로 무릎을 짚은 지가 벌써 몇 년이라 한다. 이에 한 鍼客이 장담하는 자가 있어 위증을 자한 다음부터는 단박 엎드려 누워서 일어나지를 못하고 양다리를 뻗고 굽히지 못하고 부드럽기가 힘줄이 없는 것 같으며 中封혈 근처를 만지니 벌벌 덜거늘 내가 처음에는 筋瘘인가를 의심을 하여 肝正格을 썼더니 수개월 후에 갑자기 筋熱이 일어나고 입술이 터지면서 양 눈 흑백의 睛上에 단단하게 붉고 검은 것이 각각 3~4개씩 생겨 물건을 볼 수가 없었다. 그래서 다시 肺正格을 쓰기 수도에 양 눈이 평상시와 같았고 양다리를 겨우 굴신을 하여 腰上의 뼈가 덜한 것 같더니 불가분의 사정이 있어서 계속 치료를 못하고 갔다. 3~4개월 후에 들으니 양수로 사람에게 의지를 하여 걷는다고 하더라. 아까운 것은 도수를 채우지를 못한 것이 恨이었다.

3) 한 부인이 항상 요통의 고통으로 먹지를 못하고 전신에 부어 있는데 頭面이 더욱 심하여 혹은 두드러기가 생기고 또는 복통이 있는지라 大腸의 虛이므로 大腸正格을 썼더니 모든 증상이 없어지더라.

4) 한 남자가 50여 세에 腰痛과 함께 오른 다리가 무력한 지가 이미 여러 해가 되어서 정부를 진찰한 결과 大腸 분야에 결핵이 있으므로 大腸正格을 썼더니 낫더라.

5) 한 부인이 제9 요추가 구부러지고 일어나면 前·後陰이 땅기고 아프며 양쪽 환도 이하 오금 위가 지르는 것처럼 아프고 마비가 있으며 허리가 구부러져 활처럼 휘었는지라 肺正格을 쓴 결과 모든 통증이 없어지고 추골이 반쯤 펴졌더니 측근자의 만류로 도수를 채우지 못한 까닭에 완쾌를 보지 못하였으니 가석한 일이로다.

6) 한 남자가 근 60에 龜背(등이 구부러진 것)를 일으켜 입맛이 쓰고 먹지를 못하며, 흉중이 찢어지는 것 같고 똑바로 서면 신장이 평일에 반에 불과한지라 太白·太淵 補, 少府·魚際 瀉하였더니 3도에 걸음을 조금 하고 등이 평일에 비하여 조금 다를 뿐이니 다시 6~7도에 완전히 나았다.

7) 한 남자가 20여 세에 龜背를 앓기 시작을 해서 나이를 따라 더욱 심한지라 肺正格을 썼더니 1도에 반쯤 펴지고 엎드리면 등에서 뼈 부러지는 소리가 들리더라.

8) 내가 소시로부터 은은히 요통이 있고 혹 환절기에는 좌우 팔뚝

에 수종과 같아 혹 2∼3월에 풀리기도 하고 혹은 四節을 풀리지 않기도 하였다. 혹은 가을이면 숙연히 잠이 드나 때로는 공포증을 느끼거늘 널리 약 짓는 이들에게 물었더니 內腫이라고도 하고 혹은 심화라고도 하여 百口가 異說하고 한 사람도 大腸증후인 것을 말하는 사람이 없었다. 일반 사람들이 잘못 虛勞라 자칭을 하여 생명을 버리는 자가 10명에 8∼9명이다. 이것이 바로 大腸虛이다. 나의 3형제와 장조카들이 모두 이것으로 그르쳤다. 아고 아! 母胎의 부족과 痘經의 餘熱로 혹은 頂核이 되고 혹은 喉熱도 되고 噎膈도 되며 眼疾도 된다.

比等諸症은 이른바 품부부족(稟賦不足: 부모로부터 氣를 약하게 태어난 것)으로서 가장 한이 되는 것은 위와 같은 大腸虛의 이치를 늦게 서야 깨달은 것이다. 경열(經閱)이 아니면 神과 같은 이런 이치를 어떻게 알았을까?

第29章

협통문(脇痛門)

1. 우협통(右脇痛)

① 견증: 문자 그대로 우측 옆구리가 아픈 증상.

② 요법: 폐의 병인지라 太白·太淵 補, 少府·魚際 瀉.

③ 참고: 우측늑골이 아프면 폐의 이상으로 보고 肺經을 치료를 하였다. 또한 좌측협통이 오면 肝經을 치료를 하였다. 왜? 그랬을까? 실제적인 장기로는 우측의 간이 많이 분포를 하고 좌측에도 간과 폐가 우측에 비하여 작지만은 그래도 좌측에 해부 생리학적으로 존재를 하는 것이다. 그런데 과거의 의학, 특히 동양의학은 철학의 사상에 바탕을 둔 것으로서 음양오행설의 범주를 벗어 날수가 없다. 인체를 소우주로 보고 그것을 다시 음양인 태극으로 나누고 그것을 다시 팔괘로 나누고 다시 음양오행으로 합치고 그것을 다시 오운육기로 나누고 풍수지리로 나누고 60갑자 사주팔자 등등, 끝도 없고 한도 없고 이것을 이해를 하고 깨닫기 위해서는 한평생을 다 바쳐도 다 모자란다는 이런 생각이 나온다. 그래서 평범하게 생각을 하기로 하였다.

복부를 방위로 놓고 본다면 12시 방향의 명치를 南으로 보아 여름에 배당을 두고 心火로 생각을 하고, 6시 방향을 北으로 보아 겨울에 배당을 두고 腎水로 생각을 하고, 3시 방향을 동으로 보아 春에 해당이 되는 肝木으로 생각을 하고, 9시 방향을 서쪽으로 보아 가을에 해당을 하는 肺金으로 배당을 해야 하는 것이다.

그러나 실제적으로 평범하게 생각하여 보면 해는 동쪽에서 떠서 서쪽으로 지는 것인데, 다시 말을 하면 우측 9시 방향을 동쪽으로 배당을 하고 좌측의 3시 방향을 西에다가 배당을 해야 하는 것이 진리인 것이다. 그런데 모든 책을 보아도 우측 9시 방향을 서쪽으로 배당을 하였다. 현재까지는 이해를 할 수가 없는 것이다.

그런데 어떠한 책에는 이렇게 나와 있다. "臟氣가 서로 주관을 하여 治하는 곳은 肋에 있다. 사람이 南面하여 直立할 때 右는 西方으로 金位이고 左는 東方으로 木位에 응한다. 고로 肝氣가 주관을 하는 곳은 左에 있다."

위의 그림과 같이 복부를 중심으로 동서남북의 배당을 한다면 어느 쪽 그림이 맞는 것일까? 자연적인 이치를 생각한다면 우측편의 그림이 맞는 것이다. 그런데 모든 고전이나 현대의 책들은 좌측편의 그림으로 표현을 했다. 그래서 그런지 맥진상의 寸關尺의 맥도 좌측의 맥을 心·肝·腎으로 배당을 하고 우측의 맥을 肺·脾·心包를 하였다. 맥을 볼 때도 촌·관·척에 3지를 살짝 대어서 맥이 고르게 뛰면 陽經脈을 살피는 것이고 약간 힘을 주어서 맥을 재면 陰經脈을 살피는 것이 동양의학의 맥진에 기본적인 사항인 것이다. 그런데 이러한 모순을 지적한 책들은 거의 없다시피 한 것이다. 만약 어느 환자가 우측늑골부위가 아파서 양방 병원을 갔는데 진단이 간의 대한 이상을 의심할 것은 뻔한 이치이다. 그런데 한방에 갔더니 肺의 이상으로 진단을 할 것이 뻔한 사실인 것이다. 金克木을 했다는 이론일 것이다. 또한 좌측 늑골이 아픈 환자가 양방병원에 가면 비장종대의 이상으로 의심을 할 것이다. 그런데 한방에 가면 간의 이상으로 진단을 받기가 쉬운 것이다. 木剋土를 했다는 이론이다. 이렇게 생각을 해도 일리가 있고 저렇게 생각을 해도 이론에 맞는 것이 한방의 이론이다. 그러나 낫지를 않았을 때는 어찌 할 것인가? 모든 잘못은 환자에게 있는 것일까?

침을 놓아 보면 우측늑골부위가 아픈 환자들을 肺正格을 놓으면 통증이 기가 막히게 격감이 된다. 또한 좌측이 아픈 사람들은 간에 대한 刺鍼을 하면 참으로 잘 진정이 된다. 이것저것 궁금하여 한국에서 가져온 책들을 보면 속 시원하게 해답을 주지를 않는다. 중국 책들을 그대로 베껴다가 많은 사람들이 자기 것으로 만들어 버린 것이다.

2. 좌늑통(左肋痛)

① 견증: 문자 그대로 좌측옆구리가 아픈 사람.
② 요법: 肝의 병인지라 陰谷·曲泉 補, 中封·經渠 瀉.
③ 참고: (우늑통에 이어서 계속) 그 책을 판단할 줄을 모르는 학생들은 존경하는 선생님 박사님들이 썼으나 믿을 만한 것이고 수천 년 동안 내려오던 고귀한 동양의학의 사상이니 또다시 그 선생의 길을 걸을 것이 뻔한 것이다. 다시 말해서 우측의 3시의 방향이 동쪽의 목에 해당이 되고 9시 방향은 서쪽인 금으로 공부를 하는 것이다. 그리고 그의 명예를 위하여 또다시 진리에 맞지 않는 이론을 내놓는 것이다. 악습의 반복인 것이다. 이러한 이론을 처음으로 느꼈을 때, 이곳의 스페인 친구에게 이러한 이야기를 했었다. 井·滎·兪·經·合의 배열이 틀리고 동서남북의 방위 선택도 침에서는 잘못 배

열을 했노라고 이야기를 했었다. 그는 처음에 믿지를 않으려고 했었다. 그 미겔 친구는 "네가 나이도 얼마 안 되고 수천 년 동안 내려오던 동양의학이 틀렸다고 지적을 할 수가 있냐?" 의아한 눈으로 나를 쳐다보았다. 그리곤 나에게 질문을 해왔다. "어째서 틀렸다고 생각을 하느냐고?" 그리곤 나는 설명을 해 주었다. 오장육부의 氣란 막힘이 없이 순차적으로 흐르는 것이 氣이고 그의 배당이 우주 소우주 인간 봄·여름·가을·겨울 이렇게 흘러가야 하는 것이 맞는 것이 아니냐고 이야기를 했다. '그렇다'라고 이야기를 했다. 그렇다면 肺經은 陰에 해당이 되니 그 氣가 아래에서 위로 흘러가야 하는 것이 맞는 것이 아니냐고 이야기를 했다. 그랬더니 그 친구는 '맞다'고 이야기를 하였다. 그렇다면 폐의 井穴이 어디에 있어야 하는 것이냐고 이야기를 했다. 中府에 있어야 하는 것이라고 이야기를 했다. 그런데 모든 책들은 肺經의 마지막 혈인 少商에 井穴을 배당해 놓고 있다고 이야기를 하였다.

그는 동양 침술에 대해서 대단한 관심이 있는 친구로서 그의 식구들이 감기가 들거나 조금만 열이 있어도 필자를 찾아오는 사람으로서 동양의학의 신봉자이다. 그리고 그 후에 동서남북의 방위배당도 틀리고 맥진의 방법도 어디가 틀렸다고 설명을 해 주었다. 그는 어이가 없는지 도저히 믿지를 못하겠다는 표정을 짓기에, 그가 가지고 있는 책 중에 방위와 해당 장기의 그림이 있기에, 이 그림들을 어떻게 생각을 하느냐고 물어보았다. 그리곤 동쪽은 9시 방향에 배당을 시켜야 맞는 이론이 아니냐고 이야기를 하였더니 다시 어이가 없는지 당신의 말이 맞는다고 이야기를 하였다. 다시 그가 말하기를 동양의학은 약간의 엉터리라는 표현을 썼다. 필자는 또 그 소리가 듣기 싫어서(필자도 동양 사람이니까) 다른 변명을 하였다. 韓·中·

日은 그 문화나 습관은 비슷하지만은 針法은 다르다고 이야기를 하였다. 그리고 음양 오행침·오운육기침·체침·수지침 육합법침 등등이 있어서 어떻게 환자를 침을 놓느냐에 따라서 기술적 능력이 달라진다고 변명 아닌 변명을 늘어놓았다. 그 뒤로는 미겔이라는 친구에게 침술법의 이론을 말하지를 않았다 그렇다면 왜? 우측 옆구리가 아프면 폐를 조정을 하고 좌측편이 아프면 간을 조정을 하는가에 대해서 생각을 하고 이 책 저 책을 찾아보았다. 답은 쉽게 찾을 수가 있었다.

81難經 제33난에 보면 "肝의 臟은 오행상 양의 木性이라고 해도 순수한 木性은 아닙니다. (중략) 그러므로 간은 원래의 성질인 목의 양은 싫어하고 음을 좋아한답니다. 즉 음성의 金의 성질에 가까워지려고 합니다. 폐의 장은 陰의 金性이라 해도 순수한 금성은 아닙니다. (중략) 폐는 신선할 때는 물에 뜨지만은 썩어지면 가라앉아 버립니다. 간은 신선할 때는 물에 가라앉지만 썩어지면 뜨게 됩니다. 이것은 왜? 그런가? 그것은 간과 폐가 삶을 잃었기 때문에 각각 그 僞性을 버리고 본래의 성질인 純木의 양성과 純金의 陰性으로 돌아가 그 본성을 나타내게 되었기 때문이라고 생각을 하면 좋을 겁니다."

3. 폐골통(蔽骨痛: 心下牽·상골통)

① 견증: 명치가 땅기고 아픈 증상.

② 요법: 심의 虛인지라 大敦·少沖 補, 陰谷·少海 瀉.

③ 참고: (좌늑통에 이어 계속) 그렇다! 원래 肝은 金의 성질을 가지고 있고, 肺는 木의 성질을 가지고 있는 것이다. 그렇다면 心과 腎도 마찬가지인 것이다. 心은 원래 腎의 성질을 가지고 있는 것이

고 腎은 원래 心의 성질을 가지고 있는 것이다. 그래서 心이 자장 높을 때는 心勝格을 쓰는 것이다. 그렇다면 腎이 虛할 때는 어떻게 되는 것인가? 腎이 부족한 것인가? 이론대로 한다면 火가 부족해서 腎이 고장이 난 것으로 보아야 하는 것인가? 그렇다면 나머지 비와 心包는 어디다 배속시켜야 한단 말인가?

고전의 이론을 보면 心包를 君火에 배당을 시킨 것은 약간의 잘못이 있다고 생각을 하고 있다. 心包를 氣의 결정체인 머리·뇌에 배당을 시키고 싶은 것이다. 그러고 나서 心包와 脾가 서로 한 짝이 되어 신체를 氣血 영위시키고 있는 것으로 봐야 하는 것이다. 이러한 이론을 가지고 있을 때, 74된 할머니 환자가 왔다. 엄지발가락 바깥쪽이 너무 아파서 신발을 신을 수가 없다는 것이었다. 이 엄지발가락의 통증은 의외로 많다. 통풍이라고도 한다. 잘 안 낫는 것으로 알려져 있다. 이 할머니 환자를 心包의 原穴인 太陵과 脾의 原穴인 商丘에 침을 놓고 잠시 후에 만져 보니 통증이 점점 소실이 되는 것이 아닌가? 약 10분 후에는 아무리 세게 만져 보아도 안 아프다고 했다. 필자는 너무 기뻤다. 그 할머니는 당뇨가 있는 환자로서 고질병의 질환들을 가지고 있는 할머니이었는데, 침 두 개로서 엄지발가락의 통증이 소실이 되니 그 할머니도 놀라고 필자도 같이 놀랐으니까, 그 뒤 엄지발가락이 휜 환자들을 보면 心包 三焦나 비위의 이상이라고 생각을 하기에 이르렀다. 그렇다면 간과 폐가 짝이 되고 심장과 신장이 짝이 되고 心包와 脾臟이 짝이 되는 것인 것이다. 담과 大腸이 짝이 되고, 小腸과 膀胱, 三焦와 위가 짝이 되는 것이다. 그 뒤로 여러 환자에게 위와 같은 배당으로 많은 시술을 하였다. 이러한 사실을 알았을 때 스페인에 있는 친구(스페인 사람)에게는 이야기를 안 하고 미국에 사는 미스 정에게 잠깐 이야기를 하였다. 그녀는 5년 전에 필자가 직접 지도를 한 사람으로 지금 미국에서는 연방 한의사인 것이다. 그리곤 열심히 일을 하고 있는데 전화상으로 오행상의 문제점과 배당이 틀린 것을 설명하였다. 이 책이 나오면 참고하여 보라고 하였으나 그녀는 한약을 짓는 것이 더 재미있고 침은 어렵다고 이야기를 해 왔다. 방제학은 재미가 없고 본초학이 더 재미있다고 한다. 어떤 환자를 君臣佐使를 방법을 짓고 寒·熱을 기준으로 삼아 군신좌사의 방법으로 약을 짓고 교정을 하여 준다면 너무나 빨리 호전이 된다는 것이었다. "아니 음양오행이 틀렸는데, 군신좌사가 웬 말이냐고? 약이란 한 재 두 재를 먹는 것이 아니라 두 첩 세 첩을 먹어야 하는 것인데, 그러다 효과가 없으면 다른 처방으로 바꾸어야 하는 것인데 ……"라고 이야기를 하니, 오선생님의 말이 맞는 이야기라고 하였으나, 어쩔 수가 없다고 이야기를 하였다, 정확한 진단만 찾으면 약 두 첩 세 첩에 지대한 효과가 나는 것만은 사실이다. 그것이 바로 동양의 신비인 한약인 것이다. 그녀는 15일치에서 20일치의 한약에 최소한 350~400달러를 받는다고 하였다.

4. 좌우만통(左右晩痛)

① 견증: 脾가 좌우로 땅기고 아프며 소화불량이 되는 것.
② 요법: 비의 병인지라 少府·大都 補, 大敦·白 瀉.
③ 참고: (폐골통에 이어 계속) 필자는 한약 3일치를 파는데·한국 돈 7000원에서 8000원을 받는다. 그런데도 이곳 환자들은 잘 먹는 사람도 있지만은 잘 안 먹는 사람도 많아서 잘 먹는 사람에게는 계속 팔지만은 안 먹는 사람에게는 권하지도 안는 편이다. 그 미스

정과 필자는 엄청난 차이로 약값을 받고 있는 것이다. 그래서 필자
는 미국의 미스 정에게 그 한약을 미국에 있는 현지의 사람들에게
400달러씩 받고 팔라고 한다면 조금 힘이 들것이라고 이야기를 했
다. 400불을 지불을 하고 그 한약을 먹는다고 하면 조금은 좋아질
것이라는 확신하에 약을 사 먹는 것인데 만약에 효과가 안 났을 적
에는, 미국의 현지 사람이 다시 사 먹을 수 있겠느냐고 질문을 했을
때 미국사람은 다시 안 사 먹을 것이라고 이야기를 하였다. 동양권
에 있는 사람만이 한약의 신뢰성이 높다는 이야기인 것이다. 한약이
란 한·중·일에 많이 알려져 있는 것이지, 이곳의 서구 사람들에게는
자연 식품 정도로만 생각을 하고 있다. 그것을 자연요법이라고 한다.
조금 더 고상한 말을 쓰자면 나투로파티아(NATUROPATIA)라고 표
현을 한다. 그런데 정말로 우스운 것은 이곳 일반 사람들의 이야기
를 하는 게 더 우스운 말들이 있다. 그 사람들은 돈 **빼**먹는 사람이
라는 것이다. 물론 일부분이겠지만, 한약도 마찬가지로 한 재 두 재
가 아니라 한 첩 두 첩으로 효과를 내야 한다는 이론인 것이다. 필
자가 한국에 있을 적에 주례를 서 주신 임 박사라는 분은 어디 한
의원은 세 첩에서 다섯 첩만을 지어 준다는 이야기를 한 것이다. 워
낙 그 한의원의 약이 잘 들어서 그곳은 항상 문전성시를 이룬다는
것이었다. 한약이란 그렇게 짓는 것이 正道일 것이다.

다시금 협통으로 들어와서 설명한다면 우협통은 肺氣가 부족해서
오는 증상이고 좌협통은 肝氣가 부족해서 온 것이고 명치부위의 통
증은 腎氣가 부족이고 배꼽 아래의 통증은 火氣기 부족에서 오는
것이다.

5. 사암 선생 *脇痛* 경험 예

우협통은 痰涎證과 비슷하나 만약 痰症이라면 우늑이 몹시 아플 뿐이다.

心下牽이라 하면 때로 땅기고 아프다. 많이 경험을 한 것이다.

1) 한 남자가 30여 세에 항상 心痛을 일으키고 몹시 마른지라 大敦 · 少沖 補, 魚際 瀉하기 2度에 見效하였다. 전부터 心下가 땅기고 아래로 橫骨까지 뻗어서 똑바로 서지 못하던 때이다.

第30章

제기통문(諸氣痛門)

1. 노기상(怒氣上)

① 견증: 未曾有의 분노가 있은 후에 氣가 上沖을 하는 것.

② 요법: 肝實인지라 經渠·中封 補, 行間·少府 瀉 또는 經渠 瀉, 太衝 瀉.

③ 참고: 과거에 있던 肝勝格의 처방으로는 효과가 없었기에 經渠 와 太衝을 瀉했음을 느낄 수가 있다. 이 역시도 肺正格을 쓰면 더 빠른 효과가 있다. 우측 늑골연에 손가락을 깊게 넣어 압진하여 보 면 간 주위에 근육이 긴장이 되어 있음을 느낄 수가 있다. 이런 사 람이 간이 실한 증상으로서 평상시에는 얌전하다. 술을 먹거나 화가 나면 다른 사람으로 변하는 증상을 가진 사람이다.

肝勝格: 魚際·中封 補, 靈道·行間 瀉.

2. 희기완(喜氣緩)

① 견증: 소망이 넘치는 환희가 있은 후에 氣가 완만해지는 상태.

② 요법: 心傷인지라 少沖·大敦 補, 陰谷·少海 瀉. 양방 太白· 三里 凉.

③ 참고: 喜의 감정은 心에서 생기는 情緖이나 너무 과격하면 도리어 심을 해친다. 그래서 여기서는 心勝格을 써야 맞는 처방이나 心正格을 쓰고 있다.

心勝格: 陰谷 · 少沖 補, 太白 · 神門 瀉.

3. 사기결(思氣結)

① 견증: 쉽게 처결하기 곤란한 사정으로 인하여 심사숙고한 후에 생긴 氣結證.

② 요법: 脾傷인지라 大都 · 少府 補, 大敦 · 隱白 瀉, 양방 間使 針하고 氣海 瀉한다.

③ 참고: 思는 脾에서 생기는 정서이나 과격하면 도리어 비를 해치는 것이다 그런데 왜 間使穴과 氣海穴을 사용하였을까는 의문을 가져 본다. 그러나 脾와 心包가 서로 짝이라면 위와 같은 처방이 이해가 갈 것이다. 氣海를 瀉한 것은 土克水를 해야 한다는 이론에서 氣海穴을 瀉했을 것이다. 위의 처방은 효과가 있었을 것이라는 생각이 든다.

脾正格: 大都 · 靈道 補, 大敦 · 隱白 瀉.

4. 비기소(悲氣消)

① 견증: 과격한 슬픔 뒤에 초래되는 消散證.

② 요법: 上脘 灸 腰兪 針 瀉.

③ 참고: 悲의 정서는 心包에서 생산을 한다고 한다. 격심하게 되

면 도리어 心包를 傷하게 된다. 필자는 이러한 사람을 두 사람이나 만나 보았다. 한 사람은 한국에서였고 다른 한 사람은 스페인에서였다. 두 환자 전부 아들이 불의의 사고로 저 세상을 갔다. 한 사람은 26세 생일 때 친구들과 밤샘을 하면서 놀다가 새벽에 차를 몰고 나가 큰 트럭과 정면충돌을 하여 저 세상으로 떠났고 또 다른 한 사람은 대학을 진학하자마자 한 학기가 지나고 나서 자살을 하여 저 세상으로 갔다.

아이들을 잃은 부모들의 마음은 무엇이라 말할 수 없는 비극이었고 삶에 대한 아무런 의미가 부여되지 않은 상황일 것이다.

한국에 있을 적에 ○○ 어머니가 아들을 잃고 나서 나타난 증상들을 이야기를 해 주는데 "가슴속이 폐허가 된 도시보다도 더 새까맣게 재가 되어 있고 온몸의 근육이 서로 잡아 땅기고 있으며 손바닥이 항상 무언가가 바늘로 톡톡 쏘는 듯한 정전기가 항상 느껴진다."라고 표현을 하였다. 손바닥을 보니 勞宮혈이 안으로 움푹 들어가 있어 보였다. 심포에 병이 들면 참으로 잘 안 나는 병이다.

사암 선생의 상완과 요유혈의 선택은 어쩐 면에서는 이해가 안 되는 부분도 있지만은 어쨌거나 효과가 있었으리라 본다. 요유혈을 선택을 했기 때문인 것이다.

心包熱格: 關衝·陰谷 補, 間使·大都 瀉.

5. 우기울(憂氣鬱)

① 견증: 극도에 달하는 우려의 사정으로 인하여 氣鬱症.
② 요법: 腎弱인지라 經渠·復溜 補, 太白·太谿 瀉.
③ 참고: 憂의 정서는 폐에 있고 과도하게 되면 오히려 폐를 상하

게 되어 있다. 그런데 사암 선생은 腎正格을 쓰셨다. 왜 그랬을까? 사람이 기분이 음양으로 나누어서 생각을 하는 게 이해가 빠를 것이다. 사람에게는 칠정이라는 것이 있다. 이러한 우울증이 오면 공포심과 놀람이 같이 오는 것이다. 환자고 보호자고 우울증이 있는 건지 공포심이 있는 것이지 분간을 못하는 것이다. 그래서 의사가 판단을 해야 하는 것인데 양방에서는 고치기가 힘이 든다. 그러나 한의학에서는 고칠 수가 있는 것이다.

이곳의 스페인의 사람들도 참으로 이상하게 생각을 하고 신기하게 생각을 하는 것은 침으로 안 날 것 같은데 필자에게 침을 몇 번을 맞으면 위와 같은 증상들이 호전이 되니 이상하게 생각을 하는 사람이 많다.

필자는 많은 사람들에게 설명을 해 준다. 육체와 정신 중에 어느 것이 먼저 사람들을 컨트롤하느냐고, 많은 대부분의 사람들이 정신을 먼저 꼽았다. 즉 감정이 먼저라는 것이다. 그렇다면 "감정을 다스리면 많은 것들이 좋아지나요?"라고 반문을 하면 대답을 못하고 다른 식으로 대답을 한다. 사람의 육체는 원래 컨트롤을 시킬 수 있어도 감정이나 정신은 컨트롤을 시키기가 너무나 힘이 든다. 그러나 아주 많은 사람들이 감정을 컨트롤하면 육체를 다스릴 수가 있다고 생각을 많이 한다. 그래서 그런지 병이 낫지를 않으면 세상을 원망을 하고, 火를 다스려야 한다는 등등의 여러 가지 원인을 들추기도 한다. 기본적으로 육체를 컨트롤시켜야 그다음에 정신 감정이 컨트롤이 된다.

6. 경기란(驚氣亂)

① 견증: 갑자기 놀라는 사정으로 초래된 氣亂證.

② 요법: 太衝 補, 少府 瀉. 양방 勞宮 瀉, 三陰交·肺兪 灸.

③ 참고: 驚의 정서는 담에 있으나 過多는 담을 상한다. 잘 놀라는 감정을 컨트롤하는 것은 담에서 나오나 사암 선생은 일반 대증 治方을 썼다.

7. 한기수(寒氣收)

① 견증: 혹독한 추위에 다니므로 인해 寒氣를 받아서 병이 되는 것.

② 요법: 丹田 正, 氣海 灸 百壯.

③ 참고: 아마도 恐氣收라고 표현을 해야 되는 것을 寒氣收라고 했나 보다. 寒이나 恐의 정서는 신에서 나오는 것이니 그 말이 그 말이라고 이해를 해야 할 것이다. 공은 신에 있으나 과다는 오히려 신을 상하게 하니 신승격을 써야 한다.

腎勝格: 太白·太谿 補, 湧泉·大敦 瀉.

8. 사암 선생 氣痛 경험 예

註曰: 君子는 행동을 할 때 근심이 없어야 하거늘 氣가 있으면 어찌 하겠는가? 經에 이르기를 움직여 달아나는 것을 기이로되 반대로 움직이는 것은 마음이다. 기라는 것은 이미 나온 것이니 배합은 이치에 따름이다. 기라는 것은 이미 나온 것이니 기가 病根을 이루면 스스로 자제를 할 수가 없다.

1) 한 소아가 5~6세에 항시 자라배(별복)를 앓아서 침과 약으로 조금 효과가 있더니 높은 마루에서 잘못 떨어져서 놀라 일어난 지 일경에 일어나고 때때로 악한 두통을 일으키거늘 少沖 補, 少府 瀉 하였더니 1차에 낫더라.

2) 한 남자가 30여 세에 그 처가 크게 미치는 것을 보고 미친 것 과 같이 떨더니 하루에 오한이 3~4차요 말이 불명하고 점점 심하 여 보는 사람들이 반듯이 죽지 살 수 없다 하더니 경란 본방으로 치료하기 1차에 病快하드라.

第31章

산기문(疝氣門)

1. 수산(水疝)

① 견증: 음낭이 붓고 땀이 나며 혹은 가렵고 누런 물이 흐르며 소복을 누르면 물소리가 나는 증상.(腰子散證)

② 요법: 腎에 속한지라 經渠 · 復溜 補, 太白 · 太谿 瀉.

③ 참고: 원인은 飮酒와 飮水의 과다로 기인을 하고 노동을 하여 땀을 많이 흘린 후 바람을 쐬어 寒濕氣가 음낭에 모여 형성이 되기도 한다.

보통 前陰 주변의 질환들은 足厥陰 肝經과 督脈의 이상을 많이 생각을 한다.

腎 膀胱은 한결같이 물을 아끼는 일을 하니 腎正格을 섰으리라 생각을 한다. 그러나 左腎과 右腎을 분리해 놓고 생각하면 이야기는 약간 달라진다.

필자의 생각이 만약 좌측 쪽으로 병이 치우치면 腎正格을 놓고 우측으로 치우치면 肝勝格을 놓는다. 아니면 증상만을 보지를 말고 해당 募穴을 좌우로 구분을 하여 관련 경락의 모혈의 목표점으로 해서 치료를 하는 방법도 좋은 방법이다.

腎正格: 魚際 · 復溜 補, 太白 · 太谿 瀉.

2. 한산(寒疝)

① 견증: 불알이 차고 딴딴하며 음경이 일어나지를 않고 혹은 불알 알맹이가 땅기고 아픈 증상.

② 요법: 大腸에 속한지라 三里·曲池 補, 陽谷·陽谿 瀉.

③ 참고: 이는 축축한 땅에 오래 앉아 있거나 누워 있었기에 올 수도 있고 추운 계절에 얼음이나 눈 위를 오래 걸었거나 비와 눈을 많이 맞아 올 수도 있으며 風冷한 곳에 오래 있었거나 성생활의 과도로 오기도 한다.

寒濕이 외침을 하면 먼저 피부에 오니 폐·대장이 속해 있어 大腸補를 썼고 폐·大腸의 5악은 寒이다.

大腸正格: 厲兌·曲池 補, 陽谿·陽谷 瀉.

3. 근산(筋疝)

① 견증: 음경ᶜ, 붓고 가려우며, 혹은 힘줄이 땅기고 늘어지며 백물이 나와서 정수와 같은 증상.

② 요법: 간에 속한지라 陰谷·曲泉 補, 經渠·中封 瀉.

③ 참고: 원인은 성생활의 과도나 手淫 등에 있다.

간의 경락은 생식기를 돌아 上入小腸하며 肝腎이 下焦에 속하여 있고 肝主筋하니 實證이면 肝勝格을 쓰고 虛症이면 肝正格을 쓴다.

肝正格: 陰谷·曲泉 補, 魚際·中封 瀉.

4. 혈산(血疝)

① 견증: 小腹 兩傍과 橫骨(치골)과 양쪽 끝의 橫紋 가운데 생기는 누런 손톱 모양의 橫痃. 변옹(便癰) 또는 便毒·가래톳이다.(玉燭散證)

② 요법: 심에 속한지라 大敦·少沖 補, 陰谷·少海 瀉.

③ 참고: 원인은 봄과 여름의 더운 때에 노동을 과도하게 하여 혈이 넘쳐흘러 膀胱에 스며들어 모이면 혈산이 되고 성욕이 動하였으나 배설할 정액을 배설하지 못하여 생길 수도 있다.

肝은 血을 저장을 하나 心은 혈을 內運하여 諸經絡으로 운행을 하니 心主血이라고도 한다. 혈이 넘쳐 膀胱에 스며들었으니 心正格을 써서 血行을 바르게 잡아야 한다.

心正格: 大敦·少海 補, 陰谷·少沖 瀉.

5. 기산(氣疝)

① 견증: 腎兪 穴에서부터 아래로 음낭에 이르기까지 한쪽이 붓고 아픈 것.

② 요법: 폐에 속한지라 太白·太淵 補, 少府·魚際 瀉.

③ 참고: 정신적으로 분노했거나 號哭을 하여 기가 울체(鬱滯)가 되어 발생을 한다. 또한 폐는 相傳의 官이 되어 기의 근본이 되니 영위를 운행시킨다.

肺正格: 太白·太淵 補, 靈道·經渠 瀉.

6. 고산(孤疝)

① 견증: 여우가 낮에 나오고 밤에 들어가는 것과 같아서 고산이라 한다. 기왓장 엎어진 것 같은 물체가 누우면 배로 들어가고 서면 囊中[음낭]으로 편입을 하여 아픈 것.(二香丸證)

② 요법: 三陰交·然谷 補, 隱白·太谿 瀉.

③ 참고: 이는 누워 있으면 小腸에 들어가 있으나 걸어 다니면 小腸으로부터 음낭의 한쪽으로 나오게 되는 것으로 여우가 밤에는 음낭의 한쪽으로 나오게 되는 것으로 여우가 밤에는 굴속에 있고 낮에는 굴 밖으로 나와 배뇨를 하는 현상으로 비유를 해서 고산이란 명칭을 썼다. 고산은 기산과 비슷하니 肺正格을 쓴다.

7. 퇴산(癀疝: 토산 불알)

① 견증: 소복이 불알을 잡아 땅겨서 비틀어 짜는 것처럼 아프며 음낭이 말처럼 부어 혹은 마비증을 나타내는 것.

② 요법: 三陰交·陽陵泉 補, 三里·太白 瀉.

③ 참고: 1) 장퇴(腸癀): 고환의 한쪽이 부어 쳐져 가려운 것으로 小腸氣라 하며 장이 내려간 것이니 '헤르니아'라고 이야기를 하는데 肺正格을 써서 益氣昇擧한다.

2) 수퇴(水癀): 고환이 부어 물주머니처럼 된 것으로 不通·不痒이라 하는데 膀胱氣이니 腎 膀胱 보를 겸용을 한다.

3) 란퇴(卵癀): 玉莖이 딴딴하게 부어 引臍絞痛하여 심하면 陰縮肢冷 囊上生瘡하여 성옹(成癰)하니 간의 습열로 보아 肝勝格을 쓴다.

4) 기퇴(氣癏): 평소에 습열이 있는데 怒氣로 인하여 相火가 격동을 하여 어지럽고 손에 경련이 나고 미친것 같고 얼굴이 검으며 고환이 서로 좌우가 어긋나 있다. 肺正格을 쓴다.

8. 사암 선생 治疝 경험 예

1) 한 남자가 50여 세에 배꼽을 중심으로 밑으로는 曲骨, 위로는 늑하에 이르기까지 우측이 땅기고 아프므로 氣疝으로 다스렸더니 곧 나아지더라.

2) 한 남자가 20여 세에 우측 음낭이 크게 붓고 크기가 주먹 같고 멀리 걸으면 臟腑가 땅기고 아프다 하거늘 太白·太淵 補, 少府·魚際를 사하였더니 수도에 有效하드라 원래 음낭에 한쪽이 크게 부은 것은 癏疝으로 다스려야 하나 우늑통은 폐의 증후이므로 肺正格을 쓴 것이다.

3) 한 남자가 20여 세에 명치로부터 아래로 曲骨에 이르기까지 盤狀과 같은 물건이 있고 좌우 협하에 3～5 손가락만큼 한 자라 같은 것이 만져지는데, 듣건대 이 병이 발생이 된 뒤로 더하지도 않고 덜하지도 않으며 일체 움직이지 않는다 하는지라 이곳은 음경의 병을 인정이 되었다. 또 중초가 그득하다 하므로 脾積方을 썼더니 3～4度까지 有效가 없는지라 다시 血疝方을 쓰기 2일에 누에 어지러운 기운이 있다가 다시 어질 기운이 없어졌다. 마침 수백 리 길을 本家에서 사람이 왔으므로 부득이 집에 가고 말았다. 집에 가서 3～4일 동안은 복통이 싹없어졌으나 房事를 그치지 않고 계속하다가 급기야는 돌아올 수 없는 객이 되고 말았다. 가석한 일이다.

각기문(脚氣門)

1. 학슬풍(鶴膝風)

① 견증: 상하의 다리는 가늘고 오직 무릎만이 脹大하여 학의 무릎과 같고 시작을 할 때는 寒·熱이 交作하고 아프기가 호랑이 무는 것과 같이 아파서 걸음을 걸을 수가 없고 오래되면 궤(潰: 무너지다)하게 된다.

② 요법: 中脘 正, 環跳 瀉.

③ 참고: 학슬풍이란? 슬관절의 염증으로 腫脹狀態가 鶴의 무릎과 같은 것을 말한다. 무릎 류머티즘·결핵성 관절염·만성관절염·熱脚氣와 濕脚氣로 구별을 한다.

熱脚氣는 乾脚氣라고도 하며 筋脈이 오그라들어 경련하여 壯熱(매우 높은 열)하며 枯細하되 붓지 않는다. 濕熱로 인하여 온 것으로 脾勝格이나 脾熱格을 쓴다.(熱을 潤하게 하고 燥를 淸하게 하여야 함)

濕脚氣란 金脈이 이완하여 연약하게 되거나 붓는다. 脾正格을 써서 이습소풍(利濕疎風)한다. 회춘에 붓는 것을 습각기라 한다. 濕風을 제거를 해야 함.

각기란: 비타민B의 결핍으로 다리마비가 되고 붓는 것을 말함.

2. 위벽(痿躄)

① 견증: 다리가 휘청거려 걷지를 못하는 증상.

② 요법: 肺虛인지라 太白 · 太淵 補, 少府 · 魚際 瀉.

③ 참고: 하지의 운동마비, 속칭 '앉은뱅이'라고 한다. 다리를 못
쓰는 것은 氣不足이므로 肺正格이 좋다.

肺正格: 太淵 · 太白 補, 靈道 · 經渠 瀉.

3. 각족전근(脚足轉筋)

① 견증: 다리가 뒤틀리는 증상.

② 요법: 膽虛인지라 通谷 · 俠谿 補, 商陽 · 竅陰 瀉.

③ 참고: 이곳 스페인에서 8개월 정도 살았을 때(1998년 2월경)
150키로 떨어진 곳에서 요통과 디스크의 증상으로 50대 남자가 방
문을 하였다. 이것저것 물어보니 담석증에 腎結石이 동반된 환자였
다. 10~15회 정도 치료를 하니 요통과 디스크는 안 아프게 되었는
데 담석증치료가 되면 담석수술을 하지 않겠노라고 해서 膽勝格과
膽兪에 부항 瀉穴을 했다. 그 뒤로 일주일 뒤에 연락이 왔다. 종아
리가 퉁퉁 부어서 곧 터질 것같이 붓다 못해서 종아리에서 식은땀이
흘리듯이 땀이 송골송골 나오니 어떻게 된 거냐고 전화가 온 것이었
다. 그 당시에 정말 걱정이 대단히 많았다. 그리고 그 환자는 다시
방문을 하였다. 종아리 근육은 제2의 심장이라 하는데, 종아리 근육
은 간이 담당을 하고 있는 데라고 생각을 하며 대증 요법을 하고
돌려보냈다. 며칠 뒤에 그 후안네 집에 간호원을 시켜서 그 집에 연

락을 해 보라고 하였다. 후안의 주치의가 와서 하는 말이 종아리 근육 주위에 정맥순환이 되지를 않아서 그러한 것이니 조금 더 상황을 두고 보다가 다리를 절단해야 한다고 말을 하였다고 한다 하니 내가 얼마나 놀랬으랴! 아니 그렇게 양의와 한의에 처방이 다르니 사람을 죽이고 살리는 것은 모르는 사람에게서는 의사의 말 한마디에 달린 것을 절실했었다. 그때 정말로 다행인 것은 후안이 사는 동네에서 다른 환자가 왔었는데, 헬스 스프레이를 그 동네 사람에게 주면서 매일 2~3회 정도 바르면 나아질 것이라고 하며 그에게 주어서 보냈다. 그 뒤 일주일 후에 다시 전화를 해 보니 거짓말처럼 좋아졌다는 말을 전해 들었다. 그렇다면 왜 담석증치료 오행침을 (膽正格과 勝格을 잘 구분하여 刺鍼을 했었는데 그런 부작용이 나왔는가? 일반 사람들은 경락의 기의 존재에 대해서 잘 이해를 못한다. 명현(冥顯)현상도 모른다고 생각을 해야 한다. 다만 침 한 대 맞고 병신이 되었다고 생각할 뿐인 것이다. 이제 와서 그때 일을 생각해 보면 족삼양경에 井·榮·兪·經·合에 문제가 있어서 정확한 刺鍼이 정확하게 작용을 해서? 다리가 통통 부은 것이라고 생각을 해 본다.

肝勝格: 魚際·中封 補, 靈道·行間 瀉.

膽正格: 崑崙·陽輔 補, 商陽·陽陵泉 瀉.

4. 각족한냉(脚足寒冷)

① 견증: 膝 이하가 寒冷한 것.

② 요법: 腎虛인지라 經渠·復溜 補, 太白·太谿 瀉.(양방 湧泉·然谷 補, 環跳 瀉)

③ 참고: 음양오행 補·의 법칙을 발견한 후 오래전부터 건강관리

를 해 주던 74세의 할머니가 오더니 겨울이라 그런지 온몸이 춥고 이곳저곳 순환이 안 돼서 그런지 몸의 상태가 아주 안 좋아서 왔다. 신진 觸診하여 보니 코와 입술이 퍼렇게 질렸고 손발도 퍼렇게 되어서 만져 보니 얼음장과 같이 차가왔다.

사람이 병의 징조를 알게 되려면 발부터 차가워진다는 말이 있다. 즉 수승화강이 안 된다는 말이다. 그 할머니는 연세도 많으셔서 腎氣의 부족이라고 이야기를 할 수도 있지만은 필자는 그때 胃에 寒이 들어와서 기와 혈의 영위가 안 된다고 보고 胃寒格을 양쪽으로 針刺했었다. 약 30분간 유침을 시켰었는데 점점 손발이 따뜻해지더니 코와 입술도 원래의 본 색깔로 돌아오는 것이 아닌가? 그 할머니는 "이러다 사람이 죽는 거 아닌가?"라고 농담을 했고, 왜? 순환이 안 되는 것이냐고 질문을 해 왔다. "그건 흉추 7 · 8 · 9 · 10 · 11 · 12번의 부위에 기의 기온이 약간 내려가서 순환이 안 되는 것"이라고 답을 했다. 명치 부위와 등 쪽에 핫팩을 대면 좋아질 것이라고 답을 해 주었다.

胃寒格: 內庭 · 陽谷 補, 解谿 · 陽輔 瀉.

5. 근만(筋彎)

① 견증: 脚筋이 땅겨서 굴신이 불능한 증상.

② 요법: 肝弱인지라 陰谷 · 曲泉 補, 經渠 · 中封 瀉.

③ 참고: 肝經은 인체의 근육과 건을 주관하고 虛와 實에 따라 이완이 되기도 하고 근육의 마비가 되기도 한다. 영양의 저장은 근육과 간에 하니 피로가 빨리 느끼는 것도 간에서 온다. 그래서 혈의 부족도 관계가 있고 지나치게 걸어도 근육이 상하고 구부리지도 못

하게 된다.

肝正格: 陰谷·曲泉 補, 魚際·中封 瀉.

6. 사암 선생 脚氣 경험 예

1) 한 남자가 20여 세에 右側膝骨 뒤쪽에 灸瘡이 있은 지 벌써 3~4년이라 膿이 흘러 나와서 버선목을 적시며 아픈 다리를 뻗고 굽히지를 못하였다. 그래서 臨泣·陷谷 補, 厲兌·商陽 瀉하기 수일에 꾸부린 것을 보고 脚足의 병이나 胃部의 濕으로 인한 傷이므로 胃勝格으로 治한 것이다.

참고: 胃勝格: 臨泣·陽輔 補, 商陽·三里 瀉.

第33章

통풍문(痛風門)

1. 행비(行痺)

① 견증: 虛邪가 血氣와 더 붙어 싸워서 관절에 모여 가지고 上下에 유행하므로 발갛게 부었으며 筋脈이 늘어져 不及하는 증상.(防風湯 혹은 越婢湯 加 附求湯證)

② 요법: 膽勝인지라 商陽·竅陰 補, 陽谷·陽輔 瀉.

③ 참고: 行痺란 風痺를 말한다. 풍이 원인이 되어 일어나는 관절염·赤水에 疼痛이 走汪한다.

痛風이란? 手·足 등 소관절에 류머티즘 關節痛 痛風性神經痛·痺·賊痛·歷節·白虎歷節이라고도 한다.

膽勝格: 商陽·陽陵泉 補, 俠谿·陽谷 瀉.

2. 통비(痛痺: 痛하여 마비되는 것을 말함)

① 견증: 濕이 四肢에 流注하여 견우혈이 몹시 아프며 땅기고 붓되 밤이면 심하고 아픈 것이 일정한 곳이 있어서 관절염의 走流汪痛과 틀리다.

② 요법: 寒勝인지라 陽谷·陽谿 補, 通谷·二間 瀉.

③ 참고: 寒邪를 많이 받아 된 것으로 땅기고 아프고 전신이 오므라들고 수족이 冷痺하여 痛風과 같다. 寒邪가 피부에 감촉이 된 것으로 肺主皮하여 肺·大腸에서 다스려야 한다. 外因으로 보아 腑인 大腸 寒格을 쓴다.

필자가 사는 곳에서 56키로 떨어진 메리다라는 6만의 소도시가 있다. 그곳은 2000년 전에 로마 사람들이 이곳 스페인을 오랫동안 통치를 하면서 메리다라는 도시에다가 원형극장도 만들고 격투장(맹수와 노예의 싸움장)도 만들고 해서 축소판 로마 도시이고 참으로 역사가 깊은 도시인데 언제 기회가 되면 관광을 오시면 좋은 곳이다.

그곳에서 66세 된 아주머니가 왼쪽 견우혈 부근이 퉁퉁 붓고 쇄골 첨단이 불쑥 튀어 나와서 하루 종일 아프길 7~8년인 사람이 왔다. 大腸經상의 이상이므로 옛날 방법으로 大腸勝格을 놓았으나 좋아지긴 좋아졌는데 아직도 아프다고 하기에 결국은 大腸經과 胃經을 다스려서 고쳐 주었다.(90% 정도 15회) 그런데 이상한 것은 사암 선생은 寒邪를 많이 받아 견우혈의 통증이 온다 했는데 大腸勝格을 쓴 것을 보면 이해가 안 되는 부분이 있는 것이다.

3. 착비(着痺)

① 견증: 肌肉內에 喘萬個의 작은 벌레가 어지러이 왔다 갔다 하는 것 같고 또한 한쪽으로만 어지러이 왔다 갔다 하는 것, 또 만져서 그치지도 않고 긁으면 더 심한 상태가 된다. 즉 마비의 증상과 같아서 가렵지도 않고 아프지도 않으면서 自己의 肌肉이 他人의 肌肉과 같아서 만져도 알지도 못하고 꼬집어도 감각을 모르는 '木'의 증상을 나타내는 증상.(當歸拈痛湯症 또는 川芎伏令湯證)

② 요법: 濕勝인지라 大敦·隱白 補, 經渠·商丘 瀉.

③ 참고: 濕邪가 많이 오는 것으로 몸이 무겁고 땅기고 붓는데 증상이 한군데 고정이 되어 있다. 脾勝格을 쓴다.

脾勝格: 大敦·隱白 補, 魚際·商丘 瀉.

4. 골비(骨痺)

① 견증: 고통이 심을 공격하고 사지가 땅기며 관절이 붓고 몸이 차가우나 덥게 못 입고 기름기가 없고 힘줄에 힘이 없는 증상.

② 요법: 膀胱虛인지라 商陽·至陰 補, 三里·委中 瀉.

膀胱正格: 商陽·委中 補, 厲兌·至陰 瀉.

5. 근비(筋痺)

① 견증: 風寒濕이 筋에 入하여 가지고 왔다 갔다 하다가 血氣와 서로 싸우다가 관절에 모여서 근맥이 늘어지고 혹 붓고 혹 홍색이 나타나는 증상이다.

② 요법: 肝弱인지라 陰谷·曲泉 補, 經渠·中封 瀉.

肝正格: 陰谷·曲泉 補, 魚際·中封 瀉.

6. 맥비(脈痺)

① 견증: 肌肉이 몹시 더우며 피부에 서주감(鼠走感: 쥐가 기어다는 듯한)이 있고 입술이 터지며 피부의 색이 변하는 것.

② 요법: 小腸虛인지라 臨泣 · 後谿 補, 通谷 · 前谷 瀉.

③ 참고: 일명 熱痺라고도 한다. 이는 濕生熱하거나 風寒의 瀉가 울체(鬱滯)되어 熱로 변하여 몸에 쥐가 돌아다니는 감각이 있으며 입술이 뒤집혀 살빛이 변한다. 濕과 熱이 변해서 濕熱痺가 되면 脾勝格을 쓰고 豊과 熱이 겸해서 風熱痺가 되면 膽勝格을 쓴다.

小腸正格: 臨泣 · 後谿 補, 前谷 · 崑崙 瀉.

7. 기비(肌痺)

① 견증: 風寒濕이 膚에 들어가 머물러서 움직이지를 않는 까닭에 피부가 마비되고 땀이 많이 나며 사지가 힘이 없고 정신이 어지러운 것.

② 요법: 胃實인지라 臨泣 · 陷谷 補, 厲兌 · 商陽 瀉.

③ 참고: 痺란? 風寒濕의 3氣가 피부에 침입을 해서 생기는 병을 痺라고 한다. 그 증상은 아프고 가렵고 저리고 느른하고 약해지는 것을 痺라는 명칭을 붙인 것이고 어떠한 氣의 침입을 받았느냐에 따라서 처방이 달라진다. 이는 사지에 힘이 없다는 이론에 따라 胃勝格을 쓴 것이다.

胃勝格: 臨泣 · 陷谷 補, 商陽 · 三里 瀉.

8. 피비(皮痺)

① 견증: 두드러기에 風瘡을 나타내어 긁어도 아프지 않고 처음에 시작을 할 때는 가죽 속에서 벌레가 달아나는 것 같은 증상.

② 요법: 肺虛인지라 太白 · 太淵 補, 少府 · 魚際 瀉.

肺正格: 太淵 · 太白 補, 靈道 · 經渠 瀉.

9. 통풍(痛風: 痛痺의 類)

① 견증: 아픈 곳이 피부에 靑色을 나타내고 어딘가 닿기만 하면 불로 지지는 것 같은 증상.

② 요법: 膽虛인지라 通谷 · 俠谿 補, 商陽 · 竅陰 瀉.

③ 참고: 過酸血로 인하여 생기는 병으로 발병 초기에는 변비가 생기고 전신이 불편하다가 갑자기 야간에 발의 엄지와 둘째 발가락이 벌겋게 부어오르고 극렬한 아픔이 오는 病 그러다가 차츰 다른 관절, 즉 발목 무릎 등으로 옮겨가며 아픈 증을 통풍이라 한다.

지금으로부터 약 10년 정도 됐을 것이다. 필자의 동생 친구 하나가 강남의 모 종합병원에 입원을 했다는 소식을 듣고 동생이 문병을 갔다가 필자 동생이 그 친구를 사무실로 데리고 왔는데 이야기를 들은즉 엄지발가락 밑이 썩어서 5원 짜리 동전만 하게 피부가 헐어서 뼈가 보일 정도이었다. 병원의 의사가 말하기를 정맥의 순환이 되지를 않아서 약은 없고 상태가 더욱 악화가 된다면 다리를 절단해야 된다는 것이었다. 그러니 얼마나 놀라랴, 너무나 아파서 잠도 자지를 못한다는 것이었다. 수술을 해야 한다니, 그대로 시간이 지나면 수술을 해야 할 상황이었는데, "그래, 어디 한번 보자." 하면서 내가 교정을 해줄 테니 아파도 참을 수 있느냐고 물어보았더니, "형님! 그런 걱정하지를 마세요!"라고 하였다. 필자는 그 당시에 엄지발을 머리와 목으로 보고 경추주위를 만져 보니 목이 통나무처럼 뻣뻣하게 굳어 있었다. 그 굳은 목을 drop(교정기구)으로 40에서 50분간을 목

만 교정을 하였다. 시간이 지날수록 목이 부드러워져 갔다. 그와 동
시에 발의 통증도 소실이 되어 가고 있는 것 같다고 하였다. 목이
많이 부드러워졌음을 느꼈을 때, 그날의 치료를 그만두었다. "내일
다시 오너라." 다음날 왔을 때는 "형님! 어젯밤에 잠을 너무 잘 잤
어요. 발가락의 통증도 많이 없어지고요, 이제 희망이 보이네요." 그
후로 흉추·요추·선추 교정을 정성 들여서 교정을 해 주니 보름
만에 종합병원에서 퇴원을 한 것이다. 엄지발의 통증이 없어진 것이
다. 그리고 새로운 살도 생겼다. 처음에는 선한 마음에서 치료를 해
주었는데, 나중에 알고 보니, 자기네 부모님에게 필자를 돈을 갖다
준다고 해 놓고는 자기가 슬쩍 다 써버린 것이었다. 아! 이해를 하
려고 해도 이해가 안 되는 상황들이었다.

　지금 와서 생각해 본다면 목의 이상은 脾·胃의 이상으로 본다. 그리
고 근육학적으로 본다면, 전 경골근을 다스리면 엄지발의 통증을 제압
할 수가 있고 그 근육 사이로는 위장경락이 흐르고 있는 것이다.

10. 백호풍(白虎風)

① 견증: 전신의 관절이 호랑이가 무는 것 같은 증상.
② 요법: 肺實인지라 少府·魚際 瀉, 尺澤·陰谷 瀉.
肺勝格: 靈道·經渠 補, 陰谷·少商 瀉.

11. 사암 선생 痛風 경험 예

1) 한 남자가 30여 세에 사지와 전신이 찌르는 것 같이 아프고

4~5일 후에는 무수한 결핵이 생겨서 주먹만 하고 혹은 호두와 밤알처럼 커졌다. 이렇게 하기를 수일 하다가 곧 풀려서 평상과 같고 3~4일 후에 다시 그런 지가 벌써 몇 년이 지 꽂다. 商陽 · 竅陰 補, 陽谷 · 陽輔 瀉하였더니 다시 재발하지를 않고 모두 나았다. 이것은 行痺였다.

2) 한 남자가 10여 세에 엄지발가락과 내측에 피육이 터져서 길이가 1寸, 넓이가 3分으로 가렵지도 않고 아프지도 않은 지 벌써 수년이라고 한다. 또 이것을 치료하려고 여러 사람에게 물으니 기름불로 지져야 치료할 수 있다 하여 밀가루 떡을 만들어 상처 주위를 짜고 채종유(菜種油)를 넣어 불로 지지기를 여러 차례 …… 이제는 차고 뜨거운 것을 느끼지 못한다고 하였다. 大敦 · 隱白 補하고, 經渠 · 商丘를 瀉하기를 2도에 完合하고 4도에 完差하였다. 피근이 터지는 것은 着痺였다.

3) 한 남자가 30여 세에 엄지손가락이 마비되었는데 침하고 灸를 하여서 벌써 뼈 한 마디가 물러 꽂으며 병세는 더욱 심하다고 한다. 그래서 少府 · 魚際 補, 尺澤 · 陰谷 瀉하니 有效하더라.

4) 한 남자가 30여 세에 오른발 商丘 · 然谷 · 湧泉穴處가 미백(微白: 약간 흰 것)하기가 손바닥 크기와 같고 疹毒 같기도 하고 율미 같기도 한 것이 희고 붉으며 몹시 가렵다 하였다. 大敦 · 隱白 補, 經渠 · 商丘 瀉하기 3개월에 병이 나았다. 착흔(着痕)이 腎經에 범한 것은 흔히 着痺로서 다스림은 腎經이 본래 麻가 없는 까닭이다.

5) 한 남자가 30세에 양쪽다리가 터진 것이 濕脹과 같은 것이요, 위로 胸背에 미쳤다. 大敦·隱白 補, 經渠·中封 瀉하였더니 효과가 있더라. 着痺로서 다스린 것은 병부가 脾經 분야에 있으며 脹이 아래에 있는 것은 濕인 까닭이다.

6) 한 남자가 30세에 꼬리뼈로부터 뒤로 허리 밑에 이르기까지 손바닥만큼 피부가 深白色을 나타내고 혹은 班然한 무늬가 호랑이무늬 같은데, 듣건대 7~8세 전에 우측 엄지발가락에 瘡이 생겨서 百治無效하였다 하므로 少府·魚際 補, 尺澤·陰谷 瀉하였더니 엄지발가락의 창이 먼저 낫더라.

7) 한 남자가 40여 세에 四末이 붓고 흰색이며 痿戰無力하여 겨우 門前出入이 있을 뿐이며 전체 얼굴이 붉은 것이 어지러우며 전신에 부기가 있는 것 같은지라 처음에 마비의 증으로 치료하여 효과가 없더니 肌痺로서 치료를 하니 효과가 있더라. 경락도 不明하지만 四末과 얼굴은 胃에 속한 까닭이다.

8) 한 남자가 四末과 얼굴에 풀을 발라 말린 것 같되 손의 肺經분야가 더욱 심하다 하여 肺勝格을 썼더니 효과가 있더라. 白虎風이 아닌데 肺勝格을 쓴 것은 폐병이 위에 있는 자는 흔히 肺勝格을 쓰는 까닭이다.

9) 한 남자가 60여 세에 양편이 견비통과 마비가 심하였었는데 그때의 의사들이 天應穴을 亂刺하였음으로 해서 병세가 점점 심하여 의복을 여미는데도 다른 사람에게 의뢰하더니 麻痺寒勝으로 다스렸

더니 有效하더라.

10) 한 남자가 20여 세에 두 다리 무릎 아래가 빈틈없이 짓물러 秋冬에 더욱 심하고 春夏에는 皮肉이 堅厚하며 밖에는 赤黑浮白하여 痺와 같은 지 벌써 10여 년이라 더욱 심하더니 着痺方을 썼더니 有效하더라.(脾勝格을 쓴 것이다)

11) 한 여자가 30여 세에 좌우 대지와 차지의 가운데 마디가 먼저 마비되어 점점 구안와사에 이르는지라 痲痺寒勝方을 썼더니 有效하드라.(大腸勝格을 쓴 것이다)

12) 한 남자가 30여 세에 흰 돈과 같은 것이 우측다리 경골전 간 분야에서 시작되어 胃經 분야에 미쳤으나 髮際 전후가 더욱 하얗고, 5~6년에 도리어 위보다 심하였는데 듣건대 간 분야에서부터 시작이 되었다 하므로 筋痺로서 다스렸더니 有效하더라. 이것뿐 아니라 白錢風이 다리에서 시작을 한 것은 간이며 희기가 눈과 같은 것은 간이 많은 것을 여러 번 경험을 하였다.

13) 한 남자가 50여 세에 전신이 가렵고 빛이 暗赤復白한 것이 꼬리뼈 앞뒤로부터 시작이 되어 음낭 앞의 털 난 부위와 申脈穴下가 더욱 심하며, 上部는 尺澤穴근처가 또한 더욱 심하여 비록 骨痺에 이르지를 아니하였으나 陽水不足을 앓았으므로 膀胱正格을 썼더니 有效하드라.

14) 한 부인이 우견통과 손도 또한 아프다고 한다. 원래 그 형이

침과 약으로 유명하여 데려오더니 天應穴을 亂刺하므로 통증이 더 심하고 寒·熱이 왕래하여 들 수가 없으므로 옷 입는 것을 다른 사람에게 의뢰하게 되었다. 내가 마비 寒·熱로서 치료를 하였더니 1日에 추워서 떠는 것이 그치고 수회에 마비가 그쳐서 옷을 스스로 입게 되었다.

15) 한 남자가 우측 무릎 위 내측에 흰 돈과 같은 것이 한 손바닥 크기로 시작되어 전신에 미쳐갔다. 또한 크고 작은 것이 반반하였는데 간 분야에서 시작하였다 하므로 肝正格을 쓰기 수월에 효과를 보았다. 그러면 錢風이라고 하는 것은 肝·脾經에서 많이 나타나는가 보다.

16) 한 남자가 40여 세에 좌수 소지가 꼬부라지고 오른팔이 가늘고 힘이 없었다. 또한 소지 내외 측이 마비되어 처음에는 心正格을 써도 효험이 없어서 脈痺方을 썼더니 有效하더니 그렇다면 心經은 원래 마비가 없나 보다.

17) 한 남자가 40여 세에 우족의 束骨혈로부터 踝骨하에 이르기까지 麻木이 있는지라 骨痺方을 썼더니 有效하더라.

18) 한 남자가 오른 발등 위에 걸을 때 신발 질빵을 다쳐서 오래 고생을 하다가 합창은 되었으나 본 처에 항상 딱딱한 근핵이 있었다. 그것이 올라가서는 감각이 둔하고 또 전신에 미쳐서 콩만 하게 또는 大小錢의 크기로, 또는 어린아이의 주먹만 한 멍울이 생겨서 부기가 있고 痘腫의 末膿한 것과 같았다. 또 윗입술이 붓고 적색이 나와 움직일 수가 없었고 코에까지 미쳐서 양 눈 사이가 髮際에까

지 접근하였다. 윗입술은 위에 속했고 발등은 脾에 속하므로 肌痺方을 썼더니 有效하더라.

19) 한 남자가 20여 세에 우측에 구안이 와사 되고 소지외측으로부터 肘上에 이르기까지 마비되어 눈이 빨갛게 뒤집히고 전신에 마비된 곳이 많으며 오른쪽 복사뼈 밑이 헐어서 낫지 않고 좌측 큰 발가락이 터져서 瘡이 된 지 이미 5～6년이었다. 먼저 脈痺로 다스렸더니 4～5도에 구안이 벌어지며 두 군데 창이 모두 아물고 마비증이 없어지더라. 그러기가 20여 회 걸렸다.

20) 한 남자가 50여 세에 좌측 무릎 내측에 錢風이 나오더니 점점 커져서 손바닥만 하며 마비된 지가 8～9년이다. 전신이 모두 변하고 눈썹이 빠져서 문을 닫고 있는지가 이미 수년이라 한다. 처음 볼 적에 전신이 모두 같고 병 부분을 알 수 없었는데 자세히 물어본 결과 膝內에서 시작이 된 줄을 알고 筋痺로서 진단을 하였다. 病者가 올 수 없고 나도 갈 수가 없어 本方과 호흡 補·瀉법을 가리켜 주어서 病者로 하여금 刺針게 하여 주었더니 1년에 반이나 나았다 하니 지금은 完治하였을 줄로 믿는다.

21) 한 남자가 20여 세에 발 한쪽의 소지와 四指의 마디가 물러나기도 하고, 惡涎이 흐르며 발의 앞뒤에 마비처가 많은지라 第4趾는 膽의 영역이고, 소지에서 시작이 되었다 하므로 骨痺方을 썼더니 有效하드라.

22) 한 남자가 40세에 오른손이 마비가 되고 아프기가 불속에 들

어간 것 같으며 항시 물로 축이고 겨울밤에도 방에 들어앉지를 못하고 손가락을 내흔드는데 아픈 부분이 확실하지 못하지만 여름부터 시작이 된 줄을 알고 脈痺方으로 다스렸더니 有效하드라.

23) 한 남자가 50여 세에 오른손 支溝穴 위가 어린아이 손바닥만 하게 錢白하고 皮膚가 벌어지고 살이 터졌는데 버드나무잎 작은 것과 같았다. 또한 손등이 한결같이 하얗고 손으로 긁으면 아프지 않은 지가 이미 10년이 되었다 한다.

三焦는 원래부터 支溝上에 있어서 처음에는 臨泣 · 中渚 補, 液門 · 俠谿 瀉하였더니 치료하기 3∼4개월에 효과가 없었다. 따라서 錢白한 까닭에 白虎風인가 의심을 하여 다스리기 1개월이 되어 살 터지는 것이 점점 심해지게 되었다. 다시 痛痺寒勝으로 다스렸더니 역시 수월에 효과가 없거늘 바야흐로 얕게 긁으면 아프지 않은 것은 皮痺인 줄 알고 치료하기 수월에 터진 가죽과 짓무른 살이 모두 合瘡되더라 그러나 病者가 數三方을 하면서 싫증이 나 하므로 나도 또한 붙들지 않았다.

24) 한 여자가 20여 세에 腰背 左側1寸쯤 되는 곳에 먼저 작은 돈짝만 한 白虎풍이 생겨서 심백무설(深白無屑)하더니 1년이 지나 大錢과 같으며 右背項側에 또 白痕이 생겨서 棋子大와 같았다. 그래서 皮痺方으로 다스리기 1개월에 먼저 項側의 것이 없어지고 背脊의 것은 3∼4개월이 걸려서 나았다.

第34章

위증문(痿證門)

1. 위벽(痿躄)

① 견증: 다리가 부드러워서 걷지를 못하는 증상.

② 요법: 肺熱인지라 太淵 · 太白 補, 少府 · 魚際 瀉.

③ 참고: 痿란? 운동마비로서 대개 상지의 운동마비를 말함. 肢體가 痿發하여 그 작용을 다 못하는 것. 손에 힘이 빠져서 마비됨 · 위축됨. 속칭 '앉은뱅이'이다.

肺熱格: 少商 · 少沖 補, 經渠 · 然谷 瀉.

2. 맥위(脈痿)

① 견증: 오장육부의 大絡이 空虛해서 肌痺가 되어 가지고 맥이 늘어져서 전신을 쓰지를 못하는 증상.(鐵紛丸證)

心熱인지라 大敦 · 少沖 補, 陰谷 · 少海 瀉.

③ 참고: 心熱格: 陰谷 · 少沖 補, 靈道 · 大都 瀉.

3. 근위(筋痿)

① 견증: 入房大甚(여색을 몹시 밝히는 것)으로 해서 힘줄이 늘어지는 것.

② 요법: 肝熱인지라 陰谷·曲泉 補, 經渠·中封 瀉.

肝正格: 陰谷·曲泉 補, 魚際·中封 瀉.

4. 육위(肉痿)

① 견증: 膚肉에 痛 癢感(가려운 증상)을 상실한 증상.(二陣二尤에 入霞天膏證)

② 요법: 脾熱인지라 少府·大都 補, 大敦·隱白 瀉.

③ 참고: 脾熱格: 曲泉·陰陵泉 補, 大都·經渠 瀉.

5. 골위(骨痿)

① 견증: 골고수허(骨枯隨虛)로 인하여 발이 힘을 이기지 못하여 앉아서 일어나지를 못하는 증상.(金剛丸證)

② 요법: 腎熱인지라 經渠·復溜 補, 太白·太谿 瀉.

③ 참고: 腎熱格: 陰谷·陰陵泉 補, 行間·然谷 瀉.

6. 사암 선생 *痿證* 경험 예

1) 한 어린이가 학질로 오래 아팠는데 옻나무 닭 3마리를 먹이기를 권하는 사람이 있어서 옻나무 껍질 3合을 다려 먹었더니 곧 옻독을 일으켜 우측다리가 痿躄하고 무릎 아래가 가늘고 힘이 없거늘 땅 딛기가 불능하여 엄지발가락이 밑으로 구부러졌다. 근위로 左治하였더니 효과가 있었다. 그러면 肝證은 혹 우측에 있나 보다.

2) 한 남자가 40여 세에 좌측의 무릎이 저리고 아파서 모든 처방을 써 보아도 효과가 없거늘 太白 · 太淵 補, 少府 · 魚際 瀉하였더니 1度에 나아졌다.

3) 한 어린이가 좌측 다리가 힘이 없어 앉으나 서나 들지를 못하였는데 좌측 옆구리를 만지니 자라 배의 흔적이 있는지라 筋痿方으로 우측을 다스렸더니 1度에 모든 증상이 없어지더라.

4) 한 어린이가 龜背(등이 구부러진 것)와 龜胸(가슴이 툭 튀어나온 것)이 생기고 양쪽다리가 痿躄하여 굴신을 하지를 못하고 오래도록 누워 있어서 일어나지를 못하며 양다리를 때때로 떨며 만지면 더하거늘 龜背와 躄證은 모두 肺傷인지라 太白 · 太淵 補, 少府 · 魚際 瀉하거늘 오래서 모든 증상이 나아졌다.

第35章

이롱문(耳聾門)

1. 이롱(耳聾)

① 견증: 귀가 먹어서 들리지를 않는 증상.

② 요법: 腎虛인지라 經渠 補, 支溝·陽輔 瀉.

③ 참고: 風邪가 少陰經에 침입을 하여 耳內가고 熱氣가 여기에 모이게 되면 통증을 유발하게 되고 膿을 형성을 하게 되는데, 風熱이 상옹(上壅)하여 耳內가 腫痛하고 오래도록 濃汁이 유출이 되는 것은 膿耳된 것으로서 膿을 제거하지 못하면 귀를 막아 耳膿이 된다. 초기에는 담승격을 써서 少陽膽經의 熱邪를 제거하고, 久者는 腎正格을 써서 腎의 竅를 補한다.

膽勝格: 商陽·陽陵泉 補, 俠谿·陽谷 瀉.

腎正格: 魚際·復溜 補, 太白·太谿 瀉.

2. 이명(耳鳴)

① 견증: 문자 그대로 귀가 우는 것이니, 별안간 또는 양측 혹은 片側에서 청량한 작은 나팔소리가 나는 것.

② 요법: 商陽·通谷 補, 太白·太谿 瀉.

③ 참고: 이명이란? 귀울림을 말하는 것인데 환자가 호소를 하는 것은 휘파람소리 같다. 매미 우는소리 같다는 등 다양하다. 그 원인을 보면 宗脈이 모인 곳으로서 胃中이 공허하면 종맥이 虛해져서 결국은 이명을 야기한다. 또한 膽經과 三焦經이 耳와 연락을 하게 되어 있으므로 氣가 역상을 하게 되면 耳鳴을 일으킨다. 그런데 이명은 대체로 腎精이 부족하여 陰虛火動한 것에 많고 (腎正格) 痰火가 있는 것은 이명이 심하게 나타나고(心實熱이면 心勝格, 心虛熱이면 心正格), 腎虛한 것은 미미하게 나타난다.

腎正格: 魚際·復溜 補, 太白·太谿 瀉.

3. 사암 선생 耳聾 경험 예

1) 한 남자가 40여 세에 근력이 장대한 까닭 없이 귀가 먹어 들리지 않았다. 腎虛로 보고 經渠·復溜 補, 支溝·陽輔 瀉하였더니 수회에 병이 낫더라, 중병의 뒤와 耳瘡 후의 餘症을 온 耳聾과 오랜 耳聾도 이 처방으로 有效하였다.

第36章

목병문(目病門)

1. 동자탁(瞳子濁)

① 견증: 문자 그대로 눈동자가 뿌연 것.

② 요법: 腎虛인지라 經渠 · 復溜 補, 太白 · 太谿 瀉.

③ 참고: 腎正格: 魚際 · 復溜 補, 太白 · 太谿 瀉.

2. 청예(靑翳)

① 견증: 문자 그대로 청색의 구름 같은 것이 眼睛을 덮어 가는 것.

② 요법: 肝虛인지라 陰谷 · 曲泉 補, 經渠 · 中封 瀉.

③ 참고: 현대의 병명으로는 녹내장이라고 한다. 이는 房水 속의 배출 장애로 인하여 眼內壓이 올라가 생기는 병이다. 급성은 극렬한 두통 · 오심구토 · 紅視 · 시력 저하 등의 증상이 따른다. 이 병의 특징은 전깃불을 쳐다보면 불가에 무지개가 생긴다.

　肝正格: 陰谷 · 曲泉 補, 魚際 · 中封 瀉.

3. 백막(白膜)

① 견증: 문자 그대로 白苔가 눈을 덮는 것.

② 요법: 肺虛인지라 太白・太淵 補, 魚際・少府 瀉.

③ 참고: 눈에 흰 반점이 생기는 것인데 이 반점을 떼는 수술을 하면 아주 간단하게 부작용이 없이 성공적이라고 이야기를 할 수가 있다. 그런 과거에는 이러한 수술 방법이 오늘날과 같지를 않으니 침이나 탕약으로 해결을 해야만 했을 것이다. 필자도 이러한 사람을 몇을 만나 보았으나 침을 맞는다는 것은 이해가 안 되는 방법이었고 증상을 본즉 태음경의 이상인 사람이 대부분이었다. 태음의 이상인 것이다.

肺正格: 太白・太谿 補, 靈道・經渠 瀉.

4. 외자적록혈암(外眦赤綠血暗)

① 견증: 外眦가 충혈이 되어 붉고 아픈 것.

② 요법: 胃經의 虛熱인지라 內庭・通谷 補, 三里・委中 瀉.

③ 참고: 위의 처방은 위의 水穴인 內庭・膀胱의 水穴인 通谷을 補하여 胃土의 화를 억제하자는 것이고 胃의 土穴인 三里, 膀胱의 토혈인 委中을 瀉하여 胃經의 虛熱을 다스리려는 처방인 것이다. 그러나 사암 선생의 처방을 다시금 생각하여 본다면 解谿・崑崙 補, 厲兌・至陰으로 바꾸어야 하는 처방이 맞는 처방이다. 그런데 정말로 사암 선생의 처방대로 해도 위의 증상이 없어졌을까? 위의 증상들이 없어졌을 것이라고 생각이 든다. 그러나 필자의 처방인 解谿・

陽輔 補, 內庭·陽谿 瀉를 쓰면 더욱 효과적일 것으로 생각이 든다.

꼭 위의 처방뿐만이 아니라 外眥에 대한 증상들은 이러한 것들이 있는 것이다. 예를 들어보면 눈초리인 外眥 부근에 잔주름이 많은 것은 일반 사람들이 생각을 하기에 많이 웃어서 주름이 많이 생긴다고 생각을 하지만은 이러한 것은 三焦와 위에 문제가 생기면 나이에 맞지 않게 잔주름이 많이 생기는 것이다. 이는 胃經과 三焦經을 적당히 조절은 해 주면 되는 것이다.

5. 내자적홍육기(內眥赤紅肉起)

① 견증: 內眥에 적홍색의 肉이 일어난 것.

② 요법: 心經實熱이라 少海·陰谷 補, 少府·然谷 瀉.

③ 참고: 눈 안쪽, 즉 內眥에 이상은 우리 주위에서 관심을 가지고 사람들을 관찰하여 보면 쉽게 볼 수가 있다. 예를 들어 보면 눈의 안쪽 눈물샘이 다른 쪽에 비해서 많이 보인다거나 눈의 안쪽이 처져 있거나 눈물이 그쪽 편으로 나오는 사람들인 것이다. 이러한 증상들은 心經의 이상인 것이다.

心勝格: 少沖·陰谷 補, 太白·神門 瀉.

心熱格: 少沖·陰谷 補, 靈道·大都 瀉.

6. 백정홍근의장막(白睛紅筋醫障膜)

① 견증: 흰자위에 붉은 힘줄이 眼膜을 이루는 것.

② 요법: 肺病인지라 太白·太淵 補, 少府·魚際 瀉.

③ 참고: 눈에서 흰자 부위는 폐로 배당을 한다. 이 흰자 부위에서 충혈 상태를 보이거나 항시 적색을 함께 하는 것으로 火氣가 금을 너무 相剋한 상태로 보인다. 사암 선생의 처방을 보면 肺正格을 쓰신 것인데, 현재에 와서 다시 생각한다면 太白·太淵 補, 靈道·經渠 瀉가 맞는 것이다.

한 환자가 찾아왔다. 심장이 두근거리고 얼굴이 상충이 되고 무릎 전면 쪽으로 저린 감이 있고, 다리가 아파서 찾아온 것이었다.(물론 심장이나 눈의 충혈 때문에 찾아온 것은 아니다) 한 번씩 방문을 할 때마다 여러 가지 증상과 통증을 침으로 격감을 시켜 주니 하루는 눈의 통증 때문에 따가워서 눈을 치료 좀 해 달라는 것이었다. 필자는 火克金하기에 肺正格을 놓을까 하다가 瀉穴인 靈道·經渠에 통증이 촉지가 되지를 않고 肺熱格의 瀉穴인 經渠·然谷에 더 강한 통증을 호소를 하기에 肺熱格을 우측에 刺鍼을 하니 잠시 후에 눈의 통증이 덜하다고 호소를 하고 다시 30분 후에 그 환자의 눈을 보니 붉던 눈이 상당히 호전이 되어 있음을 느낄 수가 있었다. 결국 그 환자는 少陰을 다스려서 완치를 시킨 경험이 있는데, 이 글을 쓰면서 다시금 생각을 하고 강조를 하고 싶은 것은 진단과 처방이 가장 중요하다.

肺正格: 太淵·太白 補, 靈道·經渠 瀉.

7. 오정홍백예장막(烏睛紅白瞖障膜)

① 견증: 검은자위에 홍백색의 흰 태가 끼는 것.
② 요법: 肝病인지라 陰谷·曲泉 補, 經渠·中封 瀉.
肝正格: 陰谷·曲泉 補, 魚際·中封 瀉.

8. 상하안포여패(上下眼胞如桃)

① 견증: 눈두덩이가 복숭아와 같이 부은 것.(다래끼)

② 요법: 脾病인지라 少府·大都 補, 大敦·隱白 瀉.

③ 참고: 이 눈 다래끼는 針이 제일 빠른 것 같다. 마누엘라라는 55세 되는 여성 환자가 왔었는데 원래 손가락 관절 류머티즘이 있어서 필자가 고쳐 준 환자이다.(류머티즘의 대부분은 陽明과 太陰의 불균형에서 오는 것이다.) 하루는 전화가 와서 방문을 하고 싶다 하여 시간을 맞추어서 그녀가 방문을 하였는데 얼굴을 보니 왼쪽 눈이 통통 붓고 다래끼가 나서 눈이 쑤시는데 일주일이 넘어도 낫지를 않는다는 것이었다.

간을 조정을 할까? 아니면 비장을 조정을 할까 하다가 위쪽의 눈의 다래끼가 심하여 간을 조정을 하기로 하고 肝正格과 간의 井穴·脾의 井穴에 점자 출혈을 하고 물어보니 눈이 시원한 것 같다고 하였다. 그녀의 말은 "거참 신기하네. 이렇게 빠를 수가 ……." 즉 눈의 통증이 격감이 됐다는 이야기이다. 지금 생각해 보면 井穴의 점자 출혈이 더욱 효과가 빨랐다고 생각을 하는 것이다.

脾正格: 靈道·大都 補, 大敦·隱白 瀉.

9. 오백정양간예막(烏白睛兩間瞖膜)

① 견증: 검은자위 흰자위 사이에 백태가 끼는 것.

② 요법: 胃虛인지라 陽谷·解谿 補, 臨泣·陷谷 瀉.

③ 참고: 胃正格: 內庭·陽谷 補, 臨泣·陷谷 瀉.

10. 영풍출누좌와생화(迎風出淚坐臥生花)

① 견증: 바람이 부는데 나가면 눈물이 나오고, 앉으나 누우나 眼花가 생기는 것.

② 요법: 腎病인지라 經渠 · 復溜 補, 太白 · 太谿 瀉.

③ 참고: 필자가 사는 데서 30키로 정도 떨어진 조그마한 마을에 Alejandra(알레한드라)라는 22세의 아가씨가 찾아왔다. 그 마을에는 1500명 정도 사는 조그마한 마을에 거의 전부가 농업에 종사를 하는데 그 아가씨도 밖에 나가서 일을 하면 골치가 아프고 눈물이 나온다고 해서 찾아온 것이었다. 이것저것 물어보니 생리도 이틀에서 삼 일을 하면 그친다고 하여 "그거 이상이 있는 것입니다."라고 이야기를 하였더니 그 아가씨가 이야기를 하기를, 날짜가 짧으면 귀찮지 않아서 좋은 것이 아니냐고 이야기를 하기에 웃고 말았다. 생리와 머리가 아픈 것은 표리 관계에 있어서 물어본 것이었는데, 머리 아픈 것을 膽正格 3회로 고쳐주니 더 이상 오지를 아니하였다.

사암 선생은 腎의 이상으로 보고 腎正格을 쓰신 것인데 어지럽다거나 하는 것은 膽의 이상이 많다.

腎正格: 魚際 · 復溜 補, 太白 · 太谿 瀉.

11. 적통(赤痛)

① 견증: 눈이 별안간 빨갛고 아픈 것.

② 요법: 肝經實熱인지라 陰谷 · 曲泉 補, 太衝 · 太白 瀉.

③ 참고: 눈이 갑자기 붉게 부으며 昏暗하며 삽통(澁痛)이 있는

것인데, 소아에서 어른에 이르기까지 모두 전염이 되는 것이기 때문에 증상이 어린이나 어른이나 비슷하다.

　　肝勝格: 魚際 · 中封 補, 靈道 · 行間 瀉.

12. 차명파목(差明怕目)

① 견증: 밝은 것을 싫어하며 해를 못 보는 것.
② 요법: 脾痛인지라 少府 · 大都 補, 大敦 · 隱白 瀉.
③ 참고: 脾正格: 靈道 · 大都 補, 大敦 · 隱白 瀉.

13. 도첩권모(倒睫拳毛)

① 견증: 속눈썹이 거꾸로 중앙에 들어가 눈동자를 찌르는 증상.
② 요법: 脾風인지라 脾正格인 少府 · 大都 補, 大敦 · 隱白 瀉.
③ 참고: 눈물이 나고 예막(臀膜)이 점차로 생기며 眼皮가 점점 긴장이 되어 눈썹이 안쪽으로 들어와 눈을 잘 뜨기 힘이 들며 동인(瞳人)을 마치 찌르는 것처럼 가렵고 아프다. 이는 脾가 風熱을 받았기 때문이다. 오래된 것이므로 脾正格을 쓴다.

　　脾正格: 靈道 · 大都 補, 大敦 · 隱白 瀉.

14. 반정노육(攀睛弩肉)

① 견증: 불거진 군살이 검은자위를 휘어잡는 것.
② 요법: 心熱인지라 少海 · 陰谷 補, 少府 · 然谷 瀉.

③ 참고: 위와 같은 증상의 환자는 요새 같으면 수술로서 불거진 하얀 군살을 단번에 없애 버리니 침으로 위에 증상을 없앤다고 하면 웃음거리만 살 것이다. 하나 동양의학은 인체와 자연의 조화를 다루는 사상이니, 신체내부의 불균형으로 인하여 눈의 이상으로 보고 위와 같은 증상을 생각하고 치료를 했을 것이다.

心熱格: 陰谷 · 少沖 補, 靈道 · 大都 瀉.

15. 시물부진(視物不眞)

① 견증: 똑바로 보이지를 않고 둘 또는 셋으로 보이는 것.
② 요법: 脾虛인지라 少府 · 大都 補, 大敦 · 隱白 瀉.
③ 참고: 눈이 침침하여 먼데 있는 것은 잘 보이지도 않고 사물이 2중 3중으로 겹쳐 보이는 것은 肝腎이 虛하기 때문이다.

肝正格: 陰谷 · 曲泉 補, 魚際 · 中封 瀉.
脾正格: 靈道 · 大都 補, 大敦 · 隱白 瀉.

16. 치다결경(眵多結硬)

① 견증: 눈곱이 많이 끼어 덩어리가 지는 것.
② 요법: 肺實인지라 少府 · 魚際 補, 陰谷 · 澤 瀉.
③ 참고: 靈道 · 經渠 補, 陰谷 · 少商 瀉.

17. 치다불결(眵多不結)

① 견증: 눈곱이 많으나 묽어서 덩어리가 되지를 않는 것.
② 요법: 肺虛인지라 太白·太淵 補, 少府·魚際 瀉.
③ 참고: 肺正格: 太淵·太白 補, 經渠·靈道 瀉.

18. 원시불명(遠視不明)

① 견증: 근시에는 상관이 없으나 먼 거리에 있는 것을 못 보는 것.
② 요법: 肝虛인지라 陰谷·曲泉 補, 經渠·中封 瀉.
③ 참고: 肝正格: 陰谷·曲泉 補, 魚際·中封 瀉.

19. 작목(雀目)

① 견증: 밤눈이 어두운 것.
② 요법: 陰谷·曲泉 補, 少府·然谷 瀉.
③ 참고: 속칭 "밤눈이 어둡다"라는 것으로 해가 지면 사물을 잘 볼 수가 없고 날이 밝으면 정상적으로 되는 것이나 雀目이 되는 이유는 肝虛血小하기 때문이고 머리가 아프기도 한다. 선천적인 것은 대부분 영양의 장애의 결과로 일어난다. 주로 비타민A의 결핍으로 일어나기도 한다. 간병에 의하여 합병이 일어나기도 한다.
肝正格: 陰谷·曲泉 補, 魚際·中封 瀉.

20. 동자돌출(瞳子突出)

① 견증: 문자 그대로 동자가 불으러져 나온 것.

② 요법: 陰谷 補, 然谷 瀉. 三里 斜.

③ 참고: 이러한 증상은 현대의학으로 되지를 않는 것이기에 동양의술에 효과가 기대가 되는 것이다. 이는 홀연히 眼睛이 돌기가 되어 가렵고 아프게 되는 것인데 안구가 돌출이 되는 것을 眼長이라 하고 어린아이가 돌출이 되는 것을 水輪脹이라고 한다. 또한 오륜(烏輪)이 돌기가 되며 裏熱이 있으며 刺痛하는 것은 熱脹이라 한다. 이는 風毒이 五臟에 流注하여 消散되지 않기 때문이다.

肝勝格: 魚際·中封 補, 靈道·行間 瀉.

21. 정예(釘翳)

① 견증: 눈에 一團의 白點이 생기어 눈물이 흐르고 밝은 것을 싫어하며 아프고 붓고 거추장스러운 것.

② 요법: 僕參·百會 補, 다른 책에서는 瀉하라고 하나 그 의미는 미상(未詳)하다. 또는 手小指 二節 橫紋頭(手太陽小腸經)針하면 其效如神하다.(左治右·右治左)

22. 암선생 目病 경험 예

1) 한 남자가 60여 세에 눈이 달라붙어서 뜨지를 못하고 아파서 잠을 못 이루며 한 발자국도 걷지를 못하였다. 大敦·少沖·復溜

補, 太白·太淵을 瀉하였더니 4도에 병이 나서 아픈 것이 그치고 물건이 보이더라.

2) 한 남자가 20여 세에 오른쪽 눈 검은자위가 좁쌀알 반 만큼쯤 흰색이 나타낫더라다. 흑청에 있는 것은 肝病이라 하겠으나 바야흐로 外眥가 더욱 붉으므로 胃正格을 썼더니 有效하더라.

3) 한 부인이 20여 세에 여러 해 동안 上·下胞와 눈 전체가 붉어지고 더했다 덜했다 하며 검은자위, 흰자위가 거미줄같이 붉은지라 肝熱인 줄 알았으므로 肝正格을 썼더니 낫더라.

4) 한 남자가 30여 세에 양 눈 흑·백정에 四面으로 홍백계가 번져 들어가므로 肺正格을 쓴지 數度에 視物이 가능하며 흑백을 구별을 할 수가 있었다.

5) 한 여자가 17~18세에 항상 안질로 고통을 하여 머리가 또한 아픈 지가 이미 3년에 두 눈이 모두 적색인데 백정이 더욱 심하거늘, 또한 아픈 지가 이미 3년에 두 눈이 모두 적색인데 백정이 더욱 심하거늘 또한 胃正格을 썼더니 병이 모두 낫더라.

6) 한 남자가 20여 세에 雀目(밤눈 어두운 것)에 걸린 지 3~4년이 되었다. 마땅히 본 방으로서 肝經을 補하여 하지만 그 사람이 원래 伏梁證(명치에 딱딱한 積이 있는 것)이 있으므로 大敦·少沖 補, 陰谷 瀉하기 4~5도에 눈병은 여전하나 伏梁은 나았다.
그러면 肝·心에 함께 병이 있어 "目得血不能"으로 물건을 볼 수

가 없게 되었든가 或 위산과다 증상도 있으므로 肝正格을 썼더니 1
도에 有效하고 2도에 平日과 같았다.

7) 한 남자가 50여 세에 양 눈이 짓무르고 黑睛上에 紅白翳가 번
져 들어가나 부분이 분명치 않고 다만 內眥가 심한 것 같으므로 心
腎方을 썼더니 1도에 낫더라. 그러면 流行方에 烏睛의 紅白翳는 간
의 實熱이라고 한 것은 잘못이 아닐까? 30년이나 된 병이 단번에
有效하니 風의 所傷外에는 비록 오래된 병이라도 또한 速하더라.

8) 한 남자가 壬戌年을 당하여 '눈 돌림'으로 심히 苦痛한 지가
이미 수개월에 내가 보기에는 右目은 外眥가 빨갛고, 左目은 內眥
가 심하였다. 그러면 胃經治法을 써야 할 것인가? 그해의 운이 '木
官犯土'이므로 胃正格을 썼다. 그러면 위의 邪氣는 平年에는 별 증
상이 없다가 木經運中에 胃土가 더욱 病氣를 받아서 風氣가 다시
심한 까닭으로 일어나는 것일까?

9) 한 남자가 壬年을 당하여 왼쪽 눈이 아프고 좌측 귀 뒤에 白
痺같으나 천백(淺白)하고 어린아이 손바닥만 하며 骨 아래에 黑刺가
많아서 만지면 조금씩 濃汁이 나는지라 胃正格을 썼더니 1度에 모
든 병이 낫더라.

第37章

구병문(口病門)

1. 구중생창(口中生瘡)

① 견증: 입속 안이 허는 것.

② 요법: 液門 · 中渚 · 承漿 · 勞宮 瀉.

③ 참고: 입안이 헌 것은 여직까지 3명의 환자를 경험해 보았다. 2명은 스페인에서 1명은 한국에서였다. 전부 다 아주 간단하게 효과를 보았다. 즉 견갑 간부의 통증, 즉 膏肓穴의 통증을 없애니 전부 좋아졌었다. 한국에서는 누운 상태에서 늑골을 드롭교정을 하니 1회 시술로 그 자리에서 통증이 없어졌고 스페인에서의 두 명은 침과 드롭으로 통증을 없애고 입안이 헌 것을 없애 주었다, 침의 방법은 心包熱格을 썼었다.

心包熱格: 陰谷 · 中衝 補, 大都 · 間使 瀉.

2. 순문불수(脣吻不收)

① 견증: 입술이 잘 다물어지지 않는 것.

② 요법: 頰車 · 三里 補.

③ 참고: 입술은 脾의 竅이고 胃經과의 연관이 있기에 脾 · 胃를

279

잘 다스리면 효과가 **빠르리라**고 생각이 든다. 나이가 많은 사람들을 보면 입을 벌리고 다니는 사람이 많다. 그리고 힘이 너무 많이 들면 입이 저절로 벌어짐을 느낄 수가 있다. 이것은 기와 혈이 부족해서 그런 것이다. 이는 역시 치골 주변의 氣衝이란 혈의 기능이 좋지를 않아서 그런 것이다.

胃正格: 內庭 · 陽谷 補, 臨泣 · 陷谷 瀉.

3. 중설(重舌)

① 견증: 혀 밑바닥에 덧 혓바닥이 생기는 것.

② 요법 陰谷 · 曲泉 補, 間使 瀉.

③ 참고: 重舌의 환자는 여태껏 두 명의 환자를 보았으나 덧 혓바닥 때문에 필자를 찾아온 것은 아니었다. 이곳 스페인 사람들은 증상을 중요하게 생각지 않고 무릎이 아픈 것이면 무릎 아픈 것 하나 허리 아프면 허리, 배 아프면 배, 각 부위별로 생각을 해서 무릎 아픈 것과 배 아픈 것을 따로 계산을 하는 사람이 아주 많다. 그게 어떤 때는 더 쉬울는지도 모르지만 "내가 어디 神인가?" 족집게로 집어낼 수가 없지 않은가?

중설의 원인은 肝과 心包에 이상으로 온 것이다. 그래서 사암 선생도 肝正格과 心包熱格의 합방을 쓴 것이다.

肝正格: 陰谷 · 曲泉 補, 魚際 · 中封 瀉.

心包熱格: 陰谷 · 中衝 補, 大都 · 間使 瀉.

4. 하순병(下脣病)

① 견증: 문자 그대로 하순에 생긴 병.

② 요법: 章門 補, 太白 補, 少府 瀉.

③ 참고: 26세 된 마리아는 3살짜리 아기 엄마인데 입술 위아래로 뾰두라지가 많이 나서, 소문을 찾아왔는데 첫날 와서 觸診하여 보니 中脘이 너무 딱딱해서 온 병으로 생각을 했다. 좌측에 胃勝格과 脾正格의 반응이 나타나기에 위의 처방을 몇 회 刺鍼을 하니 80% 이상 없어졌고 입술이 삐뚤어진 것도 많이 잡아져서 굉장히 좋아했다. 사암 선생도 비위에 이상인 것을 알았을 텐데 옛날 처방으로 좋아지지 않았으리라.

胃勝格: 臨泣 · 陽谷 補, 商陽 · 三里 瀉.

脾正格 · 靈道 · 大都 補, 大敦 · 隱白 瀉.

5. 상순병(上脣病)

① 견증: 문자 그대로 상순에 생긴 병.

② 요법: 中脘 · 三里 補, 解谿 · 上廉 瀉.

③ 참고: 400㎞ 떨어진 까를로스라는 74세 된 할아버지가 왔다. 몇 달 전부터 윗니 입술이 아파서 식사를 못한다는 것이었다. 그 식구들은 걱정이 대단했고 그 할머니는 대인 공포증에 시달리게 되었다.(할아버지가 돌아가시면 어떻게 살아가느냐는 걱정 때문에 온 집안 식구를 걱정스럽게 만들어 놓은 것이었다) 단 한 번에 효과가 나지를 않으면 안 될 상황이었는데 첫 번째 방문 후에 온갖 책을 찾

아보다가 이 상순 병의 처방이 나왔다. 2번째 방문을 했을 때 좌측을 刺鍼할까 우측을 刺鍼할까 생각을 하다가 瀉穴의 부위를 눌러보니 왼쪽을 더 아파해서 왼쪽으로 刺鍼 후에 中脘과 배꼽 부위에 상처 나지 않는 灸를 올려놓고 灸가 다 타고 어떠냐고 물어보니 조금 덜하다고 말을 하기에 자신을 얻어서 大腸勝格을 놓았었다. 그리고 집에 가서서 단추처럼 생긴 뜸을 위의 처방대로 뜸을 뜨라고 처방을 한 후에 일주일 뒤에 오시라고 하였다. 그 후 효과는 대단히 좋아서 모든 식구들이 좋아했다. 그 후 자신을 얻어서 94세 된 할머니가 60키로 떨어진 곳에서 한 달에 한 번씩 방문을 하였는데 그 할머니도 500원짜리 동전만 하게 입 주위에 문제가 있어서 진물이 계속 흐르는데 이방을 가르쳐드려 효과를 보았었다. 윗입술의 병은 大腸經과 胃經의 이상인 것이다.

　大腸正格: 厲兌 · 曲池 補, 陽谿 · 陽谷 瀉.

　胃正格: 內庭 · 陽谷 補, 臨泣 · 陷谷 瀉.

6. 설열(舌熱)

① 견증: 문자 그대로 혀가 갈라지는 것.
② 요법: 液門 補, 中渚 瀉.
　三焦勝格: 崑崙 · 液門 補, 厲兌 · 天井 瀉.

7. 낙함(落頷: 턱이 脫臼된 것)

① 견증: 腎 · 肺의 虛損, 元氣不足 혹은 웃음 등으로 元氣의 접

속이 되지를 않아서 별안간 턱이 떨어지는 것.

② **요법**: 下關 · 合谷 · 三里 · 左右 補.

③ 참고: 大腸正格: 厲兌 · 曲池 補, 陽谿 · 陽谷 瀉.

8. 사암 선생 口病 경험 예

1) 한 남자가 口中生瘡하여 심히 고생을 하거늘 液門 · 中渚 補, 承獎 · 勞宮 瀉하기를 수차례에 효과가 없었다. 다시 胃熱治方을 썼더니 有效하더라.

2) 한 남자가 50여 세에 口中이 터져서 음식 맛이 없고 짜며 매운 것을 가까이한 지가 벌써 5-6일이 되었는데 그 사람은 몸 반쪽이 마비가 있은 지 벌써 30년이다. 液門 · 中渚 補, 承獎 · 勞宮 瀉하였더니 1次에 옛 병이 즉시 없어졌으나 左側마비는 낫지를 않고 無名指는 더욱 심한지라 痛風이라 한다면 三焦는 根本痲木이 없거늘 30년을 마비되었으니 이 같은 痛風證이 어찌 大風인 줄을 알지 못하였는가. 이것은 氣血不足而不能配也이므로 臨泣 · 中渚 · 俠谿 瀉하여 낫도록 하였다.

3) 한 부인이 80여 세에 좌측이 깎아 내리는 것같이 콩 하나 깊이로 살이 패인 지 이미 7~8개월이다. 右側 液門 補, 中渚를 瀉하였더니 수차에 병이 낫더라.

참고: 膏肓穴에 통증이 있는가를 확인해야 한다.

第38章

후증문(喉症門)

1. 후비(喉痺)

① 견증: 喉中이 막혀서 통하지를 않는 증이니 흔히는 목이 붓고 얼굴이 붉으며 뺨이 붓고 심하면 項外까지 널리 부으며 喉中에서 주먹 같은 덩어리가 있어서 물 한 모금도 못 넘기고 말 한 마디 못하는 것.

② 요법: 腎傷인지라 經渠 補, 崑崙 · 液門 · 中渚 瀉, 雙方 · 然谷 針刺, 少商 刺 出血 其效如神.

③ 참고: 필자가 경험을 하기에는 脾正格이나 胃勝格이 제일 잘 들었었다. 이는 대부분이 脾에 濕熱이 목 부위(갑상선)에서 정화를 시키지를 못해서 일어난다.

胃勝格: 臨泣 · 陷谷 補, 商陽 · 三里 瀉.

胃熱格: 解谿 · 陽輔 補, 內庭 · 陽谿 瀉.

2. 단아(單蛾)

① 견증: 喉關 한쪽에 누에 또는 밤 · 대추모양의 紅腫이 생겨 疼痛이 있는 것.

② 요법: 肝傷인지라 陰谷 補, 商陽·液門·中渚 瀉.

③ 참고: 만약 우측 편도선이 부었다면 肝正格을 쓰고, 좌측 편도가 부었다면 脾正格이나 胃勝格을 쓴다.

3. 쌍아(雙蛾)

① 견증: 喉關 양쪽에 생긴 것으로서 편도선염을 말한다.

② 요법: 心傷인지라 大敦·液門·陽池·關衝 瀉.

喉熱: 胃傷인지라 陽谷·陷谷 補, 液門·中渚 瀉.

喉熱은 風熱로 인한 喉痺를 가리킨 듯하다. 다만 推測을 하기가 어려우므로 그대로 기록을 하여 후에 아는 이를 기다리노라.

③ 참고: 목의 대한 이상은 喉痺라 하여 굉장히 어렵게 생각을 했는가 보다. 지금의 병명으로 따진다면 갑상선의 병인데 갑상선의 대부분은 脾·胃의 이상으로서 나타나는 것이다. 옛날식의 오행침법으로는 잘 안 낫지만은 새로운 침법으로는 빠른 시간에 좋아짐을 느낄 수 있을 것이다. 손가락의 류머티즘은 어디 잘났는가? 그러나 喉痺, 즉 감상선·비위를 다스리면 좋은 효과가 많이 온다.

사실 편도선염은 전신의 임파절의 이상으로 볼 수가 있는데 三焦를 해부 생리학으로 비유를 한다면 임파로 비유를 할 수가 있는 것이다. 사암 선생은 心火와 三焦의 이상으로 보고 火를 끌어내리려 했었고 液門·陽池·關衝은 전부 三焦經上의 혈들로서 전부 瀉한 것은 火를 제압하기 위해서이었던 것이다. 그러나 이것을 이치에 맞게 다시금 그의 처방을 바꾼다면 大敦·液門·陽池·天井 瀉, 關衝 補가 맞는다.

喉熱의 처방도 현재에서 보면 아주 엉뚱한 처방인데 胃와 三焦의 열을 내리려 했던 처방으로 보아야 한다. 그러나 위의 답은 脾·胃에 있는 것이다.

　胃熱格: 解谿·陽輔 補, 內庭·陽谿 瀉.

　三焦勝格: 崑崙·液門 補, 支溝·內庭 瀉.

4. 사암 선생 喉症 경험 예

　1) 한 남자가 한쪽 편도선염을 앓은지라 陰谷 補, 液門·中渚·商陽 瀉하였더니 수차에도 효험이 없거늘 다시 喉熱治法으로 陰谷을 瀉하였더니 神效하더라.

　2) 한 남자가 목구멍 오른쪽에 편도선염 같은 것이 있어서 때때로 惡寒이 나고 삼킬 수가 없으며 말을 어물거리고 침을 흘리거늘 편도선염으로 左側을 치료하였더니 有效하더라.

　3) 한 남자가 오른쪽 인후가 부어서 惡寒, 침을 삼킬 수가 없고, 말을 할 수가 없으며 침을 줄줄 흘렸다. 그래서 喉熱로서 다스렸더니 神驗이 없었다. 특히 심하게 痿黃하고, 耳下 大腸 분야에 大·小豆만 한 3～4개의 결핵이 있고 또한 요통이 있다 하거늘 大腸正格을 썼더니 2차에 有效하더라.

　4) 한 남자가 30여 세에 항상 喉熱을 일으키고 用藥累治하여도 효험이 없다 하거늘, 처음에 胃傷인지라 의심을 하여 4～5차를 다스려도 효과가 없으며 목구멍이 별로 부은 곳이 없었다. 그래서 腎傷으로 다스렸더니 一度에 有效하더라.

5) 한 부인이 50여 세에 목구멍 오른쪽이 腫痛하여 언어가 불능하며 항상 침을 흘리고 두 눈이 紅腫한데 매년 1차씩 本證으로 수십 일씩 욕을 본다 하였다. 그래서 처음 胃傷인가 의심을 하여 치료를 하여도 效果가 없었다. 다시 좌측에 陰谷·商陽·液門 中渚를 瀉하였더니 1차에 조금 나아지고 2~3차에 쾌차하드라 그러면 肝候에 있는 경우가 있나 보드라.

第39章

치병문(齒病門)

1. 하치통(下齒痛)

① 견증: 문자 그대로 下齒가 아픈 것.

② 요법: 陰陵泉·尺澤 補, 三里·絶骨 瀉.

③ 참고: 사암 선생은 肺熱者 下齒痛이라 하여 肺熱格을 써야 했으나 (尺澤·陰谷 補, 少府·魚際 瀉) 下齒痛의 증상이 호전이 되지를 않아서 그만의 경험적 임상이 내려왔으리라 생각이 든다. 하치통은 足陽明의 이상으로 많이 오고 있으며 足陽明胃經을 다스려야 하는 것이다.

어느 하루는 아랫니가 아파서 자기는 씹는 음식을 먹어 본 지가 2년이 넘었다 하는 환자가 방문하였다. 陽明經의 胃와 大腸을 구별하여 刺鍼하니 신기하게 하치통의 증상이 없어진 것을 경험한 적이 있다. 독자 여러분도 치아의 통증은 陽明의 이상을 다스려야 효과가 있다.

胃勝格: 臨泣·陷谷 補, 商陽·三里 瀉.

大腸正格: 厲兌·曲池 補, 陽谿·陽谷 瀉.

2. 상치통(上齒痛)

① 견증: 문자 그대로 上齒가 아픈 것.

② 요법: 通谷·內庭 補, 陽谷·解谿 瀉.

③ 참고: 어떤 날 하루는 필자의 딸(1991년 4월생)이 윗니 송곳니가 아프다고 호소를 하기에 胃經에 '이상이 왔구나.'라고 생각을 하고 胃經의 郄穴인 梁丘穴을 觸診하여 보니 아프다고 호소를 하기에 가벼운 주먹으로 20~30회 정도 두들겨 주었더니 그다음부터는 윗니가 아프다는 것을 말하지를 않았다. 환자를 대하면서 느끼는 것이지만 각 經의 郄穴은 급성병에 상당히 좋다.

어떠한 사람들은 앞니가 벌어져서 좋은 인상이 아주 안 좋아 보일 수가 있다. 이러한 사람들을 보면 대부분이 옆쪽의 송곳니가 발달이 덜된 사람이 많다. 그 송곳니가 발육이 잘되면서 벌어진 앞니를 정상으로 가게끔 서서히 밀어주어야 하는데 송곳니의 미발육으로 오므려 주지를 못하는 것이다. 그렇다면 왜? 송곳니가 발육이 덜 되는 것인가? 그것은 胃經의 기능 이상을 생각해야 하는 것이다. 그 胃經을 바로 잘 잡아주면 앞니가 벌어진 것이 오므라들 것이다. 어린아이들을 보라! 아래 앞니가 먼저 나오고 그다음에 위에 앞니 그리고 아래 송곳니 그다음 위 송곳니 이런 식으로 치아가 나오게 돼 있음을 알 수가 있다. 이런 것들을 그냥 무심히 보아 넘기지 말고 잘 관찰을 할 필요가 있다.

胃勝格: 解谿·崑崙 補, 內庭·陽谷 瀉.

3. 풍치통(風齒痛)

① 견증: 붓고 아프며 膿鼻가 있는 것.

② 요법: 三里·曲池 補, 陽谷·陽谿 瀉.

③ 참고: 이곳 스페인에서는 치아(이빨)가 빠진 사람이 너무도 많다. 그 원인과 치아를 해 넣지 않는 이유를 들어보면 많은 사연들이 나오겠지만, 웬만한 일반인들은 앞니와 송곳니 이외에 어금니 쪽을 뺀 사람들은 해 넣지 않고 그냥 다니는 사람을 너무도 많이 보았는데, 하루는 어떤 환자(68)가 치아가 많이 흔들려서 한 개씩 뺀 것이 8개를 뺐다고 이야기를 한다.(잘 보이지 않는 어금니 쪽으로) 필자가 보기에는 그는 경제적 능력이 있는 사람인데, 정년퇴직 후 바닷가 근처에 별장도 사고 새 차를 구입을 하였다고 하는데 이빨은 왜 해 넣지 않는 것인지, 이해가 잘 되지를 않았다. 그 당시에 생각을 해 낸 것은 이곳의 스페인 치과병원(개인병원 제외)에는 치아를 빼는 것에 대해서는 무료이다. 그러기에 일단 아픈 풍치가 있는 것을 빼 버리고 먹고 씹는데 큰 불편이 없으면 그냥 지내자는 식의 방법이 많다. 어찌 됐던 간에 스페인 사람과 한국 간의 사고방식은 약간씩 다르다. 풍치가 있을 적에는 腎의 기능이 높거나 腎의 熱이 있어서 그러하니 참고해 볼 만한 것이다.

腎熱格: 陰陵泉·陰谷 補, 行間·然谷 瀉.

4. 사암 선생 齒痛 경험 예

1) 한 여자가 좌측 상·하치가 모두 아파 미칠 것 같은 지 4~5

일간 일어났다 앉았다 하면서 어찌 할 바를 모르는데 하치가 먼저 아팠다 하는데 尺澤·陰谷 補, 三里·絶骨을 瀉하였더니 수회에 모든 병이 낫더라.

2) 한 부인이 40여 세에 上牙가 蟲齒로 해서 부서지며 때로 복통도 있어서 神氣가 불편한지라 덜 아픈 쪽 通谷·內庭 補, 陽谷·解谿 瀉하였더니 1일에 반감하고 2일에 完差하더라. 그러면 복통 또한 胃熱이 있는 것인가? 알 수 있는 것만을 다스렸는데 그 외는 스스로 효과가 있는 것이다.

참고: 치통도 어느 부위가 아프냐에 다라서 구별을 해야 한다. 대체적으로 상치는 胃經의 이상으로 하치는 大腸經의 이상으로 오는데 더욱 세분을 하면 위쪽 앞니는 督脈의 이상 아래쪽 앞니는 任脈의 이상이 많다.

저혈압이자, 복통 손 관절염 등 복합적(비위 이상)으로 필자의 의원을 방문한 45세의 여자는 그녀의 직업은 정형외과에서 근무하는 간호원이었다. 하루는 오른쪽 위쪽 어금니의 통증을 호소해 왔다. 그녀가 치통도 될 수가 있느냐고 물어오기에, "많이 도움을 줍니다."라고 대답을 하였지만 도저히 이해가 안 되는 눈치이라 "아니 잇몸의 염증이 있으면 염증을 제거하는 소염제를 먹어서 염증을 제거해야 하지를 않느냐" 하면서 도저히 이해가 되지를 않는다고 하였다. 그녀에게 다시 설명을 해 주었다. 과거에 저의 나라에서는 치아가 아픈 사람은 침을 치료를 했답니다. "제가 그 방법을 써 보겠습니다." 라고 설명을 해 주고는, 그녀의 상치통을 小腸勝格으로 단 1회에 진정을 시켜 주었다. 왜냐하면 右側 脘骨의 통증이 심했었기 때문에 小腸勝格을 놓은 것이었다.

第40章

비통문(鼻痛門)

1. 비색(鼻塞)

① 견증: 문자 그대로 코가 막힌 것.

② 요법: 肺寒인지라 太白·太淵 補, 少府·魚際 瀉.

③ 참고: 이곳에서도 코로 숨을 잘 못 쉬는 환자가 왔다. "숨 못 쉬는 것도 숨을 잘 쉬게 될 수 있습니까?", "아! 당연히 되지요. 한 10번만 해봅시다." 10번도 넘어가지도 않았다. 너무 효과가 빨랐다.

肺寒格: 太白·大都 補, 少商·少沖 瀉.

2. 비혈(鼻血)

① 견증: 코피가 나는 것.

② 요법: 胃熱인지라 前谷·內庭 補, 少商·三里 瀉.

③ 참고: 胃熱格: 解谿·陽輔 補, 內庭·陽谿 瀉.

3. 비뉵(鼻衄)

① 견증: 탁한 콧물에 피가 섞여 나오는 것.

② 요법: 脾傷인지라 少府 · 大都 補, 大敦 · 隱白 瀉.

③ 참고: 脾正格: 靈道 · 大都 補, 大敦 · 隱白 瀉.

4. 비치(鼻痔)

① 견증: 콧속에서 대추씨 같은 군살이 생겨서 콧구멍을 막는 것.

② 요법: 經渠 · 復溜 補, 太白 · 太谿 瀉.

③ 참고: 33세의 마리아 호세(maria jose)라는 전화국에 다니는 여성 환자가 왔다. 사연인즉 코로 숨을 못 쉰 지가 20년이 넘었다고 한다. 처음의 10회 동안의 시술은 어느 정도 효과를 보아서 한 달에 1회씩 내원을 하는 환자인데 필자가 그 환자를 보았을 때는 처음이나 지금이나 별 차이가 없는 것 같은데 참으로 많이 좋아졌다고 이야기를 하니 참으로 이상한 일이었다. 이렇게 하여 벌써 20개월이 흘렀다. 그런데도 코맹맹이 소리를 하고 전과 비슷한 거 같은데 많이 좋아졌다고만 이야기를 하니, 그녀의 이야기인즉 전에는 냄새를 못 맡았는데 지금은 잘 맞는다는 것이어서 좋아졌다고 이야기를 하는 것이었다. 그녀의 콧속을 보면 코가 양쪽으로 막혀서 콧구멍이 보이지를 않고 15~20% 정도밖에 보이지를 않는데 여러 가지 증상을 살펴보면 생리 전에는 항상 하복부에 통증이 있음과 동시에 항상 왼쪽 가슴 밑이 아프고 나이에 맞지를 않게 흰머리가 많고 체질은 60세가 넘은 사람처럼 피부에 탄력이 없다. 아직까지 혼자 살아서

먹는 것이 항상 부실하고 잠을 설치는 등의 증상에 이야기를 하는데, 생리통과 가슴 밑의 통증은 없앴으나 코에 대한 이상은 80% 이상 호전을 시키지를 못하였다고 필자는 생각을 한다. 그래도 그녀가 말하기를 좋아졌다고 하며 1달에 한 번씩 찾아오는 환자가 있다. 그녀에게 쓴 처방은 폐와 대장을 조절한 처방을 썼었다. 그러나 사암 선생은 腎正格을 쓰고 계신 것이다.

5. 비체(鼻涕)

① 견증: 코에서 콧물이 흐르는 것, 즉 鼻淵이다.

② 요법: 臨泣 · 陷谷 補, 解谿 · 陽谷 瀉.

③ 참고: 비연이라 함은 항상 냄새가 나는 누런 혼탁한 콧물이 흐르는 현상으로, 담이 熱을 뇌로 轉移를 하여 膽液이 下注하므로, 혼탁한 콧물이 마치 샘물과 같이 그치지를 아니한다 하여 鼻淵이라 하는데, 鼻淵은 風熱로 인한 것이며 腦痛을 겸하기도 한다. 오랫동안 낫지를 않고 衄血을 이루고 失血이 過多하면 眼目이 昏暗해지도 한다. 뇌의 風熱로 온 것으로 처음에 肺勝格을 쓰다 차차 肺正格을 쓴다.

사암 선생이 胃勝格을 쓴 것은 그때 그 당시의 환자가 胃勝格의 증상이었나 보다.

胃勝格: 臨泣 · 陷谷 補, 崑崙 · 曲池 瀉.

6. 사암 선생 鼻痛 경험 예

1) 한 노인이 60여 세에 코 한쪽에서 코피가 그치지를 않기를 5~

6차요, 밤에도 또 이러하며 이 같은 지가 數3日에 얼굴색이 노랗고 痿黃하며 이미 나온 피가 한 동이가 넘는다 하므로 前谷·內庭 補하고, 小海·三里 瀉하였더니 1일에 半減하고 2일에 낫더라. 한쪽의 코피이므로 한쪽만 치료하였다.

2) 한 남자가 20세에 코 막힌 지 이미 10여 년인데, 듣건대 홍역 뒤에 바람이 쏘여서 시작이 된 것이라 한다. 그래서 肺正格을 썼더니 1度에 병이 낫더라.

3) 한 사람이 코가 빨갛게 되어서 太淵·太白 補, 大敦·隱白 瀉하였더니 2度에 병이 낫더라. 이 사람이 원래 술을 먹지를 못하거늘 酒痰方을 써서 나으니 嗜酒者의 준사(準髓)는 이것으로 생각을 한다면 절도를 할 일이다.

참고: 술도 잘 먹지를 않는데 코가 빨간 사람이 있다. 그를 잘 모르는 사람들은 "저 사람은 술을 즐겨 먹어서 酒毒 올라 코가 빨간 것"이라고 나름대로 생각을 할 것이지만 술의 원인으로 인하여 코가 빨간 사람은 그리 많지 않다고 생각을 한다. 이는 手·足太陰의 불균형상태가 코가 이상이 나타나는 것이다. 즉 肺經은 寒한 상태이고 脾經은 熱한 상태이라 항상 술 먹은 사람처럼 코가 빨개져 있는 것이다. 만일 코가 빨간 사람이 하체 쪽에 통증을 호소한다면 脾熱格으로 다스리면 大效를 보게 된다.

脾熱格: 陰陵泉·曲泉 補, 大都·經渠 瀉.

第41章

혈증문(血證門)

1. 토혈(吐血)

① 견증: 嘔血과 같이 꿀꺽 소리를 내지를 않고 純血을 吐出하는 것이다. 곧 엉기지 않는 胃出血이다.

② 요법: 肝驚인지라 陰谷 補, 中封 瀉 三里 迎.

③ 참고: 肝正格: 陰谷·曲泉 補, 魚際·中封 瀉.

胃正格: 內庭·陽谷 補, 臨泣·陷谷 瀉.

2. 손혈(損血)

① 견증: 외부의 손상을 받아 출혈이 과다한 증상.

② 요법: 陰谷·曲泉 補, 絶骨 瀉.

③ 참고: 肺의 郄穴을 瀉하면 더 좋지 않았을까?

3. 어혈(瘀血)

① 견증: 非衛生的인 혈액이 滯해서 行하지 않아서 된 것으로 다

음과 같은 증상이 있다.

上部蓄血: 심한 煩燥를 나타내거나 물을 마시려 들지 않는다.

下部蓄血: 섬어(譫語)가 많아서 미친 사람과 같으며 發黃·舌黑·小便長·大便黑症을 나타내며 脈의 沈이 實하다.

② 요법: 太白·太淵 補, 曲池 瀉.

③ 참고: 肺虛로 본 처방이다.

肺正格: 太淵·太白 補, 靈道·經渠 瀉.

4. 해혈(咳血)

① 견증: 소리는 있으나 痰은 없고 血이 나오는 것.

② 요법: 肺傷인지라 太白·太淵 補, 曲池 瀉.

③ 참고: 해혈이란? 폐출혈로 기침과 함께 오는 것. 咯血을 말함. 또한 血痰이라고도 한다. 폐는 기를 다스리고 기가 부족한 것은 폐경락의 흐름이 안 좋다는 것이다. 대체적으로 肺經에 이상이 있는 사람은 風門에 경결감이 있다. 이 혈의 통증을 없애야 한다.

5. 사암 선생 血症 경험 예

1) 한 남자가 醉中에 무거운 짐을 싣다가 넘어져서 가슴을 상한지라 太淵·太白 補, 曲池를 瀉하였더니 數度에 낫더라.

2) 한 사람이 불두덩이를 채어서 허리를 펴지 못하고 또한 앉기도 불편한지라, 腎正格을 썼더니 數度에 낫더라.

3) 한 남자가 70여 세에 오른 손이 골절이 되었으나 血氣가 쇠약하여 亂針이 不可한지라 나무를 깎아 대어 졸라매고 太白·太淵 補, 曲池 瀉하였더니 1度에 낫더라.

第42章

치병문(痔病門)

1. 치질(痔疾)

① 견증: 肛門의 內外 사방에 쥐 젖같이 생겨서 먼저는 가렵고 뒤에는 아픈 증상.

② 요법: 三里 · 曲池 補, 陽谷 · 陽谿 瀉.

雙方: 通谷 瀉. 雙方: 腰眼穴.(上虛勞門 참조 亥日亥時에 針한다.)

③ 참고: 스페인에서 방문을 했었던 치질 환자는 거의 전부 고쳤다. 새로운 針法을 알기 전이었지만 體針法도 쓰고 좋다는 혈과 방법들을 전부 동원을 하였다. 그 치료기간은 전부 10회 내외였다. 대부분 요통을 수반하는 환자였으며 요통을 치료하다 보니 자연적으로 치질이 없어졌다.

지난 가을(1999년 10월) 기관지 천식에 오른쪽 어깨가 아픈 사람이 내원을 하였다. 약 10여 회 치료로 肩井부위와 삼각근의 통증은 없어졌으나 2000년 3월에 다시 내원을 하였다. 가벼운 교통사고로 인하여 오른쪽 어깨 부위의 쇄골 부위가 툭 튀어나오고 팔을 올릴 수가 없다는 것과 함께 기관지 천식은 여전히 가지고 있다고 말을 하여 胃 · 三焦 · 膽 · 大腸을 적절히 조절을 하여 어깨 아픈 것은 호전을 시켰지만은 기관지 천식은 그저 그렇다고 이야기를 하기에 "혹시 肛門에 문제는 없으십니까?"라고 물어보았다 그 여인 이사벨이 대답을 하기를 '으프' 항문에 이상이 있은 지가 20년도 넘었다고 푸념을 하였다. 필자는 속으로 "항문에 이상이 있으니 기관지 천식이 떨어지지를 않지" 내가 항문의 병을 치료할 수 있으니 한 번 받아보지 않겠느냐고 물어보니 그녀가 물어온 것이 어떠한 치료 방법이냐고 물어왔다. 약물요법을 사용하는 것이었다. 잘 되지도 않은 언어 실력으로 설명을 하고 치료에 들어갔다. 약물요법은 죽염 수를 사용을 하는 것이었고 5회 치료 후 기관지 천식과 항문의 이상이 80% 이상이 없어졌다. 그 후로 그녀는 아주 좋아하면서 아르헨티나로 여행을 떠났다.

1. 井·滎·兪·經·合에 대하여

먼저 독자 여러분의 이해를 돕기 爲하여, 中國古典醫學書의 하나인 難經에 실린 내용을 소개해야 한다. 이 難經은 중국의 의학서 중에서 가장 오래된 것으로 알려진 황제내경의 다음가는 것으로서 81難 또는 81難經이라고 불리며 총 81편으로 되어 있는데, 먼저 63難을 보면, "質問: 옛 醫書 '十變'에 五臟六腑의 12氣脈의 脈氣는 모두 井穴에서 출발을 하여 井·滎·兪·經·合의 순차적으로 흘러가는 것이라고 쓰여 있는데 무슨 말인가?"

"答辯: 井穴의 성질은 천지자연의 원리에 비교를 해 보면, 方位로는 東·四時로는 봄에 해당합니다. 봄은 천지만물이 발생을 하는 계절입니다. 天地萬物이 기고 숨 쉬고 뛰고 움직이기 시작합니다. 생물로서 봄에 생명력을 발동을 하여 시작하지 않는 것이 없습니다. 따라서 해(年)도 봄에서 시작이 되며, 365일도 五行上 봄과 동쪽인 甲에서부터 시작을 하는 것입니다. 그래서 經脈의 氣도 상당하는 井穴에서부터 발생을 하는 것입니다."

여기에서 우린 시작이 된다는 것은 경락학설에서는 井穴이라는 곳에서 ~脈氣가 시작이 된다는 것을 알 수가 있다. 그러나 인체의 脈氣가 제일 먼저 시작되는 手太陰肺經의 起와 止를 살펴보면 "手

太陰 肺經脈은 胃部(중초)에서 起하여 下向하여 대장에 연락이 되고 대장에서 다시 돌아와 위의 上口를 沿하여 上向하여 횡격막을 통과하여 폐장에 入屬한다. 그 후 肺臟에서 喉頭部에 이르고 橫出하여 腋窩의 下面으로 가서 上臂內側을 沿하여 下向해서 手少陰心經과 手厥陰心包經의 前面을 行한다. 下向해서 肘窩에 이르고 前臂內側을 따라 腕後의 橈骨莖狀突起의 內側에 이르러 腕後(寸·口)에서 魚際(拇指球)로 走하여 魚際의 綠邊을 따라 拇指橈側의 末端으로 간다. 그 分支는 腕後橈骨莖狀突起의 上方에서 分出하여 手背를 向해 食指 橈側의 末端으로 간다.

즉 인체의 身氣(호흡과 음식물, 氣와 血)는 天道의 運行과 같이 제일 처음의 氣는 下에서 上으로 흐른 다는 것이다. (先天的氣와 後天的氣 포함) 이 氣血의 순환이라는 것은 모든 동양의학의 가장 근본이 되는 것으로서, 이 말을 難經 23의 말을 인용하여 보면,

질문: 12經脈과 15개의 絡脈은 어디에서 시작을 하여 어디에서 끝나는 것인가?

답: 經脈이라고 하는 것은, 그 속을 피(血)가 그 밖을 흐릅니다. 그것에 의해서 內外의 血氣를 돌게 하여, 인체의 陰陽을 조화하고 五臟六腑와 전신을 영위하는 것입니다. 이 經脈의 흐름의 근본이 되는 것은 음식물로부터 소화 흡수된 정미인 것으로서 經脈의 흐름은 그 정미가 발생하는 중초부터 발생을 합니다.

그래서 手太陰肺經에서 手陽明大腸經으로, 다음에 足陽明胃經에서 足太陰脾經으로, 다음에 手少陰心經에서 手太陽小腸經으로, 다음에 足太陽膀胱經에서 足少陰腎經으로, 다음에 手厥陰心包經에서 手少陽三焦經으로, 다음에 足少陽膽經에서 足厥陰肝經으로 또다시 手太陰肺經으로 돌아와 같은 경로의 순환을 되풀이합니다.

15개의 經脈이란 12經脈에서 분포한 12개, 陰蹻脈과 陽蹻脈에서 나온 經脈이 2개, 거기에다 脾의 大絡을 합한 15개를 말하는 것입니다. 이것은 각각의 發하는 輸穴로부터 陰陽의 사이를 연락을 하고 있어, 서로 교류를 하고 순환을 되풀이하는 모양은 마치 끝이 없는 구슬고리처럼 전신을 골고루 퍼져서 영양을 하는 것입니다. 그리고 經脈의 흐름은 寸 · 口와 人迎에서 만납니다. 우리들의 學派는 寸 · 口는 右手의 寸 · 口를 人迎은 左手의 寸 · 口를 指稱을 하는 것입니다. 그러므로 이 寸 · 口와 人迎에서 脈狀을 비교를 해 봄으로써 여러 가지 질병을 진단하거나 나아가서는 앞으로의 병세까지도 알 수가 있게 되는 것입니다.

질문: 終始를 분명히 알고서 음양의 상태를 결정한다는 말이 옛 醫書에 나와 있는데, 이것은 무엇을 뜻하고 있는 말인가?

답: 寸 · 口와 人迎, 곧 右手와 左手의 寸 · 口의 부위는 음양의 血氣가 만나는 곳입니다. 血氣의 흐름은 여기에서 출발을 하여 12經脈을 따라 전신을 순환하여 마지막으로 다시 여기에서 만나는 식으로 이 순환을 끝없이 되풀이합니다. 따라서 이렇게 중요한 寸 · 口의 부위를 정확히 脈診을 하는 것이 가능한 것을 刺法의 如라고 합니다.

終이라고 하는 것은 三陰三陽의 12經脈의 각각의 脈氣가 끊어져 없어진 病症은 12經脈 各各에 특징이 있는 상태로 되어 나타나기 때문에 이것을 熟知하고 있는 것이 刺法의 終이라고 합니다.

이렇듯이 동양의학의 근원이 되는 음양오행은 이 근본을 떠나서는 진단도 치료도 할 수도 없고 이 원리를 적용한다고 해도, 반대로 약을 쓴다거나 刺法인 鍼을 놓아서는 커다란 부작용만 가져올 뿐이다. 그래서 사암 선생도 마지막 구절에서는 "妖怪의 말을 믿지 말라" 하지를 않았는가? 그러나 皇帝內徑 시절부터 현재의 이 시점에 이르기까지 옛 고전의 말씀에 따라서 그 후손들은 그 말을 믿고 순순히 모든 醫者는 그 이론들에 의하여 치료를 하였었는데, 필자가 보기에는 옛 醫書들이 틀린 말들이 몇 가지 발견이 되어서 이 글을 쓰는 동기가 되었던 것이었다. 難經 제73難을 보면,

質問: 井穴은 어느 經脈에 있는 것이나 모두 수족의 말단에 있어서 그곳은 肌肉이 얇고 血氣가 적기 때문에 瀉法을 行하기 어려운 경우도 있는데, 이와 같은 경우는 어떻게 하면 좋은가?

答辯: 井穴은 五臟의 陰維脈으로는 木穴입니다. 그리고 滎穴은 火穴입니다. 木은 母, 火는 子로서 相生關係에 있기 때문에 井穴을 瀉하려 해도 瀉를 할 수가 없을 때에는, 그 대표 滎穴을 瀉하는 방법을 取합니다. 그래서 옛 醫書에도 이렇게 쓰여 있습니다.

補해야 할 때 瀉法으로 이것을 대표하는 針法을 놓지를 말아라. 어디까지나 補法을 取하도록 하라.

瀉해야 할 때 補法으로 代用하는 針法을 쓰지를 말아라. 어디까지나 瀉法을 取하도록 하라.

앞에서 말을 한 것과 같은 意味입니다. 여기서 주시를 해야 할 말은 井穴은 어느 經脈에 있는 것이나 모두 手·足의 말단에 있다는 말에 주시를 해야 하는 것이다. 다시 65難을 참고하면,

질문: 옛 醫書에 脈氣가 나오는 것을 井으로 하고 들어가는 곳을 合으로 한다고 쓰여 있는데 무슨 말인가?

답: 脈氣는 항상 그 經脈이 속해 있는 人體內의 五臟六腑에 각각의 經脈上에 존재하는 피부의 다수의 輸穴로부터 연락을 하여 순환을 하고 있는 것인데, 그 가운데에서 특히 五臟六腑의 合入하는 듯한 성질이 强한 輸穴을 合穴로 하여 병의 진단과 치료에 이용하는 것입니다.

원래 인체의 작용도 천지자연의 운행과 같은 것입니다. 따라서 手와 足에도 마찬가지로 天地의 方位와 四時 곧 東西南北과 春夏秋

冬의 성질을 띤 輸穴이 존재하는 것입니다. 그 井穴은 방위로는 東 · 四時로는 봄에 해당이 됩니다.

봄은 천지만물의 생명이 싹트는 곳입니다. 그러므로 井穴은 脈氣가 湧出하는 輸穴이라고 하는 것입니다. 그 合穴은 방위로는 北 · 四時로는 겨울에 해당됩니다.

겨울은 天地萬物의 생명이 안으로 潛伏하는 때입니다. 그러므로 合穴도 脈氣가 臟腑에 合入하는 輸穴이라고 하는 것입니다.

이상에서 보면 經脈의 순환은 手太陰肺經에서 시작을 하여 足闕陰肝經에서 끝남과 동시에 다시금 肺經으로 이어져 다시금 끝없는 순환을 하고 있는데 마치 사람이 태어나고 자손을 뿌리고 사망하는 주역의 이치와 똑같이 판단을 하는 것이다. 그래서 사람이 건강상으로 볼 때 제일 먼저 風의 변화로서 사람의 건강을 해친다고 했다. 즉 모든 氣는 처음에는 肺經으로부터 시작이 되는 것이다. 그다음에 大腸 胃腸 마지막에는 肝臟, 그러나 여기에서 우리는 제63難經과 73難經을 비교하여 보면 커다란 엄청난 차이를 느낄 수가 있다. 즉 63難經에서는 五臟六腑의 12經脈의 脈氣는 모두 井穴에서 출발을 하여 井 · 榮 · 兪 · 經 · 合 순차적으로 흘러간다 하였고, 73難經에서는 井穴은 어느 經脈에 있는 것이나 모두 手 · 足의 말단에 있는 것이라고 하였다. 73難經의 말대로 여서 그런지 井穴은 모두 수족의 말단에 있는 것으로 우리들은 알고 있다. 이 세상의 모든 경락에 관한 책들이 手 · 足 三陰 三陽經의 井穴은 전부 手 · 足의 말단에 있는 것이다. 그러나 63難經의 말대로 經脈의 흐름에 따라서 한다면 井 · 榮 · 兪 · 經 · 合의 배열은 氣脈의 흐름에 따라서 배열을 해놔야 하는 것이다. 그래서 필자는 手三陰經과 足三陽經의 井 · 榮 · 兪 · 經 · 合의 배열이 틀렸다고 생각하여 이 글을 쓰고 있는 것이다.

2. 氣脈의 흐르는 방향에 對하여

「醫學入門」첫 장 첫 구절을 보면 다음과 같은 문구가 나온다. 學易而後에 可以言醫니(주역을 배운 후에야 의학을 말할 수 있으니) 또한 運氣總論편에 보면 역시 첫 구절에, "太極이 肇分而有陰陽하니 夫陰陽者는 天地之道라 萬物之綱紀요 變化之父母요 生殺之本始니 神明之府也니라", 즉 "태극이 처음 나뉘어져서 陰과 陽이 된 것이니 대개 陰陽이라는 것은 天과 地의 道이다. 萬有물질의 綱과 紀이고 變하고 化하는 것은 父와 母이고 生하게 하고 殺하게 하는 것은 本과 始이니 神明의 府인 것이다."

運氣總論의 마지막 편에는 "噫라 儒之道는 博約而已矣요 醫之道는 運氣而已矣니 學者는 可不由此入門하야 而求其蘊? 耶아", 즉 아! 儒者의 도는 博文約禮뿐이고 醫家의 道는 五運六氣뿐이니 學을 하는 자로 말미암아 門에 들어가서 그 쌓이고 깊은 것을 탐구하지 않겠는가!

이렇듯 동양의학의 모든 치료법은 인체를 소우주에 비교를 하고 陰陽과 木火土金水라는 테두리 안에 귀속을 시켰다. 신체 내의 모든 기관을 음양오행에 배당을 시켜서 음양의 부조화를 鍼 · 灸 · 韓藥 · 섭생법 · 도인 안교 등을 통하여 치료를 하는 방법을 행하고 있다.

필자가 생각을 하기에 음양오행설의 몇천 년 전으로부터 오늘에 이르기까지 수많은 醫者들이 임상과 연구를 통하여 많은 진보적인 발전을 하였으나 鍼灸術의 방법은 음양오행침만을 환자에게 시술을 하였을 때 많은 %가 역효과가 나왔더라고 생각을 한다. 결론적으로 이야기를 하면 수 三陰經과 足三陽經 6경의 井 · 榮 · 兪 · 經 · 合의 배당이 틀리다는 엄청난 모순점을 안고 있다고 생각을 한다.

陽經은 위에서 아래로 流注를 하고 있고 陰經은 아래에서 위쪽으로 流注를 한다는 것은 定說이나, 手三陰經(肺 · 心包, 心)과 足三陽經(胃 · 膽 · 膀胱)의 木火土金水와 金水木火土의 배당순서가 틀렸다는 모순점이 섞인 착오가 있는 것이다.

難經 제65難에 "옛 醫書에 脈氣가 나오는 곳을 井으로 하고 들어가는 곳을 合으로 한다고 쓰여 있지를 않은가?" 그렇다면 肺經의 井穴은 少商이 되는 것이 아니라 尺澤이 되어야 하는 것이다. 다른 나머지 心包 · 心 · 胃 · 膽 · 膀胱經도 역시 마찬가지인 것이다. 이렇게 생각을 한다면 井 · 滎 · 兪 · 經 · 合의 穴處는 어디이고 어디를 取穴을 해야 하는 것인지 커다란 의문이 생겨나는 것이다.

이 문제는 누군가가 시정을 해야 한다. 이 글을 쓰고 있는 필자의 자신도 너무나 혼돈스러워 필자 나름대로 원칙을 세워 오행침의 법칙을 다시 만들었다.

鍼灸學은 內徑과 難經의 이론들을 정립시킨 것이었고 세월이 흘러가면서 일반 體針法 · 子午流注法 등 여러 가지 방법이 있지만 사암五行針法은 오행의 子母補瀉法을 進一步하여 五行相剋關係의 補 · 瀉法을 이용한 원리로서 臟腑의 病症만 올바르게 진단을 하고 오행의 원리에 맞추어 補 · 瀉를 함으로써 臟腑의 病變을 잘 조화시키는 세계 유일의 방법으로서 알고 있다. 그러나 필자로서는 五行鍼灸術의 이론은 너무나 찬란하지만 이곳 스페인에서 과거의 이론대로 환자에게 적용시켰을 때 만족할 만한 성과가 나오지를 않았었다. 그럴 때마다 필자가 알고 있는 지식을 총동원하여 통증과 고통을 진정시켰었는데, 한국의 오행침은 현시점에 살고 있는 누군가가 많은 연구노력을 해야 할 것이다. 필자는 현재 이후 다음과 같은 방법을 애용을 하고 있다.

3. 12經 五行穴의 所在部位

1) 手太陰肺經(多氣小血, 起 中府−終 少商)

1> 尺 澤

위치: 손바닥을 위로하고 팔꿈치를 약간 구부렸을 때 팔꿈치의 안쪽으로 가로주름이 생기면서 끝에서 안쪽으로 1寸 들어간 부위.

분류: 五行 井·木穴.

2> 經 渠

위치: 손목관절 가로주름에서 1寸 바로 위에 위치.

분류: 五行 榮·火穴.

3> 太 淵

위치: 손바닥을 위로하였을 때 손목의 가로주름의 오목한 곳.

분류: 五行 兪·土穴.

4> 魚 際

위치: 손바닥을 위로하여 제1중수골 中央의 橈側에 있는 赤白肉際部.

분류: 五行 經 金穴.

5> 少 商

위치: 손가락 엄지손의 외측 손톱角에서 0.1寸 부위.

분류: 五行 井·水穴.

〈표3〉

五行	井木	榮火	兪土	經金	合水
穴名	尺澤	經渠	太淵	魚際	少商

2) 手陽明大腸經(陽金 氣血俱多, 起 商陽-終 迎香)

1> 商　陽
위치: 둘째손가락 손톱角 외측 0.1寸 부위.
분류: 五行 井·金穴.

2> 二　間
위치: 둘째손가락 세 번째 마디에 생기는 가로주름이 끝 부분.
분류: 五行 榮·水穴.

3> 三　間
위치: 二間穴 위쪽에 생기는 가로주름의 끝 부분.
분류: 五行 兪·木穴.

4> 陽　谿
위치: 엄지손가락을 바깥쪽으로 펴서 돌려보면 분명한 인대가 두 개가 나타난다. 이 두 인대 사이에 오목한 부분.
분류: 五行 經·火穴.

5> 曲　池
위치: 팔꿈치를 90도 구부려 봤을 때 생기는 가로주름의 끝 부분.
분류: 五行 合·土穴.

〈표4〉

五行	井金	榮水	兪木	經火	合土
穴名	商陽	二間	三間	陽谿	曲池

3) 足陽明胃經(陽土·多血多氣·起 承泣-終 厲兌)

1> 三　里

위치: 슬개골 바깥쪽 아래로 3寸, 그 지점에서 바깥쪽으로 1寸 떨어진 곳.

분류: 五行 井·金穴.

2> 解　谿

위치: 발목을 무릎 쪽으로 올려보면 굵은 힘줄(인대)이 나타나는데 그 힘줄의 바로 바깥쪽 陷凹部.(움푹 들어간 곳)

분류: 五行 榮·水穴.

3> 陷　谷

위치: 두 번째 발가락과 세 번째 발가락뼈 사이를 따라 쭉 올라가면 뼈들이 만나는 옴폭 들어간 곳, 즉 衝陽穴과 內庭穴 1／2 지점.

분류: 五行 經·木穴.

4> 內　庭

위치: 두 번째 발가락과 세 번째 발가락 사이에 생기는 선, 즉 갈라지는 부위.

분류: 五行 經·火穴.

5> 厲　兌

위치: 둘째 발가락 발톱 角에서 0.1寸 떨어진 부위.

분류: 五行 合·土穴.

〈표5〉

五行	井金	榮水	俞木	經火	合土
穴名	三里	解谿	陷谷	內庭	厲兌

4) 足太陰脾經(陰土·小血多氣 起 隱白-終 大包)

1> 隱　白

위치: 엄지발가락 발톱 角진 곳의 내측에서 0.1寸 떨어진 부위.

분류: 五行 井·木穴.

2> 大　都

위치: 엄지발을 구부려 보면 굵은 힘줄이 생기는 곳에서 발목 쪽으로 0.6寸 떨어진 부위.

분류: 五行 滎·火穴.

3> 太　白

위치: 엄지발 내측에서 가장 융기된 뼈 바로 뒤쪽.(발목 쪽으로)

분류: 五行 兪 金穴.

4> 商　丘

위치: 안쪽 복사뼈 바로 아래에서 큰 힘줄 쪽으로 0.2촌 떨어진 부위.

분류: 五行 經 金穴.

5> 陰陵泉

위치: 다리를 펴고 경골을 따라 무릎 쪽으로 올라가면 뼈의 돌출부의 아래쪽.

분류: 五行 合·水穴.

〈표6〉

五行	井木	滎火	兪土	經金	合水
穴名	隱白	大都	太白	商丘	陰陵泉

5) 手少陰心經(多氣小血 起 極泉−終 少沖)

1> 少　海
위치: 팔꿈치를 90도로 구부려 보면 안쪽으로 가로주름이 생기는 곳.
분류: 五行 井 木穴.
2> 靈　道
위치: 神門穴에서 팔꿈치 쪽으로 1寸5分 부위.
분류: 五行 滎 火穴.
3> 神　門
위치: 손목관절 안쪽 첫 번째 가로무늬가 생기는 곳.
분류: 五行 兪 土穴.
4> 少　府
위치: 주먹을 쥐었을 때 네 번째 손가락과 다섯 번째 손가락 끝의
사이.
분류: 五行 經 金穴
5> 少　衝
위치: 다섯 번째 손가락 손톱 角의 내측 0.1寸 부위.
분류: 五行 合 水穴.

〈표7〉

五行	井木	滎火	兪土	經金	合水
穴名	少海	靈道	神門	少府	少衝

6) 手太陽小腸經(陽火 多氣小氣 起 少澤-終 聽宮)

1> 少 澤
위치: 다섯 번째 손가락 손톱角에서 외측으로 0.1寸 떨어진 곳.
분류: 五行 井 金穴.

2> 前 谷
위치: 주먹을 쥐면 제5지 시작되는 마디에 가로무늬가 생기는 끝
이 있다.
분류: 五行 榮 水穴.

3> 後 谿
위치: 주먹을 쥐었을 때 손바닥의 굵은 선이 끝나는 곳.
분류: 五行 兪·木穴.

4> 陽 谷
위치: 손목관절의 제5지 편에서 척골 뼈의 돌기를 만질 수가 있는
데 그 돌기의 아래.
분류: 五行 經 火穴.

5> 小 海
위치: 팔꿈치를 90도 구부려 보면 가장 툭 튀어나온 뼈가 척골 뼈
사이 1/2 지점에 있다.
분류: 五行 合 土穴.

〈표8〉

五行	井金	榮水	兪木	經火	合土
穴名	少澤	前谷	後谿	陽谷	小海

7) 足太陽膀胱經(陽水 多氣小氣・起 淸明-終 至陰)

1> 委 中
위치: 무릎 뒤쪽의 중앙, 즉 가로무늬의 중앙.
분류: 五行 井 金穴.
2> 崑 崙
위치: 바깥 복사뼈의 외측이며, 아킬레스건이 외측.
분류: 오행 榮 水穴.
3> 束 骨
위치: 5째 발가락외측을 뒤에서 앞쪽으로 밀고 가면 뼈가 닿는 부위.
분류: 五行 兪 木穴.
4> 通 谷
위치: 5째 발가락을 구부려 보면 가로무늬가 끝나는 곳.
분류: 五行 經 火穴.
5> 至 陰
위치: 5째 발가락 발톱角의 외측 0.1촌 떨어진 곳.
분류: 五行 金 土穴.

〈표9〉

五行	井金	榮水	兪木	經火	合土
穴名	委中	崑崙	束骨	通谷	至陰

8) 足少陰腎經(陰水·多氣小血·起 湧泉-終 俞府)

1> 湧　泉

위치: 엄지발가락 위와 발뒤꿈치의 1 / 3 지점 정 중앙선.

분류: 五行 井 木穴.

2> 然　谷

위치: 湧泉穴과 太谿穴을 이은 선의 1 / 2 지점.

분류: 五行 榮 火穴.

3> 太　谿

위치: 안쪽 복사뼈와 아킬레스건 사이.

분류: 五行 俞 土穴.

4> 復　溜

위치: 太谿穴 위쪽 2寸

분류: 五行 經 金穴.

5> 陰　谷

위치: 무릎을 약간 구부리면 무릎 안쪽으로 두 개의 인대 중간.

분류: 五行 合 水穴.

〈표10〉

五行	井木	榮火	俞土	經金	合水
穴名	湧泉	然谷	太谿	復溜	陰谷

9) 手闕陰心包經(陰火·多氣小氣 起 天池-終 中衝)

1> 曲　澤

위치: 팔꿈치를 약간 구부려 보면 굵은 인대가 있다. 그 인대 안쪽으로 움푹 들어간 곳.

분류: 五行 井 木穴.

2> 間　使

위치: 曲澤穴과 太陵穴의 1 / 4 지점.

분류: 五行 榮 火穴.

3> 太　陵

위치: 내측 손목주름 정 가운데.

분류: 五行 兪 土穴.

4> 勞　宮

위치: 주먹을 쥐었을 때 셋째 손가락과 넷째 손가락 끝이 만나는 사이.

분류: 五行 經 金穴.

5> 中　衝

위치: 가운데 손가락 손톱角의 둘째손가락 쪽 0.1寸.

분류: 五行 合 水穴.

〈표11〉

五行	井木	榮火	兪土	經金	合水
穴名	曲澤	間使	太陵	勞宮	中衝

10) 手少陽三焦經(陽火 多氣小氣 起 關衝-終 絲竹空)

1> 關　衝
위치: 가운데 손가락 손톱角의 넷째 손가락 0.1촌.
분류: 五行 井 金穴.

2> 液　門
위치: 제4지와 5지 사이에 손등의 경계면.
분류: 五行 榮 水穴.

3> 中　渚
위치: 제4지와 5지의 손등 쪽(중수골) 사이골의 움푹 들어간 곳.
분류: 五行유 木穴.

4> 支　溝
위치: 陽池穴과 팔꿈치 뼈 첨단에 1/4 지점.
분류: 五行 經 火穴.

5> 天　井
위치: 팔꿈치 첨단의 뼈에서 위쪽으로 1寸 지점.
분류: 五行 金 土穴.

〈표12〉

五行	井金	榮火	俞木	經火	合土
穴名	關衝	液門	中渚	支溝	天井

11) 足少陽膽經(陽木 多血小氣 起 瞳子髎-終 竅陰)

1> 陽陵泉

위치: 비골두의 아래 오목한 곳에서 取穴을 함.

분류: 五行 井 金穴.

2> 陽 輔

위치: 바깥 복사뼈 위쪽으로 4寸 부위에서 取穴.

분류: 五行 滎 水穴.

3> 臨 泣

위치: 제4·5지 중족골 사이를 발등 쪽으로 올라가다 보면 指頭가 멈추는 곳.

분류: 五行 兪 木穴.

4> 俠 谿

위치; 제4·5지가 시작이 되는 면의 중간.

분류: 五行 經 火穴.

5> 竅 陰

위치: 넷째 발가락의 발톱角에서 0.1寸 부위.

분류: 五行 合 土穴.

〈표13〉

五行	井金	滎火	兪木	經火	合土
穴名	陽陵泉	陽輔	臨泣	俠谿	竅陰

12) 足厥陰肝經(陰木 多氣小氣·起 大敦 - 終 期門)

1> 大 敦
위치: 엄지발 발톱 내측 角에서 0.1寸.
분류: 五行 井 木穴.

2> 行 間
위치: 엄지발과 두 번째 발가락 사이에 가볍게 박동이 느껴지는 부위.
분류: 五行 滎 火穴.

3> 太 衝
위치: 제 1·2 중족골이 만나는 부위.(발등 쪽으로 올라가 보면)
분류: 五行 兪 土穴.

4> 中 封
위치: 안쪽 복사뼈 내측에서 전경골근 인대 쪽으로 약 2cm 부위.
분류: 五行 經 金穴.

5> 曲 泉
위치: 무릎을 최대한으로 구부렸을 때 무릎 안쪽에 생기는 가로무늬에서 取穴.
분류: 五行 合 水穴.

〈표14〉

五行	井木	滎火	兪土	經金	合水
穴名	大敦	行間	太衝	中封	曲泉

4. 12經 五行穴에 대하여

<표15> 사암式 十二經 五行穴 早見表(陰經)

	井木	榮火	兪土	經金	合水
肺經	少商	魚際	太淵	經渠	尺澤
心經	少衝	少府	神門	靈道	少海
心包經	中衝	勞宮	太陵	間使	曲澤
脾經	隱白	大都	太白	商丘	陰陵泉
腎經	湧泉	然谷	太谿	復溜	陰谷
肝經	大敦	行間	太衝	中封	曲泉

<표16> 필자가 생각을 하는 12經 五行穴 早見表(陰經)

	井木	榮火	兪土	經金	合水
肺經	尺澤	經渠	太淵	魚際	少商
心經	少海	靈道	神門	少府	少衝
心包經	曲澤	間使	太陵	勞宮	中衝
脾經	隱白	大都	太白	商丘	陰陵泉
腎經	湧泉	然谷	太谿	復溜	陰谷
肝經	大敦	行間	太衝	中封	曲泉

<표17> 사암式12經 五行穴 早見表(陽經)

	井金	榮水	兪土	經火	合土
大腸經	商陽	二間	三間	陽谿	曲池
小腸經	少澤	前谷	後谿	陽谷	小海
三焦經	關衝	液門	中渚	支溝	天井
胃經	厲兌	內庭	陷谷	解谿	三里
膀胱經	至陰	通谷	束骨	崑崙	委中
膽經	竅陰	俠谿	臨泣	陽輔	陽陵泉

〈표18〉 필자가 생각하는 12經 五行穴 早見表

腑經　五行	井金	榮水	俞木	經火	合土
大腸經	商陽	二間	三間	陽谿	曲池
小腸經	少澤	前谷	後谿	陽谷	小海
三焦經	關衝	液門	中渚	支溝	天井
胃經	三里	解谿	陷谷	內庭	厲兌
膀胱經	委中	崑崙	束骨	通谷	至陰
膽經	陽陵泉	陽輔	臨泣	俠谿	竅陰

〈표19〉 사암 12 經 補瀉選用經 早見表

手·足陰陽	手 之 三 陽 經			足 之 三 陽 經		
生剋　臟腑	大腸金	小腸火	三焦火	胃土	膀胱水	膽木
母	胃	膽	膽	小腸	大腸	膀胱
子	膀胱	胃	胃	大腸	膽	小腸
官	小腸	膀胱	膀胱	膽	胃	大腸

〈표20〉

手·足陰陽	手 之 三 陰 經			足 之 三 陰 經		
生剋　臟腑	肺金	心火	心包火	脾土	腎水	肝木
母	脾	肝	肝	心	肺	腎
子	腎	脾	脾	肺	肝	心
官	心	腎	腎	肝	脾	肺

〈표21〉 기존의 음양오행 도표

陰 陽 五 行 經												
陽 經						陰 經						
金	水	木	火	土	相火	相火	水	金	土	火	木	
經名												經名
大腸	膀胱	膽	小腸	胃	三焦	心包	腎	肺	脾	心	肝	
金井 商陽	至陰	竅陰	少澤	厲兌	關衝	中衝	湧泉	少商	隱白	少衝	大敦	木井
水榮 二間	通谷	俠谿	前谷	內庭	液門	勞宮	然谷	魚際	大都	少府	行間	火榮
木俞 三間	束骨	臨泣	後谿	陷谷	中渚	太陵	太谿	太淵	太白	神門	太衝	土俞
火經 陽谿	崑崙	陽輔	陽谷	解谿	支溝	間使	復溜	經渠	商丘	靈道	中封	金經
土合 曲池	委中	陽陵	小海	三里	天井	曲澤	陰谷	尺澤	陰陵	少海	曲泉	水合
原穴 合谷	京骨	丘墟	腕骨	衝陽	陽池	太陵	太谿	太淵	太白	神門	太衝	原穴
郄穴 溫溜	金門	外丘	養老	梁丘	會宗	郄門	水泉	孔最	地機	陰郄	中都	郄穴
絡穴 偏歷	飛陽	光明	支正	豐隆	外關	內關	大鐘	列缺	公孫	通里	蠡溝	絡穴
募穴 天樞	中極	日月	關元	中脘	石門	壇中	京門	中府	章門	巨闕	期門	募穴
俞穴 大俞	膀俞	膽俞	小俞	胃俞	三俞	闕俞	腎俞	肺俞	脾俞	心俞	肝俞	俞穴

〈표22〉 필자가 생각하는 음양오행도표

陰 陽 五 行 經												
陽 經						陰 經						
金	水	木	火	土	相火	相火	水	金	土	火	木	
經名												經名
大腸	膀胱	膽	小腸	胃	三焦	心包	腎	肺	脾	心	肝	
金井 商陽	委中	陽陵	少澤	三里	關衝	曲澤	湧泉	尺澤	隱白	少海	大敦	木井
水榮 二間	崑崙	陽輔	前谷	解谿	液門	間使	然谷	經渠	大都	靈道	行間	火榮
木俞 三間	束骨	臨泣	後谿	陷谷	中渚	太陵	太谿	太淵	太白	神門	太衝	土俞
火經 陽谿	通谷	俠谿	陽谷	內庭	支溝	勞宮	復溜	魚際	商丘	少府	中封	金經
土合 曲池	至陰	竅陰	小海	厲兌	天井	中衝	陰谷	少商	陰陵	少衝	曲泉	水合
原穴 合谷	京骨	丘墟	腕骨	衝陽	陽池	太陵	太谿	太淵	太白	神門	太衝	原穴
郄穴 溫溜	金門	外丘	養老	梁丘	會宗	郄門	水泉	孔最	地機	陰郄	中都	郄穴
絡穴 偏歷	飛陽	光明	支正	豐隆	外關	內關	大鐘	列缺	公孫	通里	蠡溝	絡穴
募穴 天樞	中極	日月	關元	中脘	石門	壇中	京門	中府	章門	巨闕	期門	募穴
俞穴 大俞	膀俞	膽俞	小俞	胃俞	三俞	闕俞	腎俞	肺俞	脾俞	心俞	肝俞	俞穴

5. 사암 五行正理 神針歌

1) 중풍語澁癱瘓證은 先補, 大敦·太白 瀉하라

解曰: 중풍으로 인해서 말이 머뭇하고 한쪽 수족을 못 쓰는 병은 먼저 大敦穴을 補하고, 다음에는 太白穴을 瀉하여야 한다.

참고: 위의 처방은 木剋土를 하지 못하여 중풍이 온 것으로 본 처방이다. 대부분의 탄탄(癱瘓)은 脾에 濕熱이 생겨서 오는 것이 많다.

2) 偏風口喎乃 肝實이니 勞宮 補 後, 照海 瀉하라

解曰: 쪽 바람으로 입이 삐뚤어진 것은 肝이 實해서 그런 것이니 勞宮을 補한 후에 照海穴을 瀉하여야 한다.

참고: 肝이 實해서 온 증상이라면 勞宮穴을 補하는 것이 아니라, 勞宮穴을 瀉하고, 間使혈을 補해야 한다. 즉 間使 補, 照海 瀉가 맞는다.

3) 口眼喎斜 小海 補요 然谷 瀉 後 自然安이라

解曰: 눈과 입이 삐뚤어진 데는 먼저 少海穴을 補하고, 나중에 然谷혈을 瀉하면 저절로 낫는다.

참고: 위의 증상은 心實에 腎虛를 치료하기 위한 처방이나 少沖 補에 然谷 瀉를 해야 한다.

4) 偏風蠕動乃心實이니 少海 補後 太白 瀉하라

解曰: 쪽 바람을 맞아 씰룩거리는 것은 心이 實해서 그런 것이니, 少海穴을 補한 後에 太白穴을 瀉하라.

참고: 心이 實해서 온 것이면 少沖 補에 太白 瀉를 해야 한다.

5) 痛風歷節 胃經 虛니 先補, 經渠·太白 瀉라

解曰: 통풍으로 인해 뼈마디가 물어뜯는 것같이 아픈 것은 腎經이 虛해서 그런 것이니, 먼저 經渠혈을 補하고, 나중에 太白穴을 瀉하라.

참고: 腎이 虛해서 통풍이 온 것이라면 腎正格을 쓰면 더 좋고 魚際 補하고, 太白 瀉해야 한다.

6) 角弓反張 大腸虛이니 三里 補 후 陽谿 瀉하라

解曰: 활처럼 뒤로 구부러지는 것은 大腸의 虛이니, 三里혈을 補한 뒤에 陽谿穴을 瀉하라.

참고: 大腸虛로 본 것이다. 大腸正格을 쓰면 좋지만은 위의 처방대로 한다면 厲兌 補, 陽谿 瀉해야 한다.

7) 風症 三里·曲池 補요·魚際·陷谷 瀉 自安이라

解曰: 대체로 중풍에는 三里穴과 曲池혈을 補하고, 魚際穴과 陽谷을 瀉하면 저절로 낫는다.

참고: 위의 처방은 陽明經의 증상으로 온 중풍을 대상으로 한 것이다. 예로부터 중풍의 예방 혈로는 三里와 曲池를 많이 사용을 하였으나 이 三里와 曲池의 사용은 對症療法에 해당이 된다. 실제적으로 陽明의 이상으로 온 중풍환자를 陷谷穴에 부항 瀉穴을 했더니 그렇게 움직이지 않던 다리가 움직이고 그 환자가 다리가 움직인다고 아주 좋아하고 주위 사람도 놀라고 필자도 깜짝 놀란 경험을 한 적이 있다. 그러나 위에서 魚際穴을 사용하지 말아야 한다. 즉 陽谿나 二間을 瀉해야 한다.

8) 風丹亦是 三里 補요, 陽谷 瀉 後 自然安이라

解曰: 風丹 또한 三里穴을 補하고, 陽谷穴을 瀉하면 저절로 낫는다.

참고: 風丹이란 水疱性丹毒을 말한다. 즉 皮膚病의 일종으로서 巢源에 몸이 갑자기 흔적(焮赤)하여 丹을 바르듯이 手·足·腹 等에 발생을 하고 손바닥크기만 하게 모두 風이 熱毒한다. 重한 것은 疽의 종류이며 오래되면 膿血이 나온다. 節間에 발생을 하면 毒이 腸으로 들어가면 죽는다고 한다.

스페인에서도 약한 것이지만은 이런 피부병이라는 병명하에 몇몇 사람이 찾아왔으나 대부분의 해당 경락상으로 熱格을 몇 회 시술을 하면 일반 사람들이 생각을 할 때는 기적적으로 낫는다고 하고 필자의 손을 성자의 손이라고 극찬을 아끼지 않지만은 지금 기억에 남는 사람은, 43세 된 남자가 필자의 병원을 찾아왔다 항문 주위 腎 膀胱 經 사이에 호두알만 하게 종기가 생긴 지 20년이 넘었다고 한다. 젊었을 적에는 1년에 1∼2회씩 그 부위가 터지고 염증이 생겨서 병원에 가서 항생제 주사도 맞고 연고도 바르지만 지금에 와서는 1달에 1회씩 주기적으로 해당 부위가 성을 내서 괴롭힌다면서 자기는 완치를 바란다고 하면서 치료를 해달라고 하는 것이었다. 이리저리 觸診과 問診하여 보니 膀胱經의 募穴인 中極穴 부위에 강한 壓痛을 호소를 하기에 中極穴의 통증만 없어진다면 호두알만 한 염증이 없어질 것이라고 설명을 하였으나 그 가족들의 얼굴을 보니 도저히 이해를 하지 못하는 표정이었다. 그 화농성 염증이 어떻게 침을 놓아서 없어지느냐는 질문을 해왔다. "몸속 안에는 좌우 24개의 에너지 선이 흐르는데 그곳을 다스리는 에너지 선이 기능항진이 심해서 그러한 증상이 온 것이고 그 선을 컨트롤하면 자연적으로 치유를 해 줄 것이라고 설명을 하였다." "이해는 안가지만 동양의술을 믿고 시험을 해봅시다."라고 하기에 첫날 해당 부위인 좌측에 膀胱勝格을 刺鍼하고 해당 부위에 침을 놓고 觸診하여 보니 통증이 많이 없어짐을 느꼈다. 그 후 계속해서 膀胱勝格을 시술을 하였다. 6회째는 많이 좋다고 하였다.

9) 風眩 肝勝格이요, 濕眩 中脘正이라
解曰: 風으로 인해서 된 어질병은 肝勝格을 써야 하며, 濕으로 인해서 된 어질병은 中脘穴을 正하면 된다.

10) 痰眩 少府·魚際 補요, 太白·太淵 瀉. 肺實이라
참고: 위의 처방은 肺勝格에 官인 土를 瀉한 처방이나 위의 처방을 필자 식으로 바꾼다면 靈道·經渠 補에 太白·太淵 瀉로 바꾸어야 한다.

11) 癎疾發時 動左手는 乃是 肝實用勝格하라
解曰: 癎疾發作時에 왼손을 내젓는 것은 肝이 實해 그런 것이니 肝勝格을 쓰라.
참고: 肝勝格: 魚際·中封 補, 靈道·行間 瀉.

12) 右邊手·足元 動搖 乃時 肺實亦當勝이라
解曰: 간질에 오른쪽 수족을 먼저 흔드는 것도 肺實이니 또한 肺勝格을 써라.
참고: 肺勝格: 靈道·經渠 補, 陰谷·少商 瀉.

13) 白濁不淸肥豐滿이니 正是脾實格當이라

解曰: 소변이 뿌옇고 맑지 못한 것은 몸이 비대해 그런 것이니 脾勝格이 타당하다.

참고: 脾勝格: 大敦·隱白 補, 魚際·商丘 瀉.

14) 風의 奄忽不和人은 能治 十宣 最爲妙라

解曰: 卒風發作으로 人事不省이 된 뒤에는 열 손가락 끝에 있는 十宣穴을 取하는 것이 가장 묘하다.

참고: 맥박이 뛰지를 않거나 미동을 않는 사람은 절대 금지.

15) 涎泄如浪奈何治아 宣通八邪亦自安이라

解曰: 침을 줄줄 흘리는 것은 어떻게 치료를 할 것인가? 八邪穴을 通해 주면 저절로 낫는다.

16) 小兒驚風 太衝 補하고 合谷·少府 瀉 自安이라

解曰: 小兒의 驚氣에는 太衝穴을 補하고, 合谷과 少府穴을 瀉하면 저절로 낫는다.

참고: 소아의 驚氣는 대부분이 肝實에서 온다. 위의 처방은 四關穴의 순환이 목적도 있지만 肝勝格의 처방이 가깝다. 즉 太衝 補, 合谷·靈道 瀉해야 한다.

17) 소유징하발경풍(素有癥瘕發驚風)엔 太衝補, 後 合谷 瀉하라(右治)

解曰: 원래부터 체증이 있어 경기를 일으키거든 太衝穴을 補한 뒤에 合谷穴을 瀉하라.(오른쪽을 치료)

참고: 男左女右니 左陽右陰이라고 古典에 돼 있는데 왜? 右治라

고 했을까?

18) 頭痛 勞宮·少府 瀉요, 偏頭 列缺·絶骨 瀉하라

解曰: 두통에는 勞宮穴과 少府穴을 瀉해야 하며, 편두통에는 列缺과 絶骨을 瀉해야 한다.

참고: 위의 처방은 勞宮과 少府穴의 瀉는 머리부위의 火를 내리기 위한 처방으로 보인다. 그렇다면 心包의 火穴인 間使와 心의 火穴인 靈道 瀉로 바꾸어야 한다.

편두통도 관자놀이 부근이 아픈가 옆머리가 아픈가에 따라서 처방이 달라지지만은 대체적으로 少陽經의 이상으로 오는 경우가 많다. 그리고 근육학적으로는 승모근의 상부 근육이 긴장이 되었을 때 옆머리가 아픈 것이다.

19) 耳鳴 頭痛乃痰厥이니 絶骨風池 補 후 安이라

解曰: 귀에서 소리가 나고, 머리가 아픈 것은 痰厥이 있어서 그런 것이니, 絶骨穴과 風池穴을 補한 후에 낫는다.

20) 眉稜骨痛 臨泣 瀉요 耳輪痛 少府 瀉하라

解曰: 눈썹 뼈가 아픈 것은 臨泣을 瀉해야 하고, 귀 테두리가 아픈 것은 少府穴을 瀉하라.

참고: 위와 같은 증상들은 전부 三焦經의 이상으로 온 것들이다. 正格이나 勝格을 좌우 구별을 해서 놔야 되는데 필자의 경험상 좌측에 눈썹 뼈나 귀 테두리의 이상은 좌측에 三焦正格이나 우측에 三焦勝格을 刺鍼하면 1~2초 후에 통증이 없어졌었다. 그리고 少府穴의 瀉는 화를 내리기 위함인데 靈道 瀉로 바꾸어야 한다.

21) 赤眼百會 出血美요, 靑盲腎正雀肝正이라

解曰: 눈이 빨간 데에는 百會穴에서 피를 내는 것이 좋으며 靑色盲(푸른색을 구별을 못하는 것)은 腎正格을 쓰고, 밤눈이 어두운 것은 肝正格을 써야 한다.

22) 耳鳴 膀正 聾腎正이요, 肺正鼻塞亦暴瘖이라

解曰: 귀에서 소리가 날 적에는 膀胱正格이며, 귀가 먹었거든 腎正格을 써야 하며, 코가 막힌 것과 별안간 말을 못 할 때는 肺正格을 쓴다.

23) 口疳 液門 中渚 補요, 陽谷 瀉之 卽 安康이라

解曰 입에 疳瘡이 난 데는 液門 穴과 中渚穴을 補하고, 陽谷을 瀉하면 곧 편안하여진다.

참고: 위의 처방은 相火에 해당이 되는 三焦經을 다스린 것이다. 필자는 과거에 心包經을 다스려서 효과를 많이 보고 있다.

24) 重舌心正과 肝正이요, 單蛾 肝正格이라

解曰: 덧 혓바닥이 난 데는 心正格, 또는 肝正格을 써야 하며 목구멍이 한쪽만 부은 데에도 또한 肝正格을 써야 한다.

25) 喉痺先用 胃正格하고 液門 補 후 陽池 瀉라

解曰: 喉痺瘡에는 먼저 胃正格을 쓰고 液門 穴을 補한 뒤에 陽池혈을 瀉해야 한다.

참고: 필자 생각에는 胃正格만 쓰면 무난할 것으로 생각을 한다.

26) 頂上結核 大腸正이요, 龜胸龜背 肺正當이라

解曰: 목에 연주창이 생긴 데는 大腸正格을 써야 하며 안팎곱사 등이에는 肺正格이 타당하다.

참고: 목에 연주창이라고 하는 것은 목 부위에 포도송이처럼 둥글 둥글한 것이 느껴지는 것인데, 임파절이 부어서 생기는 것이다. 그러나 실제적으로 大腸正格을 쓰면 대단히 효과가 있었나 보다. 안팎곱 사등에는 肺正格이라 했는데 이것은 우리에게 대단히 많은 것을 시 사해 주는 사항이다. 肺主氣라 하여 폐는 氣를 담당을 한다.

인간이 병이 들게 되면 상식적으로 생각을 해 볼 때 물 맑고 공 기가 좋은 데에 휴양을 하면 많이 회복이 된다는 말이 있고, 단전호 흡만을 잘해도 웬만한 병들을 많이 호전시킬 수가 있다 한다. 맥락 은 다르지만 명상법이나 요가도 그렇다.

다른 각도에서 본다면 인간은 나이가 들어 늙어지게 되면 키가 작아지고, 등이 구부러지고, 키가 작아진다고 하는 것은 뼈가 휜다고 이야기를 할 수가 있지만은 더 정확한 말은 추체 사이에 있는 연골 이 탄력성을 잃어서 각 연골마다 1㎜씩 줄어든다 하면 척추는 26개 의 추골이 있으니 2.6㎝가 줄어든다는 이야기가 나온다.

현대 과학적인 방법으로는 수술 방법이나 교정요법을 적용시키지 만 음양오행이 사상으로 보면 키가 작아진다는 것을 원인 규명도 할 수가 있고 치료 방법도 나오는 것이다.

27) 委中 三里 崑崙 腰요, 折傷宣用 大腸正이라

解曰: 요통에는 委中穴 · 三里穴 · 崑崙 穴을 針하여야 하고, 부러 진 데는 大腸正格을 써야 한다.

참고: 위의 처방은 단순처방에 불과하다. 요통치료에 가장 확률을

높일 수 있는 방법이 太陽에 病이 들었는지 陽明에 기인한 것인지 少陽에서 기인한 것인지를 구별해서 치료하면 거의 백발백중이다. 대부분 생각에 手太陽小腸經이나 足太陽膀胱經 중 膀胱經을 많이 생각하게 되는데, 그렇다면 오죽 쉽고 편리하고 요통의 증상을 전부 치료할 수 있어야 되는데 실제는 그렇지 않다.

足太陽膀胱經을 다스리면 手太陽小腸經도 같이 다스려야 되는 것이다. 陽明이나 少陽도 마찬가지이다.

한 가지 더 첨언할 것은 빼빼 마른 31세의 이노센시아(Inocencia) 라는 학교 女 선생이 있는데 이 女 선생은 필자의 가족이 Spain에 왔을 때(1997년 10월 9일 한글날) 필자의 아들딸이 학교에 들어갈 수 있게끔 무척 많이 도움을 준 선생이다. 이곳 Spain은 한국과 행정제도가 달라서 매 학년의 학기는 9월 초에 시작을 하는데 학기 중간에 학교 들어갈 생각은 포기하고 있었고 일반인들에게 도움을 받는다는 것은 생각하기가 힘든 상황이었는데 그때만 하더라도 가진 것이라고는 돈 몇 푼과 이렇게 좋은 기술을 가지고 외국 땅에 왔고 산 입에 거미줄 치랴 하는 단순한 생각이었는데, 어느 정도 시간이 지난 후에 그때 일들을 생각하면 다시는 장소를 옮기는 이민이나 다른 도시로 떠나고 싶지가 않다. 그 Inocencia 어머니가 류머티즘 관절염으로 내원을 해서 알게 됐는데 나중에 알고 보니 뇌종양으로 판명돼서 저 세상으로 가시게 되고 2년 뒤에 Inocencia가 몸이 아파서 내원을 했다. 자기 엄마처럼 류머티즘 관절염이라 생각이 들어서 내원을 한 것이었다. 오른쪽 어깨 삼각근 주위가 제일 많이 아프고 온몸의 관절이 다 아프다는 것이었다. 그녀는 온몸에 백설풍을 맞은 것처럼 커다란 반점이 여러 군데 있어서 여름에도 기다란 치마에 긴 소매를 입고 다니는 처녀이다. 3~4회 치료로 삼각근의 통증은 진정이 됐지만 4회째에는 허리가 끊어질 듯이 아픈 것이 오래전부터이라 하며 다시 호소를 하고 오늘은 참을 수 없이 아프다고 했다. 이때는 왜? 키가 작아지는 것인가에 대해서 깊이 생각하고 있는 차여서 척추를 주의 깊게 압진해 보니 경추부위의 각도가 들어간 것 같아서 질문을 해 보았다 "혹시 옛날보다 키가 작아지지 않았느냐고" 질문을 했으나 어이없는 질문이라 생각을 했는지 키는 똑같다고 하더니 잠시 후에 De verdad!!!(정말이에요) 약키가 1㎝ 정도 줄었다고 하는 것이다. 그게 왜 그런 것이냐고 물어오고, 간단하게 설명을 했지만 그녀는 전문가가 아니기에 잘 모르겠다는 답을 해왔고 키가 전과 같이 커졌으면 좋고 허리만 안 아프면 된다 했다. 肺格을 놓을까? 大腸을 치료할까 고민하다가 통증을 호소하는 부위가 4번 5번이므로 大腸寒格을 놓았다. 왜냐하면 大腸正格의 瀉穴인 陽谿·陽谷에 觸診을 해 보니 통증이 없었고, 寒格의 瀉穴인 前谷·二間에 통증을 호소했기 때문이다. 그래서 內庭·陽谷 補, 前谷·二間 瀉해서 좌측에 4개의 針을 꽂아 놓고 다시 L4와 L5를 만져 보니 통증이 90% 이상 없어졌다. L4·5번이 삐뚤어졌다고 생각되던 것도 80% 이상 제자리로 온 것 같은 느낌이었다. 그 여 선생은 정말 신기하다 하면서 환한 웃음으로 필자의 의원 문을 나선 것이다.

28) 肩臂 不擧痛 難當엔 二間 陽谷 補, 後安이라

解曰: 어깨와 팔을 들 수가 없고 아파서 견딜 수 없는 곳은 二間穴과 陽谷穴을 補하면 낫는다.

29) 關格四關 陰交 補요, 泄瀉 內庭 陰交 瀉라

解曰: 關格에는 四關穴과 三陰交穴을 補하여야 하며, 泄瀉에는 내정과 三陰交穴을 瀉하여야 한다.

참고: 이 方法은 필자가 30세가 되기 전에 泄瀉 증상이 있어 위와 같은 방법을 썼더니 신기하게 1회에 그친 적이 있음을 기억하고 있다. 그러나 전부는 아닌 것이다.

30) 內傷食積 脾正格이요, 구해(嘔噦)胃虛用 正格이라

解曰: 內傷으로 음식이 체한 데에는 脾正格을 써야 하며, 게우고 토역질을 하는 것은 胃가 虛한 것이니 胃正格을 쓴다.

31) 구토 脾正卽如常이요, 呑酸肝正이라

解曰: 嘔吐하는 데는 脾正格이면 그만이고, 신트림을 하는 데는 肝正格이라야 되는 것을 또한 알아야 한다.

32) 咳嗽宣補, 腕骨穴이요, 尺澤 瀉 后 能奏功이라

解曰: 해수에는 마땅히 腕骨 穴을 補하고, 尺澤穴을 瀉한 后하야 奏功한다.

참고: 제10장 咳嗽門.

33) 嘈囃胃正 效如神이요, 支飮肝正 應如響이라

解曰: 속이 깎는 것같이 쓰린 때에는 胃正格을 쓰면 그 효험이 귀신같으며, 支飮에는 肝正格을 쓰면 북채로 북을 쳐서 곧 소리가 나는 것과 같다.

참고: 支飮이란? 水毒이 胸部 또는 心下部에 정체하는 것으로 증상으로는 咳嗽가 많고 호흡이 촉박하므로 물체에 기대어 호흡하며 옆으로 누울 수가 없다. 신체는 微腫狀이 있는 것. 수분이 많으므로

咳嗽가 격렬하고 신체를 엎드릴 수가 없으며 호흡은 짧고 息苦한 것, 金匱要略에 보면 欬逆倚息하며 호흡이 짧아 누울 수가 없고 그 形은 腫과 같은 것이라 했다. 즉 심장기능부전·심장성 천식·肺水腫·胸水 등이 해당되면 심장성 부종을 말한다.

34) 疝如奔豚用腎正이나 左先腫者 用 肝正이다

解曰: 疝症의 腎積이 奔豚처럼 치미는 데는 腎正格을 써야 하나, 왼쪽이 먼저 붓는 데는 肝正格을 써야 한다.

35) 右睾腫者 肺正格이요, 橫骨結核 僕參 穴이라

解曰: 오른쪽 고환이 부은 데에는 肺正格을 써야 하고, 橫骨(고관절)에 결핵이 있는 데엔 복참혈을 針하여야 한다.

참고: 고관절의 통증이 있는 사람은 僕參에 針을 놓으면 참! 신기하게 통증이 격감됨을 느낄 수 있다.

36) 乳腫單瀉 太淵穴이요, 양瀉 經渠 病自이라

解曰: 乳腫에는 太淵穴만 瀉하고, 또 經渠穴을 瀉하면 病이 저절로 낫는다.

참고: 이곳 Spain 여성은 유전적으로 기름진 음식을 많이 섭취해서 그런지 후천적으로도 치즈·우유·육식·기름·지방을 많이 섭취해서 그런지 가슴과 유방이 무척이나 발달이 됐다. 근육학상으로 보면 대흉근인데 이 대흉근은 三陰經이 지배를 하고 있고 겉 표면으로는 胃經이 지배를 하고 있다. 위의 처방을 보면 肺經상에 土穴과 金穴을 瀉한 것이 된다. 그러나 실제적으로는 肺經상에 土穴과 火穴을 瀉한 것이 되는 것이다 즉 脾土로 봐야 옳은 답이 될 것이다.

37) 崩山帶下 最難當엔, 商陽・至陰・陰交 補라

解曰: 여자의 血崩과 帶下로 걷잡을 수 없을 때에는 商陽・至陰・三陰交를 補하면 된다.

참고: 여자의 血崩(자궁출혈)은 간에 이상으로 帶下는 膀胱의 이상에서 오는 것이다.

38) 大便不通 大腸正이요, 小便 膀正 通谷 補라

解曰: 大便不通에는 大腸正格을 써야 하며, 小便不通에는 膀胱正格을 쓰고, 다시 通谷穴을 써야 한다.

참고: 보통 대변불통이면 大腸勝格을 생각하게 되는데 正格을 쓴 것에 대해서 이해가 안 될 것이다. 그것은 陽明의 이상으로 인하여 胃가 勝해 있기 때문인 것이다.

위에서 膀胱正格 後에 다시 通谷을 補하라고 한 것은, 옛날식의 膀胱正格이 商陽・至陰 補, 三里・委中 瀉인데, 분명히 말해서 효과가 없었을 것이다. 그래서 사암 선생이 웬일인가 하여 水穴인 通谷을 추가했을 것으로 생각한다. 만약에 위와 같은 방법으로 좋아졌다 하면 침을 유침한 상태에서 환자 보고 참으라고 한 상태로 굉장한 자극을 주었을 것이다. 옛날에는 그러한 방법을 썼을는지 모르지만은 현재에는 힘들은 방법임에는 사실이다. 古典에 보면 陰陵泉과 三里를 瀉하면 소변이 물 나오듯이 술술 나온다고 하였다.

39) 夢泄 腎正格 然谷 瀉요, 遺精 腎虛用正格이라

解曰: 夢泄에는 腎正格을 쓰고서 然谷을 瀉하여야 하며, 遺精은 腎虛인지라 腎正格을 써야 한다.

40) 黃疸 脾正格이요, 疔腫 單瀉大腸이라

解曰: 黃疸에는 모름지기 脾正格을 써야 하나(일자 말상으로 의미 불통) 종기·부스럼에는 大腸을 瀉한다.

41) 白眉風瘡 最難當이나 肺主 皮毛 用正格하라

解曰: 白眉風瘡은 가장 악질적이나, 肺는 皮毛를 주관하는지라 肺正格을 쓰면 그만이다.

42) 飽衣 陰交·合谷瀉요, 落胎 陰交 補하라

解曰: 後産 못하는 데는 三陰交穴과 合谷穴을 瀉하여야 하나, 落胎에는 속히 三陰交를 補하여야 한다.

43) 婦人 難産 三陰交요, 譫語 心正 最爲宣이라

解曰: 婦人의 難産에는 三陰交穴을 瀉하여야 하며, 譫語에는 心正格을 쓰는 것이 가장 타당하다.

44) 남녀 전신 脹滿證엔 大敦·少沖補, 陰谷 瀉하라

解曰: 남녀의 전신 脹滿證에는 大敦·少沖을 補하고, 陰谷을 瀉하여야 한다.

참고: 위의 처방은 心正格을 쓴 것이다.

45) 血便大正或肝正이요, 喉不飮 用心正이라

解曰: 피똥 누는 데는 大腸正格을 쓰는 것이나, 혹은 肝正格도 무방하며 목구멍이 부어서 물 한 모금도 못 넘기는 데는 心正格을 써야 한다.

46) 産後腹痛 心正格이요, 膝酸宣用 肺正格이라

解曰: 産後腹痛에는 心正格이 타당하고 무릎이 신데 에는 肺正格을 써야 한다.

47) 酒滯 太白·太淵이요, 大敦·隱白 瀉.後安이라

解曰: 酒滯에는 太白穴과 太淵穴을 補하고, 大敦穴과 隱白穴을 瀉한 후에야 낳는다.

참고: 위의 처방은 脾正格의 변칙 처방이나 효과가 있었을 것이라 생각이 든다.

48) 橫骨 結核 太衝補요, 飮冷物滯 肝正格이라

解曰: 고관절 임파선 염에는 太衝을 補하여야 하며 冷物을 먹고 滯한 데에는 肝正格이 좋다.

49) 鬱疹宣用 大腸之正格이요, 多産腹痛 四關 三陰 補라

解曰: 두드러기에는 大腸正格이 좋으며 다산복통에는 四關穴과 三陰交穴을 補해야 한다.

50) 狗肉體 少沖補, 合谷瀉요, 偏頭痛 絶骨瀉. 列缺瀉라

解曰: 개고기 먹고 체한 데에는 少沖補하고, 合谷穴을 瀉하여야 하며 편두통에는 絶骨穴 列缺 穴 瀉하여야 한다.

참고: 편두통에는 膽經을 다스리는 것이 제일 효과가 나는 것은 사실이다. 위 처방에서의 列缺은 太陽穴, 즉 三焦經 부위의 통증이 있을 때 효과가 있음을 느낀다.

51) 滯病諸症 三里 內庭瀉요, 色後傷寒 三陰交 胃正이라

解曰: 滯病의 모든 증에는 三里穴과 內庭穴을 瀉하여야 하고 色後傷寒에는 三陰交穴을 침하고 또 胃正格을 써야 한다.

참고: 滯症病에는 郄穴인 梁丘穴이 더 빠르지 않을까? 생각이 들고 胃勝格이 더 좋지 않나 생각이 든다. <제2장 寒門참조>

52) 菜疸 脾正格이요, 肉疸 心正格이라

解曰: 菜毒에는 脾正格을 써야 하며 肉滯로 된 疸에는 心正格이 타당하다.

53) 熱咳 大敦·中封補요, 天突·太白 太淵 瀉라

解曰: 熱로 된 기침에는 大敦·中封 穴을 補해야 하고, 天突·太白·太淵穴을 瀉해야 한다.

참고: 위의 증상은 肺熱格을 쓰면 된다.

54) 風咳大敦·湧泉 補요, 曲泉·太白·太衝 瀉라

解曰: 풍으로 된 기침에는 大敦·湧泉 補를 해야 하고, 曲泉·太白·太衝을 瀉해야 한다.

참고: 폐에 寒을 겹친 감기이니 肺寒格인 太淵·大都 補, 少商·少沖 瀉하면 된다.

55) 氣咳 陰谷 經渠 補요, 天突·尺澤·陰陵泉 瀉라

解曰: 기로 인한 기침이니 陰谷·經渠 補하고, 天突·尺澤·陰陵泉 瀉하라.

56) 寒嗽 當有 惡寒症이니, 腎正 用後 效如響이라

解曰: 寒해서 된 기침에는 의례히 惡寒症이 있는 법인데, 腎正格을 쓴다면 그 효험이 북채로 북을 치면 소리 나는 것과 같다.

57) 哮喘 天突 丹田 瀉요 液門·解谿 補後 中渚·陷谷 瀉라

解曰: 목구멍에서 골골 소리가 나고 숨찬 증상은 天突穴과 丹田穴을 瀉하고, 液門穴과 解谿穴을 補한 다음에 다시 中渚穴과 陷谷穴을 瀉하면 有效하다.

참고: 제11장 哮喘門

58) 先血 後瀉 脾正格이요, 單純赤色 腎正格이라

解曰: 먼저 피가 나오고 뒤에 泄瀉하는 이질에는 脾正格이 좋으면 단순한 赤痢에는 腎正格이 有效하다.

59) 諸呃 宣用 大腸正이요, 久病呃時 心正格이라

解曰: 모든 딸꾹질에는 大腸正格을 써야 하나 久病 후에 나오는 딸꾹질에는 心正格을 써야 한다.

60) 嘈囃傷脾 脾正格이요, 애애(噦噯) 中脘 胃正格이라

解曰: 속이 쓰린 데에는 脾正格을 써야 하고, 헛욕지거리와 트림을 하는 데에는 中脘과 또는 胃正格을 써야 한다.

참고: 제18장 嘈囃과 噯氣門.

61) 暴泄 脾正格이요, 濕泄 胃正格이라

解曰: 별안간 일어나는 泄瀉에는 脾正格을 써야 하고, 濕으로 해

서 일어나는 泄瀉에는 胃正格을 써야 한다.

62) 濡泄 經渠·陰谷 補하고, 太白·太淵 瀉. 自安이라
解曰: 濡泄에는 經渠穴과 陰谷穴을 補하고, 太白穴과 太淵穴을 瀉하면 저절로 낫는다.
참고: 제23장 泄瀉門.

63) 行痺之痛 膽勝格이요, 白虎歷節에는 肺勝格을 써야 한다
참고: 제33장 痛風門.

64) 婦人頭痛은 腎正格을 써야 하고 頸項頭痛에는 肝正格을 써야 한다
解曰: 婦人 두통에는 腎正格을 써야 하고 頸項痛에는 肝正格을 써야 한다.

65) 一切 暑症 心正格이요, 燥症 宣用 肺正格이라
解曰: 일체의 더위를 먹은 데에는 心正格이요, 燥症에는 마땅히 肺正格을 써야 한다.

66) 懸飮 少府 太白 補요, 亦用 陰谷 少海瀉라
解曰: 현음에는 少府穴 太白穴을 補해야 하고, 陰谷과 少海穴을 瀉해야 한다.
참고: 현음(懸飮: 늑골하가 땅기는 것을 말한다).

67) 留飮 然谷·三里 補요, 臨泣·陷谷 瀉. 後安이라
解曰: 留飮에는 然谷穴과 三里穴을 보하고, 臨泣穴과 陷谷穴을

瀉한 후에 저절로 낫는다.

　참고: 제9장의 痰飮門.

68) 痰飮 少府·魚際 補요, 亦用 尺澤·陰谷 瀉라

　解曰: 痰飮에는 少府穴과 魚際穴을 補해야 하고, 尺澤穴과 陰谷穴을 瀉해야 한다.

69) 熱痰 無痰喘息長이니, 補 大敦·隱白·而瀉 神門·太白이라

　解曰: 熱痰은 痰이 없고 가쁘며 숨결이 길다. 大敦穴 隱白穴을 補하고, 神門穴과 太白穴을 瀉하여야 한다.

70) 項脊如錘 膽正格이요, 筋骨如折 大腸正이라

　解曰: 項과 脊이 쇳덩이를 누르는 것같이 아픈 것은 膽正格을 써야 하고, 筋과 骨이 부러지는 것 같은 데는 大腸正格을 써야 한다.

71) 屈伸刺痛 胃正格이고, 角弓反張에는 肺正格이라

　解曰: 꾸부리고 펴는데 쑤시며 아픈 데는 胃正格을 써야 하고, 머리가 발에 닿을 정도처럼 구부러진 증세에는 肺正格을 써야 한다.

72) 右脇肺正 左肝正이요, 脾中彎痛 脾正格이라

　解曰: 右脇痛에는 肺正格을 써야 하며, 左脇痛에는 肝正格을 써야 하고 脾가 彎痛할 때는 脾正格을 써야 한다.

73) 白眥翳膜 肺正格이요, 上下生肉 胃正格이라

　解曰: 흰자위에 白苔가 끼는 데는 肺正格을 써야 하고, 상하에서

고기 덩어리가 자라나는 데에는 胃正格을 써야 한다.

74) 上齒 通谷 內庭 補요, 陽谷·解谿 瀉 後安이라
解曰: 上齒痛에는 通谷穴과 內庭穴을 補하고, 陽谷穴과 解谿穴을
瀉하면 낫는다.

75) 下齒 陰陵泉·尺澤補요, 三里·絶骨 瀉 卽止라
解曰: 下齒痛에는 陰陵泉·尺澤 補하고, 三里穴과 絶骨穴을 瀉하
면 곧 그친다.

76) 鼻塞肺寒 肺正格이요, 鼻痔鼻瘡腎正格이라
解曰: 鼻塞은 肺寒이니 肺正格을 쓰고, 鼻痔와 鼻瘡에는 腎正格
을 쓴다.

77) 鼻血不止 脾正格이요, 通谷·太衝·行間 瀉라
解曰: 코피가 그치지 않는 데는 脾正格을 쓰고도 다시 通谷·太
衝·行間 瀉하여야 한다.

78) 損血 陰谷·曲泉 補하고, 咳血 太白·太淵 補라
解曰: 損血된 데에는 陰谷·曲泉을 補하고, 咳血에는 太白·太衝
을 補한다.

79) 筋彎 肝正格이요, 痿躄 肺正格이라
解曰: 筋彎에는 肝正格을 써야 하고, 痿躄(앉은뱅이)에는 肺正格
을 써야 한다.

80) 痲痺手・足에는 三里 補요, 乳酸有痛 豐隆 瀉하라

解曰: 手・足이 마비된 곳은 三里穴을 補하고, 뼈마디가 붓고 실할 때에는 豐隆穴을 瀉해야 한다.

81) 風入背部腸鳴痛과 寒邪入腸 大腸正이라

解曰: 風이 背部에 入하여 배에서 꾸르륵 소리가 나며 아픈 것과, 寒邪가 腸에 入한 데는 大腸正格을 써야 한다.

82) 火鬱痛甚 心正格이요, 胃虛脹痛 胃正格이라

解曰: 부인에게 흔히 있는 병으로 火해서 아픈 데에는 心正格을 써야 하고, 胃가 虛하여 脹痛한 데에는 胃正格을 써야 한다.

83) 臍上淋痛肺正格이요, 臍下淋痛 腎正格이라

解曰: 배꼽 위가 쌀쌀 아플 때에는 肺正格을 써야 하고, 배꼽 아래가 쌀쌀 아플 때에는 腎正格을 써야 한다.

84) 肝衰引痛肝正格이요, 血虛定痛小腸正이라

解曰: 肝氣가 쇠약하여 땅기고 아픈 것은 肝正格을 써야 하고, 血虛로 해서 일정한 곳이 아픈 데에는 小腸正格을 써야 한다.

85) 轉筋心熱 丹田正하고, 四關迎後 十宣瀉라

解曰: 轉筋은 心熱이니 丹田穴을 正하고, 四關穴을 迎하고 十宣穴을 瀉하라.

86) 霍亂己死 有溫氣엔 太三補而 合谷瀉하라

解曰: 곽란이 있어 이미 죽었다 하더라도 가슴에 따뜻한 기운이 있다 하면 太衝穴과 三里穴을 보하고 合谷穴을 瀉하라.

87) 悶亂 陰谷 少海 補요, 中脘 陽谷 少府瀉라

解曰: 霍亂悶亂에는 陰谷·少海穴을 補하고, 中脘·陽谷·少府穴을 瀉하라.

88) 胃痛 胃正格이요, 脾痛 脾正格이라

解曰: 胃痛에는 胃正格을 쓰고, 脾痛에는 脾正格을 써야 한다.

89) 吐血之痛 三里迎이요, 陰谷補而 中封瀉라

解曰: 피를 토하는 때에는 三里穴을 迎하고, 陰谷을 보하고 中封을 瀉한다.

90) 衄血地中 通谷補요, 行間瀉而 太衝正이라

解曰: 코피가 나는 데에는 通谷穴을 補하고, 行間穴을 瀉한 다음에 太衝穴을 正해야 한다.

91) 鼻瘜肝傷 肝正格이요, 비옹(鼻壅) 三焦正格 可라

解曰: 鼻瘜은 肝傷이니 肝正格을 써야 하고, 鼻壅에는 三焦正格을 쓴다.

92) 鼻涕 臨泣·陷谷 補하고, 陽谿 陽谷 瀉 自安이라

解曰: 肢體에는 臨泣·陷谷穴을 補하고, 陽谿·陽谷穴을 瀉하면

저절로 낫는다.

93) 喉痺腎傷 經渠補요, 崑崙·液門 中渚라

解曰: 喉痺는 腎傷이니 經渠穴을 補하고, 崑崙·液門·中渚穴 瀉하라.

94) 單蛾肝傷 陰谷 補요, 商陽·液門·中渚穴을 補하라

解曰: 單蛾는 肝傷이니 陰谷穴을 補하고, 商陽·液門·中渚穴을 瀉하라.

95) 雙蛾 液門·敦補요, 陽池·關衝瀉 後安이라

解曰: 雙蛾는 液門·大敦을 補하고, 陽池·關衝을 瀉하면 저절로 낫는다.

참고: 제38장 喉症門.

96) 不嗜飮食症은 內庭·厲兌·隱白·陰陵泉이라

解曰: 음식이 맛이 없는 증상에는 內庭·厲兌·隱白·陰陵泉이라.

참고: 위와 같은 상황은 然谷의 瀉가 참으로 잘 들었던 것을 경험을 한 적이 있다.

97) 熱脹 陰谷曲泉 補하고, 丹田奪 太白·神門 瀉하라

解曰: 熱脹에는 陰谷·曲泉을 補하고, 太白·神門穴을 瀉한 뒤에 丹田穴을 奪하라.

참고: 제19장 腫脹門.

98) 氣脹 少府 勞宮 迎이요, 膏正·湧泉·然谷 瀉라

解曰: 氣脹에는 少府·勞宮穴을 迎하고, 膏肓穴을 正한 다음에 湧泉·然谷穴을 瀉한다.

참고: 제19장 腫脹門.

99) 水脹 太白·太谿 補하고, 水斜 經渠 復溜 瀉

解曰: 水脹에는 먼저 水分穴을 먼저 瀉하고, 太白·太谿穴을 補한 뒤에 經渠·復溜穴을 斜한다.

100) 穀脹 神門 太淵補요, 中正 魚際·大都 斜라

解曰: 穀脹에는 먼저 中脘穴을 正하고, 神門·太淵穴을 瀉한 다음 魚際·大都穴을 瀉한다.

101) 濕滿 臨泣·陰谷 瀉요, 氣海迎 후 陽谷 補라

解曰: 濕滿에는 먼저 氣海穴을 먼저 迎한 다음 陽谷穴을 補하고, 다시 臨泣·陽谷穴을 瀉하라.

참고: 제5장 濕門.

102) 鶴膝風 是最惡症이니, 中脘 正後 環跳 瀉라

解曰: 鶴膝風은 가장 最惡이니 中脘穴을 正한 後에 環跳穴을 瀉하라.

참고: 제32장 脚氣門.

6. 樂浪老夫 施鍼歌(낙랑노부 시침가)

(勿而經而施針하라. 經을 잃지 말고 施鍼하라.)

1) 針之理方 玄微하니 察陰陽而 補·瀉하라
解曰: 침의 이치가 바야흐로 玄微하니, 陰陽을 살펴서 補하고, 瀉하라.

2) 男之左方 爲陽이요, 女之右方 爲陽이라
解曰: 男子는 左側이 陽이 되고, 女子는 右側이 陽이 된다.

3) 午前時方爲陽이요, 午後時方 爲陰이라
解曰: 午前은 陰이 되고, 午後는 陽이 된다.

4) 男左批之 爲補요, 女右批之爲補라
解曰: 남자는 왼쪽으로 비비는 것이 補가 되고, 여자는 오른쪽으로 비비는 것이 補가 된다.

5) 補之批方 九九요, 瀉之批方 六六이라
解曰: 補하는 데는 비비는 방법은 九九數로 하고, 瀉하는데 비비는 방법은 六六數로 한다.

6) 法句三而 三六은 數之少陽 少陰이라
解曰: 法을 九三과 三六으로 하는 것은 少陽과 少陰數가 그렇다.

7) 九九而 六六은 數之 老陽老陰이라

解曰: 또 九九와 六六으로 하는 것은 老陽老陰數가 그렇다.

8) 六有 六十六穴하니, 勿失經而 尋穴하라

解曰: 肝·心·脾·肺·腎·心包, 井·榮·兪·經·合 五穴씩과 大腸 胃 小腸 膀胱 三焦 膽經의 井·榮·兪·經·合·原穴을 포함 6穴씩 총합 66穴이니 經을 잃지를 말고 찾아야 한다.

9) 左手深 其穴處하여 以爪習而 切十하라

解曰: 왼손으로 그 穴處를 深査해 가지고 손톱으로 누르기를 열 번을 한 다음에.

10) 右之手方 持針하고, 珍重下而 淺深이라

解曰: 오른손으로 침을 가지고 淺深을 마련해서 珍重하게 찔러라.

11) 補自淺而 入深하고, 瀉直深而 出淺하여

解曰: 補法은 淺으로부터 深에 入하고, 瀉法은 곧 깊이 찔러 가 지고 얕게 뽑아내어서.

12) 爪而下者爲補요, 爪而出者爲瀉라

解曰: 손톱으로 누르고 下鍼을 하는 것이 補가 되고, 손톱으로 누 르고 뽑은 것이 瀉가 된다.

13) 輕輕批者 無痛이요, 汲汲批者 有痛이라

解曰: 살살 비비면 아프지 않고, 급히 비비면 아프다.

14) 對貴賓者 極敬이요, 博猛獸者 무사이라

解曰: 귀한 손님을 대하듯이 극진히 공경하고, 맹수를 때려잡듯이 사를 두지를 말라.

15) 下鍼急而 傷血이요, 出鍼急而 傷氣라

解曰: 下鍼을 하기를 급히 하면 血을 상하고, 出鍼을 하기를 급히 하면 氣를 상한다.

16) 鍼芒從其 經絡하여 補自 隨而瀉迎하라

解曰: 鍼芒(鍼身)을 그 經絡에 따라서 補하는 것은 隨이고, 瀉하는 것은 迎이다.

17) 補九九而 閉之하고, 瀉六六而 不閉라

解曰: 補法은 九九數로 비벼 찌르고, 침구멍은 손으로 누르나 瀉法은 六六數로 비비고 침구멍을 누르지 않는다.

18) 有血痕則 宣閉니, 瀉之不閉宣當이라

解曰: 血痕이 있으면 鍼구멍을 눌러 비비는 것이 타당하며, 사하는 것은 鍼구멍을 누르지 않는 것이 옳지 않겠는가?

19) 食之前後 勿鍼하라, 鍼則昏倒 不省이라

解曰: 밥 먹기 전이나 후에는 鍼을 주지를 말아라, 鍼을 준즉 昏倒不省하는 수가 있다.

20) 食前者 則胃空이요, 食後者 則胃實이라

解曰: 밥 먹기 전에는 胃가 空하였고, 밥 먹은 후에는 胃가 實하다.

21) 昏倒卽時 勿懼하라, 補三里而 卽醒이라

解曰: 昏倒한 즉시에는 겁내지를 말아라, 三里를 補하면 즉시 깨어난다.

22) 昏倒省之 末捷이거든, 流動飮食 最宣라

解曰: 昏倒해서 빨리 깨어나지를 않거든 미음 물을 흘려 넣어라.

23) 見機前而 和之를 用兵者之 有權이라

解曰: 見機而作 하기를 用兵者의 權謀(變通)가 있듯 해야 한다.

24) 病在左而 鍼右하고, 病在右而 鍼左하라

解曰: 病이 左便에 있거든 右便에 鍼을 주고, 病이 右便에 있거든 左便에 鍼을 주라.

25) 子午之法 勿論하라, 사암經之 最宣이라

解曰: 子午流注法을 따지지 말라, 사암經이 제일 좋다.

26) 銘其心而 勿忘하라, 應其手而 有功이라

解曰: 이 法을 銘心不忘하라, 應手有功할 것이다.

27) 樂浪城西 老夫는 露其拙而 歌賦하노라

解曰: 樂浪城西의 늙은 아버지는 그 拙한 걸 들어내서 노래하며

賦하노라.

7. 12正經 虛實寒熱格의 補·瀉

1) 肺經의 虛實寒熱補瀉選用穴法

가: 肺虛盞(肺正格)

① 自經補瀉法: 金을 剋하는 火를 弱化시키고 金의 母인 土를 補하는 처방을 써야 한다.

　○ 自經의 母穴: 肺金의 土 太淵을 補한다.

　○ 自經의 剋穴: 肺金의 火 經渠를 瀉한다.

② 他經補瀉法: 金의 母인 土經에서 母를 補하고, 金을 剋하는 火經에서 剋穴을 瀉하는 처방을 쓴다.

　○ 他經의 母經: 脾土의 土 太白 補.

　○ 他經의 相剋穴: 心火의 火 靈道 瀉.

나: 肺實盞(肺勝格)

① 自經補瀉法: 火를 보강하여 金에 대한 억제력을 강화시키고 그 子인 水를 瀉하는 처방을 쓴다.

　○ 自經의 剋穴: 肺金의 火 經渠를 補한다.

　○ 自經의 子穴: 肺金의 水 少商을 瀉한다.

② 他經補瀉法: 金의 相剋인 火經에서 火를 補하고, 金의 自經인 腎 水穴을 瀉하는 처방을 쓴다.

　○ 他經의 相剋經: 心火의 火 靈道를 補한다.

　○ 他經의 自經: 腎水의 水 陰谷을 瀉한다.

다: 肺寒證(肺寒格)

① 自經補瀉法: 金을 寒하게 하는 水를 약화시키고, 金의 火穴을 補한다.

  ○ 自經의 火穴: 肺金의 火 經渠를 補한다.

  ○ 自經의 水穴: 肺金의 水 少商을 瀉한다.

② 他經補瀉法: 金의 母인 土經에서 火를 補하고, 金을 剋하는 火經에서 水穴을 瀉하는 처방을 쓴다.

  ○ 他經의 母經: 脾土의 火 大都를 補한다.

  ○ 他經의 相剋穴: 心火의 水 少衝을 瀉한다.

라: 肺熱證(肺熱格)

① 自經補瀉法: 火를 보강하여 火에 대한 억제력을 강화시키고, 金의 火를 瀉하는 처방을 쓴다.

  ○ 自經의 水穴: 肺金의 水 少商을 補한다.

  ○ 自經의 火穴: 肺金의 火 經渠를 瀉한다.

② 他經補瀉法: 金의 相剋인 火經에서 水를 補하고, 金의 自經인 腎 火穴을 瀉하는 처방을 쓴다.

  ○ 他經의 相剋穴: 心火의 水 少衝을 補한다.

  ○ 他經의 子經: 腎水의 火 然谷을 瀉한다.

2) 手陽明大腸經 虛實寒熱補瀉選用穴法

가: 大腸虛證(大腸正格)

① 自經補瀉法: 金을 剋하는 火를 약화시키고 金의 母인 土를 補

하는 처방을 쓴다.

○ 自經의 母穴: 大腸金의 土 曲池를 補한다.

○ 自經의 剋穴: 大腸金의 火 陽谿를 瀉한다.

② 他經補瀉法: 金의 母인 土經에서 母를 補하고, 金을 剋하는 火經에서 剋穴을 瀉하는 처방을 쓴다.

○ 他經의 母穴: 胃土의 土 厲兌를 補한다.

○ 他經의 相剋經: 小腸火의 火 陽谷을 瀉한다.

나: 大腸實證(大腸勝格)

① 自經補瀉法: 火를 보강하여 金에 대한 억제력을 강화시키고 그 子인 水를 瀉하는 처방을 쓴다.

○ 自經의 剋穴: 大腸金의 火 陽谿를 補한다.

○ 自經의 子穴: 大腸金의 水 二間을 瀉한다.

② 他經補瀉法: 金의 相剋인 火經에서 火를 補하고, 金의 子經인 膀胱 水穴을 瀉하는 처방을 쓴다.

○ 他經의 相剋穴: 小腸火의 火 陽谷을 補한다.

○ 他經의 自經: 膀胱水의 水 崑崙을 瀉한다.

다: 大腸寒證(大腸寒格)

① 自經補瀉法: 金을 寒하게 하는 水를 약화시키고 金의 火穴을 補하는 처방을 쓴다.

○ 自經의 火穴: 大腸金의 火 陽谿를 補한다.

○ 自經의 水穴: 大腸金의 水穴 二間을 瀉한다.

② 他經補瀉法: 金의 母인 土經에서 火를 補하고, 金을 剋하는 火經에서 水穴을 瀉하는 처방을 쓴다.

○ 他經의 母穴: 胃土의 火 內庭을 補한다.

○ 他經의 相剋穴: 小腸의 水 前谷을 瀉한다.

라: 大腸熱證(大腸熱格)

① 自經補瀉法: 水를 보강을 하여 火에 대한 억제력을 강화시키고 金의 火를 瀉하는 처방을 쓴다.
  ○ 自經의 水穴: 大腸金의 水 二間을 補한다.
  ○ 自經의 火穴: 大腸金의 火 陽谷을 瀉한다.
② 他經補瀉法: 金의 相剋인 火經에서 水를 補하고, 金의 自經인 膀胱 火穴을 瀉하는 처방을 쓴다.
  ○ 他經의 相剋穴: 小腸의 水 前谷을 補한다.
  ○ 他經의 自經: 膀胱의 火 通谷을 瀉한다.

3) 足陽明胃經의 虛實寒熱補瀉選用穴法

가: 胃虛證(胃正格)

① 自經補瀉法: 土를 剋하는 木을 약화시키고 土의 母인 火를 補하는 처방을 쓴다.
  ○ 自經의 母穴: 胃土의 火 內庭을 補한다.
  ○ 自經의 剋穴: 胃土의 木 陷谷을 瀉한다.
② 他經補瀉法: 土의 母인 火經에서 母를 補하고, 土를 剋하는 木經에서 剋穴을 瀉하는 처방을 쓴다.
  ○ 他經의 母穴: 小腸火의 火 陽谷을 補한다.
  ○ 他經의 相剋經: 膽木經 臨泣을 瀉한다.

나: 胃實證(胃勝格)

① 自經補瀉法: 土를 剋하는 木을 보강하여 土에 대한 억제력을 강화시키고 그子인 金을 瀉하는 처방을 쓴다.
   ○ 自經의 剋穴: 胃土의 木 陷谷을 補한다.
   ○ 自經의 子穴: 胃土의 金 三里를 瀉한다.
② 他經補瀉法: 土의 相剋인 木經에서 木을 補하고, 自經인 大腸 金의 金穴을 瀉하는 처방을 쓴다.
   ○ 他經의 相剋經: 膽木의 木 臨泣을 補한다.
   ○ 他經의 自經: 大腸金의 金 商陽을 瀉한다.

다: 胃寒證(胃寒格)

① 自經補瀉法: 土를 寒하게 하는 水를 약화시키고 土의 火穴을 補하는 처방을 쓴다.
   ○ 自經의 火穴: 胃土의 화 內庭을 補한다.
   ○ 自經의 水穴: 胃土의 水 解谿를 瀉한다.
② 他經補瀉法: 胃土의 母인 火經엣 火를 補하고, 土를 극하는 木經에서 水穴을 瀉하는 처방을 쓴다.
   ○ 他經의 母經: 小腸火의 火 陽谷을 補한다.
   ○ 他經의 相剋經: 膽의 水 陽輔를 瀉한다.

라: 胃熱證(胃熱格)

① 自經補瀉法: 土를 熱하게 하는 火를 약화시키고 土의 水穴을 補하는 처방을 쓴다.
   ○ 自經의 水穴: 胃土의 水 解谿를 補한다.
   ○ 自經의 火穴: 胃土의 火 內庭을 瀉한다.

② 他經補瀉法: 土의 相剋인 木經에서 水를 補하고, 土의 自經인 大腸 火穴을 瀉하는 처방을 쓴다.

○ 他經의 相剋穴: 膽木의 水 陽輔를 補한다.

○ 他經의 自經: 大腸金의 火 陽谿를 瀉한다.

4) 足太陰脾經의 虛實寒熱補瀉選用穴法

가: 脾虛證(脾正格)

① 自經補瀉法: 土를 剋하는 木을 약화를 시키고 土의 母인 火를 補하는 처방을 쓴다.

○ 自經의 剋穴: 脾土의 火 大都를 補한다.

○ 自經의 剋穴: 脾土의 木 隱白을 瀉한다.

② 他經補瀉法: 土의 母인 火經에서 母를 補하고, 土를 극하는 木經에서 剋穴을 瀉하는 처방을 쓴다.

○ 他經의 母經: 心火의 火 靈道를 補한다.

○ 他經의 相剋穴: 肝木의 木 大敦을 瀉한다.

나: 脾實證(脾勝格)

① 自經補瀉法: 土를 剋하는 木을 보강을 하여 土에 대한 억제력을 강화시키고 그 子인 金을 瀉하는 처방을 쓴다.

○ 自經의 剋穴: 脾土의 木 隱白을 補한다.

○ 自經의 子穴: 脾土의 金 商丘를 瀉한다.

② 他經補瀉法: 土의 相剋인 木經에서 木을 補하고, 土의 自經인 肺金의 金穴을 사하는 처방을 쓴다.

○ 他經의 相剋穴: 肝木의 木 大敦을 補한다.

○ 他經의 自經: 肺金의 金 魚際를 瀉한다.

다: 脾寒證(脾寒格)

① 自經補瀉法: 土를 寒하게 하는 水를 약화시키고 土의 火穴을 補하는 처방을 쓴다.
　　○ 自經의 火穴: 脾土의 火 大都를 補한다.
　　○ 自經의 水穴: 脾土의 陰陵泉을 瀉한다.
② 他經補瀉法: 脾土의 母인 火經에서 火를 補하고, 土를 剋하는 木經에서 水穴을 瀉하는 처방을 쓴다.
　　○ 他經의 母穴: 心火의 火 靈道를 補한다.
　　○ 他經의 相剋穴: 肝의 水 曲泉을 瀉한다.

라: 脾熱證(脾熱格)

① 自經補瀉法: 土를 熱하게 하는 火를 약화시키고 土의 水穴을 補하는 처방을 쓴다.
　　○ 自經의 水穴: 脾土의 水 陰陵泉을 補한다.
　　○ 自經의 火穴: 脾土의 火 大都를 瀉한다.
② 他經補瀉法: 脾土의 相剋인 木經에서 水를 補하고, 土의 自經인 金 火穴을 瀉하는 처방을 쓴다.
　　○ 他經의 相剋經: 肝木의 水 曲泉을 補한다.
　　○ 他經의 自經: 肺金의 火 經渠를 瀉한다.

5. 手少陰心經의 虛實寒熱補瀉選用穴法

가: 心虛證(心正格)

① 自經補瀉法: 火를 剋하는 水를 약화시키고 火의 母인 木을 補하는 처방을 쓴다.

○ 自經의 母穴 少海를 補한다.

○ 自經의 剋穴: 心火의 水 少衝을 瀉한다.

② 他經補瀉法: 火의 母인 木經에서 母를 補하고, 火를 剋하는 水經에서 剋穴을 瀉하는 처방을 쓴다.

○ 他經의 母穴: 肝木의 木 大敦을 補한다.

○ 他經의 相剋穴: 腎水의 水 陰谷을 瀉한다.

나: 心實證(心勝格)

① 自經補瀉法: 木을 보강하여 火에 대한 억제력을 강화시키고 그 子인 土를 瀉하는 처방을 쓴다.

○ 自經의 剋穴: 心火의 水 少衝을 補한다.

○ 自經의 子穴: 心火의 土 神門을 瀉한다.

② 他經補瀉法: 火의 相剋인 水經에서 水를 補하고, 火의 自經인 脾 土穴을 瀉하는 처방을 쓴다.

○ 他經 相剋穴: 腎水의 水 陰谷을 補한다.

○ 他經의 子經: 脾土의 土 太白을 瀉한다.

다: 心寒證(心寒格)

① 自經補瀉法: 火를 寒하게 하는 水를 약화시키고 火의 火穴을 補하는 처방을 쓴다.

○ 自經의 下血: 心火의 火 靈道를 補한다.

○ 自經의 水穴: 心火의 水 少衝을 瀉한다.

② 他經補瀉法: 心火의 母인 木經에서 火를 補하고, 火를 剋하는 水經에서 水穴을 瀉하는 처방을 쓴다.

○ 他經의 母經: 肝木의 火 行間을 補한다.

○ 他經의 相剋經: 腎水의 水 陰谷을 瀉한다.

라: 心熱證(心熱格)

① 自經補瀉法: 火를 熱하게 하는 火를 약화시키고 火의 水穴을 補하는 처방을 쓴다.
  ○ 自經의 水穴: 心火의 水穴 少衝을 補한다.
  ○ 自經의 火穴: 心下의 水穴 靈道를 瀉한다.
② 他經補瀉法: 心火의 相剋인 水經에서 水를 補하고, 火의 自經인 土火穴을 瀉하는 처방을 쓴다.
  ○ 他經의 相剋穴 腎水의 水 陰谷을 補한다.
  ○ 他經의 子經: 脾土의 火 大都를 瀉한다.

6) 手太陽小腸經의 虛實寒熱補瀉選用穴法

가: 小腸虛證(小腸正格)

① 自經補瀉法: 火를 剋하는 水를 약화시키고 火의 母인 木을 補하는 처방을 쓴다.
  ○ 自經의 母穴: 小腸火의 木 後谿를 補한다.
  ○ 自經의 剋穴: 小腸火의 水 前谷을 瀉한다.
② 他經補瀉法: 火의 母인 木經에서 母를 補하고, 火를 剋하는 水經에서 剋穴을 사하는 처방을 쓴다.
  ○ 他經의 母經: 膽木의 木 臨泣을 補한다.
  ○ 他經의 相剋穴: 膀胱水의 崑崙을 瀉한다.

나: 小腸實證(小腸勝格)

① 自經補瀉法: 木을 보강하여 火에 대한 억제력을 강화시키고 그 子인 土를 瀉하는 처방을 쓴다.

○ 自經의 剋穴: 小腸의 水 少澤을 補한다.

○ 自經의 子穴: 小腸의 土 小海를 瀉한다.

② 他經補瀉法: 火의 相剋인 水經에서 水를 補하고, 火의 自經인 胃土穴을 瀉하는 처방을 쓴다.

○ 他經의 相剋經: 膀胱水의 水 崑崙을 補한다.

○ 他經의 子經: 胃土의 土 厲兌를 瀉한다.

다: 小腸寒證(小腸寒格)

① 自經補瀉法: 小腸火를 寒하게 하는 膀胱水를 약화시키고 小腸火穴을 補하는 처방을 쓴다.

○ 自經의 火穴: 小腸火의 火 陽谷을 補한다.

○ 自經의 水穴: 小腸火의 水 前谷을 瀉한다.

② 他經補瀉法: 小腸火의 母인 膽經에서 火를 補하고, 小腸火를 剋하는 膀胱 水經애서 水穴을 瀉하는 처방을 쓴다.

○ 他經의 母經: 膽木의 火 俠谿를 補한다.

○ 他經의 相剋經: 膀胱水의 水 崑崙을 瀉한다.

라: 小腸熱證(小腸熱格)

① 自經補瀉法: 小腸을 熱하게 하는 火를 약화시키고 火의 水穴을 補하는 처방을 쓴다.

○ 自經의 水穴: 小腸火의 水穴 前谷을 補한다.

○ 自經의 火穴: 소장의 火穴 陽谷을 瀉한다.

② 他經補瀉法: 小腸火의 相剋인 水經에서 水를 補하고, 火의 子경인 土火穴을 瀉하는 처방을 쓴다.

○ 他經의 相剋經: 膀胱水의 水 崑崙 補한다.

○ 他經의 子經: 胃土의 火 內庭을 瀉한다.

7) 足太陽膀胱經의 虛實寒熱補瀉選用穴法

가: 膀胱虛證(膀胱正格)

① 自經補瀉法: 水를 剋하는 土를 약화시키고 水의 母인 金을 補하는 처방을 쓴다.

　○ 自經의 母穴: 膀胱의 金 委中을 補한다.

　○ 膀胱의 剋穴: 膀胱의 土인 至陰을 瀉한다.

② 他經補瀉法: 水의 모인 金經에서 母를 補하고, 水를 剋하는 土經에서 剋穴을 瀉하는 처방을 쓴다.

　○ 他經의 母經: 大腸金의 金인 商陽을 補한다.

　○ 他經의 相剋經: 胃土의 土 厲兌를 瀉한다.

나: 膀胱實證(膀胱勝格)

① 自經補瀉法: 土를 보강하여 水에 대한 억제력을 강화시키고 그 子인 木을 瀉하는 처방을 쓴다.

　○ 自經의 剋穴: 膀胱水의 土 至陰을 補한다.

　○ 自經의 子穴: 膀胱水의 木 束骨을 瀉한다.

② 他經補瀉法: 水의 相剋인 土經에서 土를 補하고, 水의 子經인 膽木穴을 瀉하는 처방을 쓴다.

　○ 他經의 相剋穴: 胃土의 土 厲兌를 補한다.

　○ 他經의 子經: 膽木의 木 臨泣을 瀉한다.

다: 膀胱寒證(膀胱寒格)

① 自經補瀉法: 膀胱水를 寒하게 하는 膀胱 水穴을 弱化시키고 膀胱 火穴을 補하는 처방을 쓴다.

　○ 自經의 火穴: 膀胱水의 火 通谷을 補한다.

○ 自經의 水穴: 膀胱水의 水 崑崙을 補한다.

② 他經補瀉法: 膀胱水의 母인 大腸經에서 水를 補하고, 膀胱火
를 剋하는 胃 土經에서 水穴을 瀉하는 처방을 쓴다.

○ 他經의 母經: 大腸金의 火 陽谿를 補한다.

○ 他經의 相剋經: 胃土의 水 解谿를 瀉한다.

라: 膀胱熱證(膀胱熱格)

① 自經補瀉法: 膀胱을 熱하게 하는 火를 약화시키고 水穴을 補
하는 처방을 쓴다.

○ 自經의 水穴: 膀胱의 水 崑崙을 補한다.

○ 自經의 火穴: 방광의 火 通谷을 瀉한다.

② 他經補瀉法: 膀胱의 相剋인 土經에서 水를 補하고, 수의 子經
인 膽木 火穴을 瀉하는 처방을 쓴다.

○ 他經의 相剋穴: 胃土의 水 解谿를 補한다.

○ 他經의 子經: 膽木의 火 俠谿를 瀉한다.

8) 足少陰腎經의 虛實寒熱補瀉選用穴法

가: 腎虛證(腎正格)

① 自經補瀉法: 水를 剋하는 土를 약화시키고 水의 母인 金을 補
하는 처방을 쓴다.

○ 自經의 母穴: 腎의 金 復溜를 補한다.

○ 自經의 剋穴: 腎의 土 太谿를 瀉한다.

② 他經補瀉法: 水의 母인 金經에서 母를 補하고, 水를 剋하는
土經에서 剋穴을 瀉하는 처방을 쓴다.

○ 他經의 母經 肺金의 金 魚際를 補한다.

○ 他經의 相剋經: 脾土의 土 太白을 瀉한다.

나: 腎實證(腎勝格)

① 自經補瀉法: 土를 보강하여 水에 대한 억제력을 강화시키고 그 子인 木을 瀉하는 처방을 쓴다.

　○ 自經의 剋穴: 腎水의 土 太谿를 補한다.

　○ 自經의 子穴: 腎水의 木 湧泉을 瀉한다.

② 他經補瀉法: 水의 相剋인 相剋인 土經에서 土를 補하고, 水의 子經인 肝木穴을 瀉하는 처방을 쓴다.

　○ 他經의 相剋經: 脾土의 土 太白을 補한다.

　○ 他經의 子經: 肝木의 木 大敦을 瀉한다.

다: 腎寒證(腎寒格)

① 自經補瀉法: 腎水를 寒하게 하는 腎水穴을 약화시키고 腎水穴을 補하는 처방을 쓴다.

　○ 自經의 火穴: 腎水의 火 然谷을 補한다.

　○ 自經의 水穴: 腎水의 水 陰谷을 瀉한다.

② 他經補瀉法: 腎水의 母인 肺金에서 下를 補하고, 腎의 下를 剋하는 脾土經에서 水穴을 瀉하는 처방을 쓴다.

　○ 他經의 母經: 肺金의 火 經渠를 補한다.

　○ 他經의 相剋經: 脾土의 水 陰陵泉을 瀉한다.

라: 腎熱證(腎熱格)

① 自經補瀉法: 腎을 熱하게 하는 火를 약화시키고 水穴을 補하는 처방을 쓴다.

　○ 自經의 水穴: 腎의 水 陰谷을 補한다.

○ 自經의 火穴: 腎의 火 然谷을 瀉한다.

② 他經補瀉法: 腎의 相剋인 土經에서 水를 補하고, 腎의 子經인 肝木 火穴을 瀉하는 처방을 쓴다.

○ 他經의 相剋經: 脾土의 水 陰陵泉을 補한다.

○ 他經의 子經: 肝木의 火 行間을 瀉한다.

9) 手闕陰心包經의 虛實寒熱補瀉選用穴法

가: 心包虛盞(心包正格)

① 自經補瀉法: 相火를 剋하는 水를 약화시키고 相火의 母인 木을 補하는 처방을 쓴다.

○ 自經의 母穴: 心包相火의 木 曲澤을 補한다.

○ 自經의 剋穴: 心包相火의 水 中衝을 瀉한다.

② 他經補瀉法: 相火의 母인 木經에서 母를 補하고, 相火를 剋하는 水經에서 剋穴을 瀉하는 처방을 쓴다.

○ 他經의 母經: 肝木의 木 大敦을 補한다.

○ 他經의 相剋經: 腎水의 水 陰谷을 瀉한다.

나: 心包實盞(心包勝格)

① 自經補瀉法: 木을 보강하여 相火에 대한 억제력을 강화시키고 그 子인 土를 瀉하는 처방을 쓴다.

○ 自經의 剋穴: 相火의 水 中衝을 補한다.

○ 自經의 子穴: 相火의 土 太陵을 瀉한다.

② 他經補瀉法: 相火의 相剋인 水經에서 水를 補하고, 相火의 子經인 脾土穴을 瀉하는 처방을 쓴다.

○ 他經의 相剋經: 腎水의 水 陰谷을 補한다.

○ 他經의 子經: 脾土의 土 太白을 瀉한다.

다: 心包寒證(心包寒格)

① 自經補瀉法: 心包 相火를 寒하게 만드는 心包 水穴을 약화시키고 心包 火穴을 補하는 처방을 쓴다.

　○ 自經의 火穴: 心包 相火의 火 間使를 補한다.

　○ 自經의 水穴: 心包 相火의 水 中衝을 瀉한다.

② 他經補瀉法: 相火의 母인 木經에서 火를 補하고, 相火를 剋하는 腎 水經에서 水를 瀉하는 처방을 쓴다.

　○ 他經의 母經: 肝木의 火 行間을 補한다.

　○ 他經의 相剋穴: 腎水의 水 陰谷을 瀉한다.

라: 心包熱證(心包熱格)

① 自經補瀉法: 心包 相火를 熱하게 하는 火를 약화시키고 水穴을 補하게 하는 처방을 쓴다.

　○ 自經의 水穴: 心包의 水 中衝을 補한다.

　○ 自經의 火穴: 心包의 火 間使를 瀉한다.

② 他經補瀉法: 心包의 相剋인 水經에서 水를 補하고, 心包의 子經인 脾土 火穴을 瀉하는 처방을 쓴다.

　○ 他經의 相剋經: 腎水의 水 陰谷을 補한다.

　○ 他經의 子經: 脾土의 火 大都를 瀉한다.

10) 手少陽三焦經의 虛實寒熱補瀉選用穴法

가: 三焦虛證(三焦正格)

① 自經補瀉法: 相火를 剋하는 水를 약화시키고 相火의 母인 木

을 補하는 처방을 쓴다.

○ 自經의 母穴: 三焦 相火의 木 中渚를 補한다.

○ 自經의 剋穴: 三焦 相火의 水 液門을 瀉한다.

② 他經補瀉法: 相火의 母인 木經에서 母를 補하고, 相火를 剋하는 水經에서 剋穴을 瀉하는 처방을 쓴다.

○ 他經의 母經: 膽木의 木 臨泣을 補한다.

○ 他經의 相剋穴: 膀胱의 水 崑崙을 瀉한다.

나: 三焦實證(三焦勝格)

① 自經補瀉法: 木을 보강하여 相火에 대한 억제력을 강화시키고 그 子인 土를 瀉하는 처방을 쓴다.

○ 自經의 剋穴: 相火의 水 液門을 補한다.

○ 自經의 子穴: 上下의 土 天井을 瀉한다.

② 他經補瀉法: 相火의 相剋인 水經에서 水를 補하고, 子經인 胃 土穴을 瀉하는 처방을 쓴다.

○ 他經의 相剋穴: 膀胱水의 崑崙을 補한다.

○ 他經의 子經: 胃土의 土 厲兌를 瀉한다.

다: 三焦寒證(三焦寒格)

① 自經補瀉法: 三焦 相火를 寒하게 만드는 三焦水穴을 약화시키고 三焦火穴을 補하는 처방을 쓴다.

○ 自經의 火穴: 三焦 相火의 火 支溝를 補한다.

○ 自經의 水穴: 三焦 相火의 水 液門을 瀉한다.

② 他經補瀉法: 相火의 母인 木經에서 火를 補하고, 相火를 剋하는 膀胱 水經에서 水를 瀉하는 처방을 쓴다.

○ 他經의 母經: 膽木의 火 俠谿를 補한다.

○ 他經의 相剋經: 膀胱水의 水 崑崙 瀉한다.

라: 三焦熱證(三焦熱格)

① 自經補瀉法: 三焦 相火를 熱하게 만드는 火를 약화시키게 하고 水穴을 補하게 하는 처방을 쓴다.

○ 自經의 水穴: 三焦의 相剋인 水經에서 水를 補하고, 三焦의 子經인 胃土 火穴을 瀉하는 처방을 쓴다.

○ 自經의 火穴: 三焦의 火 支溝 瀉.

② 他經補瀉法: 三焦의 相剋인 水經에서 水를 補하고, 三焦의 子經인 胃土 火穴을 瀉하는 방법을 쓴다.

○ 他經의 相剋經: 膀胱水 崑崙을 補한다.

○ 他經의 子經: 胃土의 火 內庭을 瀉한다.

11) 足少陽膽經의 虛實寒熱補瀉選用穴法

가: 膽虛證(膽正格)

① 自經補瀉法: 木을 剋하는 金을 약화시키고 木의 母인 水를 補하는 처방을 쓴다.

○ 自經의 母穴: 膽木의 水 陽輔를 補한다.

○ 自經의 剋穴: 膽木의 金 陽陵泉을 瀉한다.

② 他經補瀉法: 木의 母인 水經에서 母를 補하고, 木을 剋하는 金經에서 剋穴을 瀉하는 처방을 쓴다.

○ 他經의 母經: 膀胱水의 水 崑崙을 補한다.

○ 他經의 剋穴: 大腸金의 金 商陽을 瀉한다.

나: 膽實證(膽勝格)

① 自經補瀉法: 金을 보강하여 木에 대한 억제력을 강화시키고 그 子인 火를 瀉하는 처방을 쓴다.
  ○ 自經의 剋穴: 膽木의 金 陽陵泉을 補한다.
  ○ 自經의 子穴 膽木의 火 俠谿를 瀉한다.

② 他經補瀉法: 木의 相剋인 金經에서 金을 補하고, 木의 子經인 小腸 火穴을 瀉하는 처방을 쓴다.
  ○ 他經의 相剋穴: 大腸金의 金 商陽을 補한다.
  ○ 他經의 子經: 小腸火의 火 陽谷을 瀉한다.

다: 膽寒證(膽寒格)

① 自經補瀉法: 膽木을 寒하게 만드는 水穴을 약화시키고 膽木 火穴을 補하는 처방을 쓴다.
  ○ 自經의 火穴: 膽木의 火 俠谿를 補한다.
  ○ 自經의 水穴: 膽木의 水 陽輔를 瀉한다.

② 他經補瀉法: 膽木의 母인 膀胱水經에서 火를 補하고, 膽木을 剋하는 大腸 金經에서 水를 瀉하는 처방을 쓴다.
  ○ 他經의 母經: 膀胱의 水 通谷을 補한다.
  ○ 他經의 相剋穴: 大腸金의 水 二間을 瀉한다.

라: 膽熱證(膽熱格)

① 自經補瀉法: 膽木을 熱하게 하는 火를 약화시키고 水穴을 補하는 처방을 쓴다.
  ○ 自經의 水穴: 膽의 水 陽輔를 補한다.
  ○ 自經의 火穴: 膽의 火 俠谿를 瀉한다.

② 他經補瀉法: 膽木의 相剋인 大腸金經에서 水를 補하고, 膽木의 子經인 小腸 火穴을 瀉하는 처방을 쓴다.
　○ 他經의 相剋穴: 大腸金의 水 二間을 補한다.
　○ 他經의 子經: 小腸火의 火 陽谷을 瀉한다.

12) 足厥陰肝經의 虛實寒熱補瀉選用穴法

가: 肝虛證(肝正格)

① 自經補瀉法: 木을 剋하는 金을 약화시키는 木의 母인 水를 補하는 처방을 쓴다.
　○ 自經의 母穴: 肝木의 水 曲泉을 補한다.
　○ 自經의 剋穴: 肝木의 金 中封을 瀉한다.
② 他經補瀉法: 木의 母인 水經에서 母를 補하고, 木을 剋하는 金經에서 剋穴을 瀉하는 처방을 쓴다.
　○ 他經의 母經: 腎水의 水 陰谷을 補한다.
　○ 他經의 相剋穴: 肺金의 金 魚際를 瀉한다.

나: 肝實證(肝勝格)

① 自經補瀉法: 金을 보강하여 木에 대한 억제력을 강화하고 그 子인 火를 瀉하는 처방을 쓴다.
　○ 自經의 剋穴: 肝木의 金 中封을 補한다.
　○ 自經의 子穴: 肝木의 火 行間을 瀉한다.
② 他經補瀉法: 木의 相剋인 金經에서 金을 補하고, 木의 子經인 心火穴을 瀉하는 처방을 쓴다.
　○ 他經의 相剋穴: 肺金의 金 魚際를 補한다.
　○ 他經의 子經: 心火의 火 靈道를 瀉한다.

다: 肝寒證(肝寒格)

① 自經補瀉法: 肝木을 寒하게 만드는 水穴을 약화시키고 肝木 火穴을 補하는 처방을 쓴다.

   ○ 自經의 火穴: 肝木의 火 行間을 補한다.

   ○ 自經의 水穴: 肝木의 水 曲泉을 瀉한다.

② 他經補瀉法: 肝木의 母인 腎水經에서 火를 補하고, 肝木을 剋하는 肺金經에서 水를 瀉하는 처방을 쓴다.

   ○ 他經의 母經: 腎水의 火 然谷을 補한다.

   ○ 他經의 相剋穴: 肺金의 水 少商을 瀉한다.

라: 肝熱證(肝熱格)

① 自經補瀉法: 肝木을 熱하게 하는 火를 약화시키고 水穴을 補하게 하는 처방을 쓴다.

   ○ 自經의 水穴: 肝의 水 曲泉을 補한다.

   ○ 自經의 火穴: 肝의 火 行間을 瀉한다.

② 他經補瀉法: 肝木의 相剋인 肺金經에서 水를 補하고, 肝木의 子經인 心火 火穴을 瀉하는 처방을 쓴다.

   ○ 他經의 相剋經: 肺金의 水 少商을 補한다.

   ○ 他經의 子經: 心火의 火 靈道를 瀉한다.

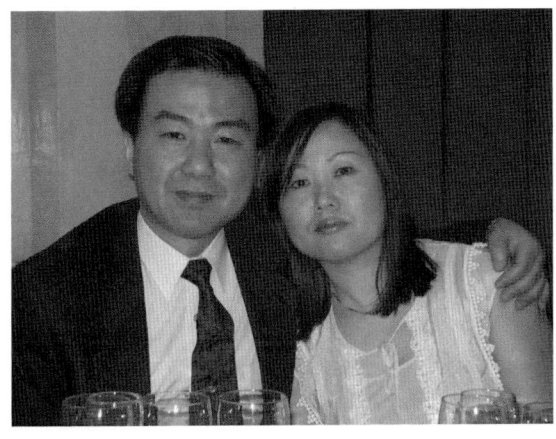

책을 해석하겠다는 마음이 들었을 때는 한 권의 책에 陰陽五行의 원리를, 전부 필자가 아는 범위 내에서 한 권에 실으려 했으나, 너무나 방대한 분량이라 五行鍼의 창시자인 사암 선생의 책을 해석과 해설을 해 보기로 하여 이 책을 쓰기로 한 것이었다. 사암 선생의 원본인 책을 보면 이해가 안 되는 부분이 너무나 많다. 음양오행의 공식대로 처방을 하고 치료에 임해야 하지만은 공식대로 자침을 하지를 않고 사암 선생은 전혀 엉뚱한 처방을 내는 것을 그의 책에서 많이 볼 수가 있는 것이다. 그러한 처방을 현재의 의사들이 보았을 때는 도저히 이해가 되지를 않은 처방인 것이다. 그래서 인지 후세 사람들이 사암 선생의 책을 보게 되면 오타가 있다고 하든가, 출판사가 출판을 잘못했다던가 원본이 잘못 전해 내려왔다는 말들을 하기 일쑤인 것이다. 어느 날 필자는 이러한 문제점들을 갈파한 것이었다. 무엇이, 어디가 틀려서 전혀 엉뚱한 처방이 내려온 것인가를 알아낸 것이 음양오행 중에 井·榮·兪·經·合의 배열이 틀렸기에 전혀 엉뚱한 처방이 나온 것을 알아냈던 것이다.

스페인에 취업이민을 결정했을 적에는 내 나름대로 환자 고치는 것에 대해서 자신감이 있어서 이곳에 와서 살게 되었으나, 문화나 풍습, 습관들이 한국과 많이 달라서 이곳에서 적응을 하는 것이 많은 시간을 요구했었다. 필자는 病者를 빠른 시간 내에 회복시키는 직업을 가지고 있다. 그래서 인지 아직도 끝없이 여러 가지 책을 보고 연구노력하고 있다.

인체의 신비는 너무나 무궁무진하여 건강을 다스리는 방법과 건강한 삶을 영위하는 조건들은 너무나 많은 것이 필요한데, 그중 필자는 자연요법과 마사지·지압·교정, 鍼灸, 탕약 등을 이용한 방법으로 치료를 하고 있다. 그중 가는 침으로 이용한 치료방법들을 많이 애용을 하고 있는데, 이 침의 이론과 방법이 수 없이 많아서 침구를 애용하는 전문가들을 어리둥절하게 하는 면이 너무 많은 것이 사실이다. 예를 들면 정경침·산침법·奇經八脈·絡穴療法·五行針法·手足침·耳鍼·頭鍼 등등이다. 많은 방법들이 일장일단을 가지고 있어서 어떤 것이 가장 좋은 방법이라고 이야기를 할 수가 없는 상황이나, 세계 모든 사람이 인체의 해부생리는 같기에 그 鍼灸術을 이용하는 기본원리는 많이 벗어나지가 않는 것이다.

최근에 발표된 손과 발만을 이용한 針法도 太陰·陽明·少陰·太陽·少陽·闕陰經에 한 가닥씩 걸치고 있으니 손이나 발을 자극해서도 신체를 50% 이상 효과를 볼 수 있다는 생각도 들었고, 우리가 알고 있는 음양오행침의 원리가 단순한 木火土金水나 金水木火土의 중간에 相火인 心包와 三焦가 있어 陰과 陽을 조절하고 있다는 것도 느끼게 되었다. 필자가 井·榮·兪·經·合의 오류를 발견하고 방위배당의 오류와 脈診의 배당과 각 경락의 짝을 생각하고 난 뒤에는 한의 서적이나 고전을 읽는 즐거움이 많이 줄어들었다. 필자는 고전들이 나의 스승인지를 알았었는데 그것들은 나의 함정이었던 것이다. 읽으면 읽을수록, 알면 알수록 나의 함정을 더욱 깊게 파는 것이라고 깨달았기 때문인 것이다. 그러나 그 이후로 다시 책을 볼 때는 전과 다른 즐거움이 찾아왔다. 과거에 수많은 의사들이 사람들의 병을 고치려고 그 얼마나 많은 노력을 하여 그 많은 이론들이 나왔는가?

필자는 지금 스페인에서 10년째 살고 있다. 실제로 유럽에 와 보면 중국의학이 판을 치지 한국의 의학은 홍보가 너무 부족한 상태이다.

그러나 외국에서 鍼術에 대한 인식도를 들어보면 대한민국이라는 나라는 부속품 정도로만 생각을 하지, 중국보다 일본보다 鍼術의 기술이 떨어진다는 것으로 이곳 사람들은 생각하고 있음을 느낄 수가 있다. 이곳 사람들이 왜 그러한 생각들을 하고 있는지 솔직히 그 원인들을 이해할 수가 없다. 아마도 鍼하면 중국을 먼저 떠올리게 되고 물가가 다른 나라에 비하여서 싸고 다양한 민간요법들이 많이 알려져 있기 때문일 것이다.

이곳 스페인에 어느 정도 살다가 보니 이름이 알려져서 몇몇 사람들이 필자를 찾아왔다. 같이 동업하자는 사람도 있었고, 수강료를 낼 테니 CLASS를 열어라 하는 사람도 있었고, 鍼으로 마취할 수 있느냐 하고 필자를 떠보는 사람도 있었다. 그리고 어떤 간호원은 프랑스 어느 의과 대학에도 침 경락에 대한 정규필수과목이 들어 있다 했고, 지금 이곳 SPAIN 국왕인 CARLOS는 한 달에 1번씩 침술로써 그의 건강관리를 하고 있다는 말도 들었다. 또한 스페인의 各 道에서는 몇몇 의사들이 주축이 되어서 각 종합병원에 鍼術에 대한 의료보험도 4~5년 후면 정식으로 의료보험이 되게 하게끔 노력을 하고 있다 한다. 또한 어떤 사람은 "네가 하는 방법을 이곳 SPAIN 말로 번역을 해서 발표를 하라는 사람도 있었다."

그중 한 사람에게 필자가 발견한 원리를 약 2시간에 걸쳐 설명을 해 주었다. 그랬더니 그 MIGUEL(미겔)이라는 남자는 "혹시 네가 잘 못 안 것이 아니냐?"고 이야기를 하면서 "왜 오랫동안 동양사람(옛날의사)들이 그것을 왜 몰랐느냐?"는 식의 반문을 해왔다. 그러면서 오후 시간 전부를 자원봉사를 해 줄 테니 급료는 걱정하지 말라면서 자기를 써 주기를 원했다 그 미겔이라는 친구는 동양침술에 대해서 지대한 관심을 가지고 있고 그의 아들딸의 건강상 문제가 있으면 방문을 하여 침이나 자석을 가지고 감기다, 열난다, 밥을 먹지 않는다, 피부병 등등을 치료를 하고 단시간 내에 효과가 나오게 하니 필자에게 홀딱 빠진 것이다. 그는 자기도 영업소를 차리고 싶어 하며 지난 3년간 관심을 가지고 공부를 했으나 공부를 하면 할수록 자신이 없다며 필자 옆에서 같이 있으면서 공부도 하고, 필자가 원하는 책을 만드는 것과 번역하는 것들을 도와주겠다는 것이었다. 필자가 'OK' 하면 그는 나를 도와줄 것이다. 만약 이렇게 되어 이곳 SPAIN에 책이 나오고 井·榮·兪·經·合의 이론이나 오행침법과 상한론 기경팔맥 子午流注法의 책들을 내기란 그리 어렵지가 않을 것이다. 그렇게 된다면 한국의 침술, 즉 오행침의 원리를 세계만방에 알리는 좋은 기회가 될 것이다. 지난 2001년 11월과 2002년 4월 두 차례에 이곳 현지 텔레비전 생방송에 출연을 하였다. 이곳 방송국에서는 침술에 대한 인식도를 높이기 위하여 홍보하기 위해서 방송출연을 하였다. 필자는 井·榮·兪·經·合의 배열이 틀렸기에 지금의 모든 책들이 바뀌어야 한다는 말을 하고 싶어서 필자의 수강생인 일반 의

사에게 같이 출연할 것을 이야기해 보았으나, 그의 대답은 "자기가 침을 배운 지 얼마 되지를 않고 오 선생의 이론을 시험해 보지를 않아서 힘이 들고, 5000년의 이론과 오 선생이 주장하는 이론은 8년 밖에 안 됐기에 많은 시간이 필요할 것"이라고 이야기를 하였다. 井 · 榮 · 兪 · 經 · 合의 부당성이 세계의 모든 사람에게 알려지기까지는 많은 시간이 필요하지만 필자도 스페인 생활을 할 때까지 井 · 榮 · 兪 · 經 · 合의 음양오행의 부당성을 주장할 것이다.

기맥의 흐름과 井 · 榮 · 兪 · 經 · 合(음양오행)의 원리를 안다면 솔직히 겁부터 나는 침을 왜 맞는 것인가라고 생각한다. 침이 아니래도 자석이다. 해당에 압봉을 붙여 준다거나 1원짜리 동전을 붙인다거나 지압을 한다거나 LAZER로 補 · 瀉를 해도 깜짝 놀랄 만큼 효과가 있는 것이다. 이러한 모든 방법은 오행의 원리만 이해를 한다면 이곳 서양 사람들도 할 수가 있는 것이다. 그런데 다행인지 불행인지 분간이 안가지만 이곳 사람들은 음양오행의 배열이 틀린 중국식針法을 공부하고 숙달을 시키고 있고 음양오행의 원리를 해부생리학적으로 해석을 하고 과학적으로 풀려는 노력들을 하고 있음을 느낀다는 것이다. 또한 각 經穴들을 공부할 때는 각 경혈의 의미를 알아야 하는 것이 학습을 하는 방법이 좋은 방법인데 이들은 각 경혈들을 번호로만 습득을 하고 있는 것이다. 예를 들어 合谷이라 하면 LI4(대장 합곡)와 LI4의 주치중 등 그 어원이나 그 뜻을 이해 못하고 어떤 병에는 어디어디 몇 번 몇 번에 침을 놓고 하는 식의 전혀 補 · 瀉방법은 들어가지가 않은 것이다. (그 이하 문제점은 생략) 여하튼 필자에게 심심히 않은 문의가 들어오는데, 필자는 음양오행의 井 · 榮 · 兪 · 經 · 合의 오류를 한국 사람들이 먼저 알아, 연구노력을 많이 하여 세계만방에 알려서 한국인의 우수성을 알렸으면 하는 바람이다. 그 井·榮·兪·經·合의 오류를 발견하고 난 이후 고전의 책을 보면 肺虛證·肝實證·脾虛證 등의 문구들의 문장들이 나오고 그의 처방들이 나오면 먼저 의심이 가는 부분이 대부분이며, 아마 모든 책의 내용들을 수정해야 할 것이라는 생각이 들었다. 다시 말해 병의 진단의 정확성은 확률이 높으나 실제 치료에 들어가서는 전혀 엉뚱한 처방이 나오기 때문인 것이다. 井·榮·兪·經·合의 배열이 틀렸기 때문인 것이다. 그러므로 기존해 있는 책의 내용들을 수정해야 할 것이다. 더 나아가 세계 각지에 퍼져 있는 침에 관련된 책들 중 '井·榮·兪·經·合의 배당을 수족말단에 있다고 기제를 해놓은 책들과 음양오행의 원리에 의해 병의 처방 혈을 적어놓은 것은 거의 다 수정을 하고 바꾸어야 할 상황이 벌어진 것이다. 과거의 원리에 의해서 그대로 믿고 자침을 하였다가는 역효과가 나오기 때문인 것이다. 그것은 필자가 확신하는 바이다. 왜냐하면 동양의학의 성서라고 할 수 있는 皇帝內徑과 81難經의 실수인 井·榮·兪·經·合의 배당이 틀리게 배열을 해 놓은 것을 우리는 여지까지 믿고 학습을 하고 실습을 했었기 때문인 것이다.

그 井·榮·兪·經·合의 배열을 바꾸고 환자를 시술하니 환자들이 생각하는 기적이 만들어진 것을 많이 경험을 하였다. 이 책을 구독하는 분들도 그러한 상황들을 느끼실 수 있을 것이다.

모든 분들에게 건강과 행운이 깃들기를 기원하며, 다음 필자가 生을 다하기 전까지는 몇 권의 책이 더 나올 것을 약속하면서 머나먼 이국땅에서 나의 사랑하는 조국을 생각하면서 …… <끝>

참고문헌

1. 舍岩道人鍼灸要訣 행림출판사 1985
2. 傷寒論譯詮 채인식, 고문사 1987
3. 皇帝內徑素問解釋 홍원식 역, 고문사 1986
4. 皇帝內徑運氣解釋 백윤기 역, 고문사 1996
5. 81難經解釋 성낙기 편저, 고문사 1990
6. 編註 醫學入門 안병국, 남산당 1984

저자약력

오세형
吳世炯

약 력

신구대학교 물리치료과 졸업
용인대학교 사회체육대학 체육학사
명지대학교 사회교육대학원 체육학석사
동서운동처방협회 회장
동방활법 협회 상임이사
現 ACUPUNTURA ORIENTAL (스페인 침구사)
現 ESCUELA TECNICAL DIRECTOR (동양요법 학원 원장)

주요논저

- 맨손요법의 실제
- 예뻐지는 미용 정체술
- 수기학 교본
- 카이로프락틱 교본
- 동방 건강 보감 외 다수

오세용

吳世鏞

약 력

    용인대학교 무도대학 체육학사

    명지대학교 대학원 체육학석사

    명지대학교 대학원 공학박사

    대한무도학회 이사

    대한용무도협회 연구이사

    現 영동대학교 경찰무도학과 교수

주요논저

    - 풍류검수련자의 뇌파변화에 관한 연구

    - 경호시스템분석과 발전방안에 관한 연구

    - 단기간 크레아틴 섭취가 태권도 선수의 신체조성, 등속성 근력
      및 혈액에 미치는 영향

    - 태권도 선수의 체지방률과 각 근기능 및 기초 체력과의 상관관계

    - 무도수련이 청소년의 도덕 및 교육 가치관에 미치는 영향

    - 아이키도(合氣道)

    - 대학합기도교본

    - 경호시스템의 분석과 발전방안

    - 복근트레이닝 외 다수

이진우

李鎭宇

약 력

안양대학교 신학과 졸업

명지대학교 대학원 체육학석사

명지대학교 대학원 식품영양학과 박사과정 수료

동방활법협회 교육이사

피부미용전문가협회 교수협의회위원

국민생활체육회 무술기공연합회 상임이사

대한미용사회중앙회 피부미용위원회 운영위원

대한미용사회중앙회 피부미용위원회 미용활법 분과위원장

주요논저

- 한국수기요법의 변천과정 및 발전과정에 관한 연구

- 능동적과 수동적인 동작 테스트(역서)

- 슬관절염을 위한 동방활법과 도인양생공법의 시술효과연구

- 미용활법 & 동방활법(공저)

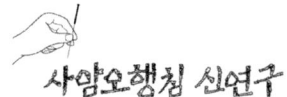

사암오행침 신연구

- 초판 인쇄   2008년 2월 15일
- 초판 발행   2008년 2월 15일

- 지 은 이   오세형 · 오세용 · 이진우
- 펴 낸 이   채종준
- 펴 낸 곳   한국학술정보㈜
           경기도 파주시 교하읍 문발리 513-5
           파주출판문화정보산업단지
           전화 031) 908-3181(대표) · 팩스 031) 908-3189
           홈페이지 http://www.kstudy.com
           e-mail(출판사업부) publish@kstudy.com
- 등   록   제일산-115호(2000. 6. 19)
- 가   격   35,000원

ISBN   978-89-534-8063-6 93510 (Paper Book)
        978-89-534-8064-3 98510 (e-Book)